Robert Gaupp

Die Dipsomanie (Trunksucht)

eine klinische Studie

Verlag
der
Wissenschaften

Robert Gaupp

Die Dipsomanie (Trunksucht)

eine klinische Studie

ISBN/EAN: 9783957009326

Auflage: 1

Erscheinungsjahr: 2017

Erscheinungsort: Norderstedt, Deutschland

Hergestellt in Europa, USA, Kanada, Australien, Japan
Verlag der Wissenschaften in Hansebooks GmbH, Norderstedt

Verlag
der
Wissenschaften

DIE DIPSOMANIE.

Eine klinische Studie

von

Dr. Robert Gaupp

Privatdozent an der Universität Heidelberg.

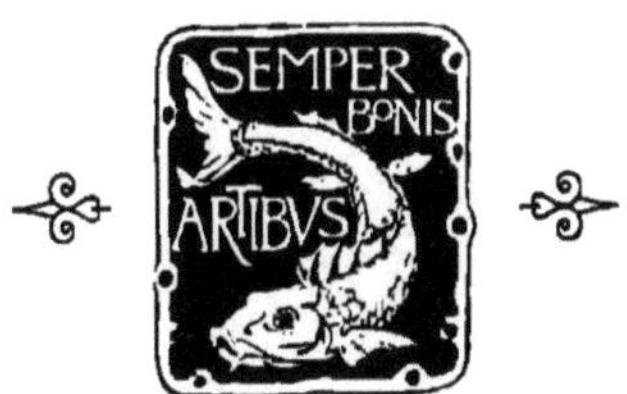

JENA.

VERLAG VON GUSTAV FISCHER

1901.

Inhaltsverzeichnis.

                                                                    Seite

Einleitung: Die Geschichte der Lehre von der Dipsomanie . . . 1

Die periodischen Verstimmungen der Epileptiker . . . 20

Begriff der Epilepsie 23

Eigene Untersuchungen (Krankengeschichten) 27

1. Fälle reiner Dipsomanie 28

2. Periodische Verstimmungen bei Epilepsie . . . 49

3. Epilepsie und Dipsomanie 65

Schlussergebnis 101

Beispiele von Dipsomanie aus der Litteratur 103

Zusammenfassende Darstellung der Lehre von der Dipsomanie . 119

Begriff und Wesen der Krankheit 119

Klinisches Bild 120

Diagnose 130

Aetiologie 132

Pathogenese 143

Verlauf und Prognose 144

Behandlung 146

Forenses 150

Litteraturverzeichnis 153

Einleitung.[1]

Von Alters her weiss man, dass der übermässige Genuss alkoholischer Getränke Körper und Geist des Menschen schwer schädigt. Der Rausch als die Folge des einmaligen Excesses und der körperliche und geistige Verfall nach lange fortgesetzter Unmässigkeit sind bereits von den Alten beschrieben worden. Schon Seneca kannte das Delirium tremens. Seither ist das Wissen von den schädlichen Wirkungen des Alkohols weit grösser geworden; eine ungeheure Litteratur, die noch täglich mehr anwächst, schildert diesen Einfluss des Alkohols auf die Organe des Menschen. Magnus Huss hat 1849 den Namen „Alcoholismus chronicus" in die Pathologie eingeführt und damit die Gesammtheit der Veränderungen bezeichnet, welche nach seiner Ansicht der fortgesetzte Genuss geistiger Getränke zu erzeugen vermag. Die Unmässigkeit galt früher als Laster, als die Ursache der krankhaften Veränderungen; nur selten machte sich die Anschauung geltend, dass das Trinken selbst seinen Grund in etwas Pathologischem haben könne. Erst seit etwa 90 Jahren begegnen wir in der Litteratur vereinzelten Stimmen, welche von einer Trunksucht als einem an sich schon krankhaften Zustande sprechen. Unter Trunksucht (ebrietas) verstanden Männer wie Trotter (1780) die von ihnen beobachtete Thatsache, dass Menschen, welche lange Zeit regelmässig grössere Mengen alkoho-

---

[1] Wenn wir die geschichtliche Entwicklung der Lehre von der Dipsomanie in ungewöhnlicher Ausführlichkeit darstellen, so liegt diesem Vorgehen nicht eine besondere Vorliebe für historische Erörterungen zu Grunde, eine Vorliebe, von der wir an sich weit entfernt sind; allein es will uns scheinen, dass die ganze Dipsomaniefrage nur dann klar vor Augen geführt werden kann, wenn man sich die Mühe nicht verdriessen lässt, all den Ursachen und Umständen nachzuforschen, die bisher einer einheitlichen Auffassung des Leidens im Wege standen und noch stehen.

lischer Getränke genossen haben, schliesslich vom Alkohol nicht mehr lassen können: Die liebgewordene Gewohnheit ist allmählich zum dringenden Bedürfnis, zum unwiderstehlichen Zwang geworden. Dieser Zwang wurde als etwas Krankhaftes erkannt; schon Trotter sprach von der Trunksucht als einem Zustand geistiger Unzurechnungsfähigkeit. Man versuchte, diese Umwandlung der Trinkfreudigkeit in eine Trunksucht aus den Veränderungen zu erklären, welche der Alkohol im Körper erzeugt. Da die Pathologie damals noch nicht auf festen Füssen stand, so kann es uns nicht wundern, wenn auch die Erklärung für das zwangsmässige Trinken nur in vagen Hypothesen besteht. E. A. Nicolai gab sich am Ende des 18. Jahrhunderts die Mühe, in einer Dissertation den „physischen Ursprung der Besoffenheit" darzulegen.

Die Literatur jener Zeit kennt verschiedene Ausdrücke, die nicht von allen Schriftstellern in gleichem Sinne gebraucht werden. Dadurch ist noch manche Unklarheit bedingt. „Ebrietas" wurde bald im Sinne von Rausch oder Trunkenheit, bald in dem von dauernder Unmässigkeit, bald im Sinne von Trunksucht, zwangsmässigem, unfreiem Trinken gebraucht. Noch grösser wurde die Verwirrung, als von Brühl-Cramer 1819 verschiedene Formen der Trunksucht zu unterscheiden lehrte. Schon 1817 hatte Salvatori in Moskau in einem Vortrage ausgeführt, dass sich bisweilen bei Trinkern später ein periodischer Trieb zu reichlichem Alkoholgenuss ausbilde; er nannte dies „furor bibendi" oder „Oinomania" und glaubte, die Krankheit habe ihren Sitz im Abdominalgangliensystem. Zwei Jahre später schrieb v. Brühl-Cramer, ein deutscher Arzt in Moskau, sein Buch „Ueber die Trunksucht". Zu dieser Schrift hat Hufeland eine Vorrede verfasst; in ihr findet sich folgender Satz: „Die böse Gewohnheit bringt am Ende eine eigene Krankheit, die Trunksucht hervor, welche die meiste Analogie mit der Nymphomanie hat und daher nicht unpassend nosologisch Dipsomanie genannt werden könnte." Der Ausdruck ist schlecht gewählt, weil dipsos nicht Trunk, sondern Durst heisst; trotzdem ist das Wort beibehalten worden, wenn auch seine Bedeutung weiterhin eine etwas andere wurde, als sie ihm Hufeland gegeben hatte.

v. Brühl-Cramer beschreibt nämlich in seinem Buch sehr verschiedenartige Zustände unter der gemeinsamen Bezeichnung „Trunksucht". Er versteht unter Trunk den übermässigen Genuss geistiger Getränke. Dieser Genuss erzeugt die Prädisposition zur

Trunksucht. Letztere selbst ist ein körperliches Leiden, bei dem eine abnorme Empfindlichkeit der epigastrischen Nervenplexus besteht. v. Brühl-Cramer unterscheidet eine anhaltende, eine temporäre und eine vermischte Trunksucht. Allen Formen gemeinsam ist der krankhafte Zwang zum Trinken, der Trieb zu berauschenden Getränken, der durch einen „eigentümlich gereizten Zustand des ganzen Nervensystems" bedingt sein soll. Wer früher gar keine berauschenden Getränke genossen hat, kann nicht trunksüchtig werden; allein es kann eine, oft nur durch mässigen Alkoholgenuss erworbene Anlage zur Trunksucht auch durch gewisse fremdartige Umstände, welche nachteilig auf die Gesundheit wirken — nicht blos durch öftere Berauschung selbst — zur wirklichen Krankheit erhoben werden. Die Anlage zur Trunksucht kann deshalb nur durch völlige Alkoholabstinenz mit Sicherheit vermieden werden. v. Brühl-Cramer stützt seine Ausführungen auf seine reichen Erfahrungen in dem alkoholdurchseuchten Moskau jener Tage. Uns interessiert vor Allem das grosse Kapitel, das er der „temporären Trunksucht" widmet. Er kennt sie in drei Formen:

1. die nachlassende Trunksucht, bei der die Begierde nach Alkohol zu verschiedenen Tageszeiten verschieden stark ist;

2. die intermittierende Trunksucht, bei der die Trinkexcesse in kurzen Zwischenräumen wiederkehren, sich jeden Monat mehrmals einstellen und 1—3 Tage dauern;

3. die periodische Trunksucht, auch „Quartalsoff" genannt.

Während die beiden ersten Formen nicht durch scharf gezeichnete Krankheitsbilder veranschaulicht werden, bringt v. Brühl-Cramer für die periodische Trunksucht eine Reihe trefflicher Beobachtungen, so dass es ihm gelang, dieser Form geistiger Störung einen Platz in der Pathologie der Alkoholkrankheiten zu verschaffen. Seine Schilderung des Trunksuchtsanfalls ist im Wesentlichen eine richtige, wenn auch manche Einzelheiten heute nicht mehr als unbedingt zugehörig angesehen werden können. Gemäss den damaligen pathologischen Anschauungen teilt er den Anfall ein in ein Stadium prodromorum, das Initium morbi, das Stadium incrementi, Stadium criseos und Stadium der Rekonvaleszenz. Den ganzen Anfall lässt er 3—21 Tage lang dauern. Er erkennt bereits klar, dass eine spontan entstehende psychische Verstimmung — Stadium prodromorum — dem Trinkexcess vorausgeht; er schildert die Aengstlichkeit, Unruhe, mürrische Laune, gesteigerte Reizbarkeit, die un-

motivierten Wutausbrüche, als deren Ursache er eine Gehirnreizung
und -entzündung betrachtet; er sagt, diese Vorboten seien bei sonst
enthaltsamen Kranken von längerer Dauer, während bei Gewohn-
heitstrinkern die Alkoholgier der Verstimmung sehr rasch folge.
Er glaubt, dass, wenn der Kranke alsdann nicht die Möglichkeit
habe, zu trinken, er wahnsinnig werden könne. Gebe er dem Trieb
nach, so empfinde er zwar für den Augenblick Erleichterung, aber
bald trete Verschlimmerung des Zustandes ein. Er will beobachtet
haben, dass die Begierde immer nur auf ein bestimmtes Getränk
gehe. Der Anfall selbst ende kritisch; während der Rekonvaleszenz zeigen sich Schlaflosigkeit, Sinnestäuschungen, Unbehagen.
In den freien Zwischenzeiten bestehe oft gar kein Verlangen nach
geistigen Getränken, wohl aber Reizbarkeit, Schüchternheit, Mattigkeit, Neigung zu Schweissen infolge „Auflösung des Blutes". Die
eigentliche Ursache der Trunksuchtsanfälle sei in einer krankhaften
Reizempfänglichkeit der Nerven und namentlich des Gehirns zu
suchen. Diese selbst aber sei, wie schon erwähnt, ursprünglich die
Folge des Trinkens: „Der Genuss des Branntweins gebieret das,
was wir als nächste Ursache der Krankheit auffassen und dieses
führt wiederum zum Genuss des Branntweins." Das Wesen dieser
nächsten Ursache sollte noch lange Gegenstand des Streites bleiben.

v. Brühl-Cramer's Lehre, welche durch Erdmann's Beschreibung der „Saufsucht" (Sapôi) in Russland eine weitere Be-
stätigung erhielt, hat die Zustimmung seiner Zeitgenossen gefunden.
Nachdem er das Krankheitsbild der periodischen Trunksucht geschaffen hatte, tauchten in den folgenden Jahren eine Reihe von
Arbeiten auf, welche periodisch Trunksüchtige schilderten; dabei
wurde zunächst an der Ansicht festgehalten, dass das Leiden nur
„auf der Basis langjähriger Excesse in baccho" entstehe. Nur
Hohnbaum vertrat (1820) die Meinung, dass auch bei nüchternen
Menschen durch gewisse Krankheiten ein Gefühl von Missbehagen
und Mattigkeit entstehen könne, das energisch zum Genuss von
Spirituosen auffordere. Er teilte einen Fall mit, in dem eine Frau,
welche im gesunden Zustande den Branntwein verabscheute, jedesmal zur Zeit ihrer sehr schmerzhaften und beschwerlichen Menstruation drei Tage lang sich dem Branntweingenuss hingab.

Bei dem grossen Ansehen, das die Lehre von den Monomanien in der ersten Hälfte des 19. Jahrhunderts bei den
Irrenärzten genoss, ist es verständlich, dass sich der Name Dipso-

manie rasch einbürgerte. Allerdings erfuhr er zunächst eine Ein-
schränkung seines Umfanges. Clarus und Henke betonten, dass
nur die periodische Trunksucht den Namen Dipsomanie verdiene,
während Hufeland ihn überhaupt dem Ausdruck „Trunksucht"
gleich gesetzt hatte. Clarus, welcher von einer „Inhumanitas
ebriosa" spricht, hat 1830 einen Dipsomanen gut geschildert.

Bei einem langjährigen Trinker treten alle 2—3 Monate Anfälle von
Dipsomanie auf. Vorboten: Trockenheit der Haut und der Zunge, Stuhl-
verstopfung, seltener, langsamer Puls, ungewöhnliche Reizbarkeit, Aengstlichkeit, Unruhe, Schlaflosigkeit, allgemeine Hinfälligkeit. Dann Hervortreten
der Hautvenen, Beschleunigung des Pulses, heisse Haut, Verminderung der
Harnabsonderung. Begierde nach Wein. „Der Kranke schloss sich in sein
Zimmer ein, zu dem Niemand als seine alte Wärterin Zutritt erhielt, legte
sich zu Bett, liess vor demselben ein Dutzend Flaschen starken Rotweins
aufpflanzen und fing an, Tag und Nacht fortzutrinken, bis sie geleert waren.
Nach 3—4 Tagen endete der Anfall mit Erbrechen." In den Zwischenzeiten blos mässiger Potus. Der Kranke „besorgte seine Geschäfte ziemlich
regelmässig, hatte auch nicht das Wesen und Aussehen eines Trinkers und
behielt den Gebrauch der Vernunft bis an seinen Tod".

Casuistische Mitteilungen enthalten ferner die Dissertationen
von Cohn (1838) und Thomsen (1839), die in ihren allgemeinen
Ausführungen in der Hauptsache die Ansicht v. Brühl-Cramer's
wiedergeben. Friedreich versuchte (1835), den Namen Dipsomanie
durch „Polydipsia ebriosa" zu ersetzen, ohne jedoch damit Anklang
zu finden. Er unterschied: Betrunkenheit, Trunkfälligkeit und Trunksucht (= Dipsomanie). Er gab sich redlich Mühe, das Wesen der
Krankheit durch allgemein pathologische Ausführungen klarzulegen; er
sah in der Trunksucht „eine mit somatischen und psychischen Abnor-
mitäten gemischte Körperkrankheit", betonte ihr Vorkommen bei
krankhaftem Verdauungssystem und Magenleiden, warf aber noch
den Durst des Diabetikers mit der Gier des Dipsomanen zusammen.

Esquirol hat — wohl unabhängig von den in Deutschland
erschienenen Arbeiten — in seiner Lehre von den Monomanieen
auch der Dipsomanie ein Kapitel gewidmet. Sie ist ihm eine „folie
partielle", eine Erkrankung des Willens, eine „monomanie instinctive"; er nannte sie „monomanie d'ivresse". Das Wesen des
Leidens liegt nach seiner Auffassung darin, dass von Zeit zu Zeit
ein „entraînement maladif" den Kranken zum übermässigen Trinken
bringt, während er in den Zwischenzeiten nur wenig trinke. Esquirol's Darstellung steht hinter der von v. Brühl-Cramer weit

zurück; er schildert unter der Bezeichnung „monomanie d'ivresse" nicht blos die eigentliche Dipsomanie, sondern auch manche Formen des chronischen Alkoholismus. Wichtiger als seine theoretischen Ausführungen, die heute nur noch historisches Interesse besitzen, sind seine Krankengeschichten, vor Allem seine Beobachtungen über das Auftreten der periodischen Trunksucht im Klimakterium der Frauen. Auch hat er wohl zuerst einen Fall von Dipsomanie beschrieben, bei dem der Leser aus der Schilderung alsbald die epileptische Grundlage des Leidens erkennt.

Das grosse Werk von Magnus Huss über den Alkoholismus chronicus (1849) enthält auch bemerkenswerte Ausführungen über die Dipsomanie. Gleich v. Brühl-Cramer nimmt Huss an, dass sich die Krankheit nur bei „alten Säufern findet, welche jahrelang den Branntwein missbrauchten. Der Kranke fühlt instinktmässig, dass sich das Missbehagen durch Branntwein rasch beseitigen lässt." Huss nennt als Synonyma die Ausdrücke Trunksucht, Sup-cller Superidrift, Polydipsie, Oinomanie, Saufmonomanie, Anamethysis, Sauftrieb. Er bringt, wie Hufeland, die Dipsomanie in Analogie zur Nymphomanie, weist darauf hin, dass der chronische Alkoholismus triebartige Zustände als psychische Symptome erzeugen könne. Als solche führt er an: den Mordtrieb (monomanie homicide ébrieuse), den Selbstmordtrieb (monom. suicide ébr.), den Mordbrandtrieb (monom. incendiaire, Pyromanie ébrieuse) und die Dipsomanie. Huss glaubt beobachtet zu haben, dass, wenn dem Verlangen des Dipsomanen nach alkoholischen Getränken nicht Genüge gethan werde, der Kranke in Verzweiflung und Raserei gerate, am ganzen Körper bebe, convulsivische Zuckungen bekommen könne. Obgleich Huss das Entstehen der Epilepsie aus Alkoholismus wohl kennt — er spricht von einer convulsivischen und einer epileptischen Form des Alkoholismus — und obwohl die von ihm geschilderten Dipsomanen ganz unverkennbar epileptische Züge tragen, so hat er doch nirgends die Zusammengehörigkeit von Epilepsie und Dipsomanie erörtert. Er drückt seine Auffassung von dem Wesen der periodischen Trunksucht folgendermassen aus: „Die körperliche Begierde, sich zu berauschen, also die üble Gewohnheit, zu saufen, ist das Primitive; diese erzeugt eine körperliche Krankheit, eine krankhafte Umstimmung im ganzen Lebensprocesse, besonders im Blut- und Nervenleben; das Vorhandensein dieser körperlichen Krankheit ist es gerade, welches die Entstehung der Geisteskrankheit bedingt; ohne dass jene vorausgeht oder noch fortdauert, kann diese nicht auftreten. Hierin liegt nun auch der Unterschied zwischen dem Sauftrieb und der Nymphomanie, dass die Letztere auch bei denen auftreten kann, welche noch niemals die tierischen Freuden der Liebe genossen haben, während dagegen die Erstere sich allein bei solchen finden kann, welche sich früher dem Laster der Trunkenheit ergeben hatten." Dieser letzte Satz ist weiterhin viel angefochten worden. Die Arbeiten von Huss sind namentlich durch sehr lehrreiche Krankengeschichten wertvoll. Er hat selbst vier Fälle von echter Dipsomanie beobachtet, auf die später zurückzukommen sein wird. An anderer Stelle, bei der Schilderung der Alkoholepilepsie, erwähnt er einen Kranken, bei welchem dem epileptischen Anfall „eine unwiderstehliche Begierde, einige Schnäpse hinunterzustürzen" vorausging.

Esquirol's Lehre von den Monomanien, die ja eine Zeit lang die wissenschaftliche Psychiatrie beherrschte, hatte der Dipsomanie die Anerkennung als selbständige Krankheit, als „folie partielle" gesichert. Als man um die Mitte des 19. Jahrhunderts anfing, zu erkennen, dass es keine isolierte Erkrankung eines Seelenvermögens gebe, sondern dass die Monomanie nur ein Symptom bei verschiedenen Geisteskrankheiten sei, da verlor auch die Dipsomanie wieder ihr Bürgerrecht, sie wurde zum Symptom oder zur Episode bei verschiedenartigen Psychosen. Wohl versuchten einzelne Psychiater (wie später noch v. Krafft-Ebing) ihr als einer Form der „periodischen Psychose" das Dasein zu retten; allein mit der Zunahme der Beobachtungen und litterarischen Mitteilungen erwies sich diese Auffassung als unzureichend. Griesinger erklärte 1845 die Dipsomanie für ein Symptom des periodischen Irreseins, bei dem mässige Schwermut zu dem Anfall von Trinken führen solle, an welchen sich dann gewöhnlich ein maniakalischer Anfall anschliesse, aus dem der Kranke in tiefer Apathie erwache. Er betonte, dass das Stadium melancholicum die Hauptsache sei; fehle dies, so sei die Entstehung des „Saufraptus" aus Krankheit immer „höchst problematisch". Später hat dann Griesinger gelehrt, dass diese periodische Tobsucht mit melancholischem Vorstadium eine „üble Form psychischer Epilepsie" sei; er wies überhaupt auf den Zusammenhang zwischen manchen periodischen Störungen und den epileptischen und „epileptoiden" Zuständen hin. Allein er drang noch nicht zu völliger Klarheit durch, weil er den Begriff der

Dipsomanie nicht scharf genug umgrenzte; so schilderte er selbst 1861 einen Kranken, bei dem die anfallsweise Trunksucht nur eines der vielen Symptome der Manie war. Es ist dann namentlich Westphal's Verdienst gewesen, die epileptische Natur der Esquirol'schen „monomanie instinctive" begründet zu haben. Nachdem schon Esquirol, Huss, Spielmann, Foville Kranke geschildert hatten, welche neben dem Trinkanfall noch andere psychische oder körperliche Störungen von epileptischer Färbung boten, war es vor Allem die Arbeit von With, die zur Auffassung der Dipsomanie als einer epileptischen Störung hindrängte. Fuchs hatte schon früher eine ausgezeichnete Krankengeschichte gegeben, in der er die Beobachtung verzeichnete, dass die Dipsomanen, wenn sie durch Zwang von aussen am Trinken gehindert werden, auch „Saufperioden haben, ohne zu saufen" With (1869) hat einen Epileptiker mit dipsomanischen Anfällen eingehend beschrieben und ist auf Grund seiner Studien zu der Auffassung gelangt, dass eine Reihe von Dipsomanen, die teils früher nüchtern, teils Gewohnheitstrinker waren, als epileptische Kranke anzusehen sind. Er betont aufs Nachdrücklichste, dass dem Trinkexcess stets eine tiefe Depression vorausgehe. Im Unterschied von v. Brühl-Cramer und Huss behauptet er mit Bestimmtheit, dass die Dipsomanie auch bei nüchternen Menschen auftrete im Gefolge neuropathischer Zustände, so z. B. im Beginn und Verlauf einer chronischen Geisteskrankheit, bei der Melancholie, der Dementia paralytica. Gemäss den damals herrschenden Anschauungen charakterisiert er den Zustand als „transitorische Manie mit melancholischem Vorstadium". Manie hiess eben zu jener Zeit (1869) jede akute tobsüchtige Erregung, Melancholie jede traurige Verstimmung. With weist auf die Aehnlichkeit der Dipsomanie mit den Gelüsten der Schwangeren, Hysterischen, Wöchnerinen hin und glaubt an das Vorkommen echter periodischer Trunksucht bei Störungen der Menstruation und Beschwerden des Klimakteriums. v. Krafft-Ebing spricht direkt von einer „Dipsomania menstrualis periodica" und schildert (1881) einen Fall, bei dem es sich wohl zweifellos um eine epileptische Erkrankung handelt. Bei Mendel hat sich die Dipsomanie zu einem Symptom verflüchtigt, das in ganz verschiedenen Zuständen auftreten soll. Er leugnet das selbständige Vorkommen der periodischen Trunksucht als einer periodischen Geistesstörung vollständig; die Dipsomanie ist nach seiner Zusammenstellung beschrieben worden:

1. bei periodisch auftretenden Psychosen: Manie, epileptische und hysterische Psychosen, hypochondrische Melancholie;
2. bei zeitweise exacerbierender Moral insanity;
3. bei periodisch exacerbierenden Neurosen, in denen die Kranken den Alkohol als Erleichterungs- und Betäubungsmittel benutzen; so z. B. bei „periodischer Darmneurose";
4. als Polydipsie, krankhafter Durst.

Natürlich kann eine derartige Auffassung denjenigen, der die eigenartige Erscheinungsweise der periodischen Trunksucht genau kennt, nicht befriedigen. Es ist augenfällig, dass hier unter der Dipsomanie etwas ganz anderes, viel unbestimmteres verstanden wird, als das, was v. Brühl-Cramer geschildert hat. Sobald man jeden auffälligen Alkoholgenuss bei einem Geisteskranken oder Nervenleidenden als Dipsomanie bezeichnet, verliert die ganze Frage jedes Interesse und man kann sich damit begnügen, bei Schilderung der Kranken die Neigung zu Alkoholexcessen neben dem Heer anderer Symptome, wie sie im Verlauf der Psychosen zu Tage treten, zu verzeichnen. Eine sorgfältige klinische Beobachtung musste jedoch zu anderer Auffassung führen. Es konnte auf die Dauer nicht verborgen bleiben, dass das, was v. Brühl-Cramer, Salvatori, Clarus, Huss und Andere klar und anschaulich unter dem Namen der periodischen Trunksucht beschrieben hatten, denn doch etwas anderes war, als ein beiläufiges Symptom bei den verschiedenartigsten Krankheiten. Die kasuistischen Mitteilungen von Prätorius (1882) und Rothamel (1884) enthalten einen wertvollen Beitrag zur klinischen Charakterisierung der Dipsomanie. Prätorius hat in recht klaren Ausführungen gezeigt, wie nahe der Trunksuchtsanfall nach Beginn, Verlauf und Abklingen gewissen anderen Zuständen steht, welche die Wissenschaft als epileptische oder epileptoide bereits anerkannt hat. Er schildert einen Epileptiker mit echter Dipsomanie und weist auf die ähnlichen Fälle von Limann und Dorien hin. Obgleich sich nun allmählich — wenigstens in Deutschland — die Anschauungen dahin klärten, dass man zugab, die periodische Trunksucht sei bisweilen ein psychisches Äquivalent der Epilepsie (ausser den schon genannten sind dieser Ansicht z. B. Westphal, Schüle, Wernicke, Möli, Grotjahn, Lykke), so konnte doch die von Kraepelin, Aschaffenburg und Smith vertretene Lehre, dass in der periodischen Trunksucht stets ein Zeichen der Epilepsie zu sehen sei, bis jetzt keine allgemeine Anerkennung finden, weil in manchen Fällen angeblich keinerlei epileptische Störungen vorhanden seien. Vor Allem aber waren es französische Psychiater, welche zu einer wesentlich anderen Auffassung der nosologischen Bedeutung der Dipsomanie gelangten. Das Krankheitsbild selbst hatte schon von Foville, Trélat und Marcé eine gute Schilderung erfahren. Sie hatten erkannt, dass die Dipsomanie keine Form des chronischen Alkoholismus ist. Säufer — sagt Trélat 1861 — sind Menschen, welche sich betrinken, wenn sie Gelegenheit zum Trinken finden; Dipsomanen sind Kranke, welche sich betrinken, wenn der Anfall über sie kommt. Wie sehr es sich hiebei um einen krankhaften und fremdartigen Trieb handelt, das veranschaulicht Trélat durch den Bericht über eine Kranke, welche in der Verzweiflung über ihre Trinkanfälle die umfassendsten Schutzmassregeln gegen ihren Trieb ergriff, sich namentlich alle Getränke durch unappetitliche Zuthaten (Excremente) verekelte, um nachher doch stets zu unterliegen, wenn der Anfall eine gewisse Höhe erreicht hatte. Morel, Magnan und sein Schüler Legrain sind es dann vor Allem gewesen, welche die Frage der Dipsomanie in eine ganz neue Beleuchtung rückten. Nach Magnan ist die periodische Trunksucht ein Symptom des Irreseins der Entarteten, keine besondere Krankheit. Die wesentlichste Bedingung ihres Entstehens ist die hereditäre Belastung. Sie ist eine „melancholie impulsive", steht auf gleicher Stufe mit dem Trieb zum Diebstahl, mit der Platzangst, der Furcht vor Staub, Angst vor Nadeln oder Glasscherben, geschlechtlichen Anomalien. Sie ist „une des attitudes de l'aliéné héréditaire et dégénéré". Der Dipsomane ist ein „dégénéré impulsif"; er leidet nicht selten an Krämpfen oder an hysterischen Symptomen, ist in der Zwischenzeit oft unstät, phantastisch, zur Traurigkeit geneigt, übertreibt gerne alles, zeigt das Bild der Manie raisonnante. Das Grundwesen des degenerativen Irreseins ist diese Impulsivität; sie ist nach Legrain der stärkste und charakteristischste Ausdruck der geistigen Degeneration; sie ist beim Degenerierten unwiderstehlich und doch bewusst. Durch ihr Bewusstsein unterscheidet sie sich von der Impulsion des Epileptikers. „L'impulsion consciente du dégénéré est plus complète cliniquement et psychologiquement que celle de l'épileptique, qui, plongé dans l'inconscience pathognomonique de son état, n'a pas à lutter et n'a pas à souffrir de se voir vaincu dans la lutte. Cette lutte s'accompagne d'une angoisse terrible, douleur morale rappelant les anxiétés de certains mélancoliques, et ayant, comme chez eux, un retentissement physique: anxiété précordiale, oppression, sensation de resserrement au niveau de l'estomac." Legrain hat in seinem wertvollen Werk über „Alkoholismus und Erblichkeit" die Behauptung aufgestellt, dass die Dipsomanen häufig Nachkommen von Trinkern seien; er spricht von einem „lawinenartigen Anschwellen der hereditär-alkoholischen Degeneration". Ist der Vater Trinker, so kann der Sohn Dipsomane oder Epileptiker oder blödsinnig sein. In seinem Bestreben, den Trinker vom Dipsomanen scharf zu trennen, geht Legrain so weit, zu behaupten, dass Letzterer nur mit Widerwillen trinke. Besser begründet als diese Meinung, welche wohl nur für einen kleinen Teil der Fälle zutrifft, sind die Ausführungen über das gleichzeitige Vorkommen anderer triebartiger Handlungen (Kleptomanie, Pyromanie, Vagabundage, Mordsucht, Selbstmordsucht etc.) bei Dipsomanen. Der Kern der Lehre Magnan's und seiner Schüler ist also der, dass der Dipsomane im Unterschied vom Epileptiker bei vollem Bewusstsein und voller Kenntnis der Gefahren einem unwiderstehlichen Drang nach Alkohol zum Opfer fällt; er ist ein „sujet conscient" Wir werden sehen, dass das Verhalten des Dipsomanen in und nach dem Anfall und die Amnesie für manche Erlebnisse der Trinkperiode diese schroffe Scheidung zwischen epileptischer Bewusstseinstrübung und dipsomanischer Bewusstseinsklarheit unhaltbar erscheinen lassen. Den Mechanismus des Abklingens des Anfalls — sit venia verbo! — sucht Magnan sich folgendermassen klar zu machen: „l'impression alcoolique transmise par les nerfs de l'estomac au centre bulbaire et à l'écorce, donne satisfaction au dipsomane."

Magnan hat mehrere Dipsomanen in seiner bekannten plastischen Weise geschildert; die Mehrzahl sind weibliche Kranke, woraus er schliesst, dass die periodische Trunksucht bei Weibern häufiger sei, als bei Männern, eine Ansicht, welche mit unseren Erfahrungen im Widerspruch steht. Wer Magnan's Krankengeschichten aufmerksam studiert, der wird sich wundern, dass er auch da nie von Epilepsie spricht, wo dieses Leiden ganz unverkennbar besteht. Ein Beispiel wird zeigen, was wir meinen: Magnan berichtet von einer Dipsomanin, die seit einer Reihe von Monaten in der Irrenanstalt ist, Folgendes: „Eine Erscheinung, auf die wir später zurückkommen, zeigte sich bei Marie T. Wenn der dipsomanische Anfall herannahte, wurde die Kranke trotz des Mangels an Spirituosen in der Nacht von alkoholischem Irresein erfasst. Sie sah grinsende Gesichter, chinesische Schattenspiele auf der Wand, Funken, Flammen, sie nahm üble Gerüche wahr. Zur Zeit ist sie in ihrem gewöhnlichen Zustande. Sie hört eine innere Stimme, ,die nicht im Ohre wiederklingt', die geistig zu ihr spricht: Du wirst Dich schliesslich doch umbringen, Du bist eine Elende; wer Unrecht thut, straft sich endlich selbst."

Und an einer anderen Stelle heisst es von einer Kranken, welche im Schutz der Anstalt einen dipsomanischen Anfall hatte: .... „Immerhin bat sie an diesen Tagen mit grossem Nachdruck um Chinawein für ihren Magen und um Kampferspiritus zur Einreibung der Beine. Natürlich trank sie den Kampferspiritus. Die nächtliche Unruhe wuchs und unter dem Einflusse des unvollständigen Anfalls stellten sich, obwohl die sorgfältig überwachte Kranke sicher nicht mehr getrunken hatte, als die jeder Patientin zukommende Weinportion (d. h. 0,16 l. täglich), Hallucinationen und nächtliche Angstzustände ein, ganz wie im Alkoholdelirium. Der Trieb zum Trinken allein bewirkte bei der alkoholistischen Kranken ein Aufflackern des Delirium." Magnan glaubt die Schwierigkeiten, die sich bei seiner Auffassung des Falles ergeben, mit folgenden Erwägungen abthun zu können:

„Die anscheinend widerspruchsvolle Thatsache eines Alkoholdelirium ohne Alkohol erklärt sich durch die Störung des physiologischen Gleichgewichts in dem melancholischen Anfalle. Sie gleicht dem Auftreten des Delirium bei Alkoholisten während der Entwicklung einer Lungenentzündung, eines Erysipels oder dergleichen, nach einer Verletzung. Jede schwächende Veränderung, die den Widerstand des Organismus herabsetzt, kann dasselbe bewirken". (Citiert nach der Uebersetzung von Möbius). Die Mangelhaftigkeit dieser Beweisführung liegt auf der Hand. Lungenentzündung, Erysipel, Verletzung etc. lösen doch nur dann ein Delirium alcoholicum aus, wenn der Kranke bis dahin ein chronischer Potator war. War er dies aber seit längerer Zeit nicht mehr, so bekommt er auch kein Alkoholdelirium.

Es ist überhaupt auffällig, wie wenig Magnan bei der Deutung seiner an Dipsomanen beobachteten Delirien die Erfahrungsthatsache berücksichtigt, dass das Delirium tremens eine Folge des

chronischen Alkoholismus ist. Er würde nicht zu so unbefrie-
digenden Erklärungsversuchen genötigt sein, wenn er die beobachteten Delirien als das betrachtete, als was sie nach seiner Beschreibung erscheinen müssen: als epileptische Delirien. Ein Beispiel:

„Bei ihrer Ankunft war die D. aufgeregt, sprach, schrie, hatte
Furcht. Sie hörte Mörder, die sie umbringen wollten. Sie sah
neben sich die Köpfe der Opfer des Mörders Pantin. Sie hörte
die Stimmen ihrer Verwandten. Man mordete um sie her u. s. w.
Die Hände zitterten, die Zunge war weiss, das Epigastrium empfindlich. Die Nacht war schlaflos; unaufhörliche Hallucinationen. Nach
5 Tagen war das Delirium verschwunden. Die Kranke war traurig
und matt, aber sie war ruhig und beschäftigte sich tagüber. Der Schlaf
war noch schlecht und durch schreckhafte Träume unterbrochen.“

Von einer anderen Kranken wird berichtet: „Unter diesen
Umständen fühlte sie zum ersten Mal einen unwiderstehlichen Trieb
zum Trinken. Sie trank erst Wein, dann Branntwein, ,ohne dass
der Durst gelöscht worden wäre'. Schon nach mehreren Tagen (!)
hatte sie einen Anfall von Delirium alcoholicum mit Hallucinationen
des Gehörs und Gesichts. Sie sah die schrecklichsten Scenen des
Bürgerkrieges, erblickte Tote und Gespenster, hörte Gewehrfeuer“ ..
Weiter unten heisst es: „Trotz der Besserung hatte die Kranke noch
zuweilen nächtliche Hallucinationen, war bei einem Brande und sah
sich von Irrlichtern umgeben . . . .“ Dieselbe Patientin sah in einem
anderen Anfall einen Fleischer mit einem Messer, der sie zerstückeln
wollte, Soldaten, die auf sie anlegten. Sie hörte eine Stimme, die sie
fortwährend schmähte und ihr riet, sich zu töten. Ein ander Mal hörte
sie die Stimme ihrer längst verstorbenen Mutter, die ihr rief, sah
sie als schwarze Gestalt neben einem mit Fröschen bedeckten Felsen.

Wer Magnan's Krankengeschichten liest, stösst, wenn ihm die
psychischen Störungen der Epilepsie bekannt sind, fortwährend auf
Krankheitsbilder, deren epileptischer Grundzug in die Augen springt.
Leider findet man nirgends Angaben darüber, in wie weit sich die
Kranken nach Ablauf der Anfälle der Einzelheiten zu erinnern vermögen — offenbar ein Beweis dafür, wie wenig Magnan an die
Möglichkeit epileptischer Störungen dachte; sonst hätte er wohl
nicht unterlassen, die Frage der Amnesie aufzuwerfen und zu beant-
worten.

Legrain, der in allen wesentlichen Punkten auf dem Boden
der Lehre Magnan's steht, unterscheidet eine „dipsomanie pure“ und

eine „tendance dipsomaniaque“. Diese stellt eine Art Übergangs-
form dar, einen „état demi-impulsif“. Es handelt sich dabei um
einen dauernden Hang zum Trinken; es besteht keine Abneigung
gegen Alkohol, sondern Freude an seinem Genuss; der Kranke ist
kein heimlicher Trinker, sondern ein „buveur de profession“, der
aber, sobald er viel trinkt, eine krankhafte Bewusstseinstrübung erfährt. „L'alcool crée la tendance dipsomaniaque à la faveur d'un
terrain spécial.“ In diese Gattung gehören viele willensschwache
Trinker, die nach stärkeren Excessen die besten Vorsätze fassen, sich
auch vielleicht eine Zeit lang gut halten, um bei gegebener Gelegenheit rückfällig zu werden.

Legrain ist von der Richtigkeit des alten Plutarch'schen
Satzes: „Ebrii gignunt ebrios“ überzeugt. Gleich Féré sieht er im
Alkohol einen Prüfstein des psychischen Gleichgewichts und
bestätigt die Lehre von Peeters, dass der Trinker sehr oft auf
seine Nachkommen die „appétence des abus alcooliques“ vererbe.
Eine Reihe von Gelehrten haben seither in Abhandlungen über
die Dipsomanie die Magnan'schen Ausführungen erörtert und ihnen
meist im ganzen Umfang zugestimmt. Galangau stellte 1880 in
einer ziemlich umfangreichen Dissertation 8 Fälle von Dipsomanie
zusammen, ohne sonst wesentlich neue Gesichtspunkte beizubringen.
Lentz (1884) nahm eine scharfe Trennung zwischen „dipsomanie
essentielle“ und „d. symptomatique“ vor. Zur letzteren rechnet er
die Trinkexcesse bei Paralyse, circulärer Geisteskrankheit, Manie. Im
Allgemeinen haben die französischen Psychiater sich die Anschauungen Magnan's zu eigen gemacht und sehen mit ihm in der periodischen Trunksucht ein Zeichen des degenerativen Irreseins. Nur Einzelne erwähnen ihre Verwandtschaft mit der Epilepsie; so z. B. Féré
und Ardin-Delteil, der wenigstens für manche Fälle zugibt, dass
sie als eine „impulsion de nature epileptique“ zu betrachten seien.

Auch in Deutschland haben Magnan's Lehren vom degenerativen Irresein viel Anklang gefunden. Die Häufigkeit schwerer erblicher Belastung bei Dipsomanie und ähnlichen Zuständen sprach
für die Richtigkeit seiner Anschauungen ein gewichtiges Wort.
Bezzola nannte den Dipsomanen den „wahren Typus des belasteten
Trinkers“, betrachtete das Leiden als eine Form des Zwangsirreseins.
Schüle nimmt gewissermassen einen vermittelnden Standpunkt ein,
wenn er meint, impulsives und epileptisches Irresein seien gleich-
wertige Ausläufer eines gemeinsamen Stammes, der degenerativen

Constitution. Er sieht in der Dipsomanie ein Zeichen eines in Degenereszenz begriffenen Gehirnlebens und macht auf die Verwandtschaft mit psychischer Epilepsie aufmerksam; er weist darauf hin, dass die Trunksuchtsanfälle mit vollständigen Tobsuchtsanfällen abwechseln können. Die periodisch Trunksüchtigen werden dazwischen oder im Verlauf zu periodisch Tobsüchtigen. Der Trinktrieb kann das einleitende Stadium eines Tobsuchtsanfalls bilden. Der organische Drang belebt eine bereit liegende Triebrichtung; diese selbst kann vererbt oder erworben sein. Wichtig ist namentlich, dass Schüle „epileptische Transformationen der Alkoholepilepsie", welche nach Art des anderen epileptischen Irreseins verlaufen, kennt.

In jüngster Zeit hat Pilcz in seiner Monographie über die periodischen Geistesstörungen die Dipsomanie als eine „periodische Monomanie" geschildert. Obgleich er betont, dass er von der Esquirol'schen Monomanienlehre weit entfernt sei, so glaubt er doch an das Vorkommen eines periodischen Irreseins in Form krankhafter Triebe als einer selbständigen Krankheit. Das streng episodische Auftreten eines ganz bestimmten unwiderstehlichen Dranges soll das wesentliche Symptom der Geistesstörung sein. Freilich gibt Pilcz selbst zu, dass sich die periodischen Monomanien mehr als alle übrigen Formen periodischer Psychosen dem epileptischen Irresein nähern. Er teilt in Kürze einen Fall mit, dessen Deutung als traumatische Epilepsie mit dipsomanischen Anfällen jedenfalls sehr nahe liegt. Pilcz sagt, dass bei der Dipsomanie irgendwie charakteristische Störungen auf associativem und psychomotorischem Gebiete fehlen. Die Richtigkeit dieser Ansicht ist, wie später noch erörtert werden soll, sehr fraglich.

Marguliez hat in einer kleinen Abhandlung den Versuch gemacht, von der echten Dipsomanie die „Pseudodipsomanie" abzugrenzen. Nach seiner Ansicht wird der echte Dipsomane durch einen spontan auftretenden unwiderstehlichen Zwang zum Trinken genötigt und geht an den Folgen dieses Zwanges zu Grunde, während der Pseudodipsomane nicht aus organischem Zwang, sondern durch Gelegenheit zum Trinken kommt. Es handelt sich also hierbei um einen Menschen, der bei irgend einer unglücklichen Gelegenheit seine guten Vorsätze vergisst, infolge seiner geringen Widerstandsfähigkeit der Versuchung unterliegt, trinkt und nunmehr, nachdem der Bann gebrochen ist, sich skrupellos dem Alkoholgenuss hingibt. Aehnliche Beobachtungen haben Smith zur Abgrenzung zweier Formen von Dipsomanie veranlasst; die Pseudodipsomanie deckt sich ungefähr mit dem, was Legrain unter „tendance dipsomaniaque" versteht. Marguliez schildert zwei solche „Pseudodipsomanen" Die Kranken trinken längere Zeit gar nichts, führen eine normale Lebensweise; bei irgend einem äusseren Anlass geniessen sie eine an sich geringe Menge geistiger Getränke; im Anschluss hieran verfallen sie nun, ohne besonderes Verlangen nach Alkohol zu empfinden, in heftige Excesse, vagabundieren, hallucinieren, haben nach Abklingen der Erregung keine Erinnerung an das, was sie gethan haben. Die Prognose dieser Fälle sei günstiger als die bei echter Dipsomanie. Wir werden auf diese Anschauungen später bei Besprechung der Diagnose zurückzukommen haben.

Anthéaume und Leroy haben vor Kurzem der alkoholischen Dipsomanie eine „Morphinodipsomanie" gegenübergestellt. Sie beobachteten eine Kranke, welche, nachdem sie jahrelang hochgradige Morphinistin gewesen war, später zeitweise plötzlich von dem unwiderstehlichen Verlangen nach Morphium erfasst wurde, ohne dass eine äussere Veranlassung nachgewiesen werden konnte. Aus der ausführlichen Krankengeschichte möge das Wichtigste hier kurz skizziert werden.

32 jährige ledige Person, erblich belastet. Impulsive Natur. Schon in früher Jugend Zwangszustände. Anlässlich von Gesichtsneuralgien lernt sie Morphium kennen. Charakterentartung infolge von chronischem Morphinismus. Sexuelle Erregungszustände führen zu wüsten Ausschweifungen, zur lesbischen Liebe. Allmähliche Steigerung der täglichen Morphiumdosis bis zu 2 Gramm; infolgedessen fortschreitender körperlicher und geistiger Verfall. Anfallsweise starke Trinkexcesse, welche die Verff. als reine Zwangszustände, wie sie deren noch eine grosse Zahl anderer bot, auffassen. Etwa 10 Jahre nach Beginn des Morphinismus hallucinatorische Erregungen. Drei Jahre später Conamen suicidii (2,6 Gramm Morphium). Im Februar 1895 Aufnahme in Sainte-Anne. Dort allmähliche Entwöhnung von Morphium. Infolgedessen körperliches und geistiges Wiederaufleben. Juni 1895 anscheinend geheilt. Ende Juni 1895 plötzlich erneuter Drang, wieder Morphium zu nehmen. Der Drang wird übermächtig; es gelingt der Kranken, mit einer Gabel den Schrank, der das Gift enthält, zu öffnen; sie macht sich alsbald fünf Einspritzungen. Tags darauf schwere Selbstvorwürfe. Kein weiterer Versuch, Morphium zu nehmen. Einige Wochen später abermals lebhaftes Bedürfnis nach Morphium; als es der Pat. gelingt, des Giftes habhaft zu werden, trinkt sie die Lösung. Darauf tritt sofort Beruhigung ein. Ende September 1895 abermals Angstzustand mit Verlangen nach Morphium. Doch bleibt Pat. diesmal standhaft. November 1895 von Morphinismus geheilt entlassen. Rückfall schon im

Dezember 1895. 16. Januar 1896 zweite Aufnahme in Sainte-Anne im Zustand des schweren chronischen Morphinismus. Abermals mehrere Anfälle von Morphinomanie in der Anstalt. 26. Juni 1896 geheilt entlassen. Später noch zweimal derartige Anfälle, die aber nicht zum chronischen Morphinismus führten. Weiteres Schicksal unbekannt.

Trotz mancher Ähnlichkeit, welche dieses Krankheitsbild mit der Dipsomanie hat, muss es unseres Erachtens zunächst doch noch fraglich erscheinen, ob der hier nur kurz geschilderte Fall hinreicht, um den Begriff der „Morphinodipsomanie" als einer selbstständigen Krankheitsform aufzustellen. Es wird abzuwarten sein, ob derartige Fälle öfter beobachtet werden.

Kraepelin hat in seinem Lehrbuch der Psychiatrie seine Auffassung der Dipsomanie als einer epileptischen Geistesstörung eingehend begründet. Ehe wir seine Anschauungen erläutern, ist es erforderlich, die Wandlungen des Epilepsiebegriffes kurz darzustellen

Die Erkenntnis, dass sich die Epilepsie nicht nur in Gestalt der mit Bewusstlosigkeit verbundenen Krämpfe zeigen kann, hat sich schon früh Bahn gebrochen. Bereits Mercurialis spricht von einer „Epilepsia non convulsiva". Die Reichhaltigkeit der klinischen Erscheinungsformen des Leidens veranlasste Boerhaave zu dem Ausspruch, die Epilepsie sei „tam multiplex et tam varius in diversis, ut nullus alius morbus sit tam polymorphus". Die psychischen Störungen des Epileptikers sind jedoch erst im 19. Jahrhundert genauer beschrieben worden. Esquirol schilderte 1838 die „fureur des épileptiques" Billod sah im Krampfanfall und im Wutanfall zwei Formen desselben Leidens. Renaudin nannte die psychischen Zeichen der Epilepsie „convulsions internes". Französichen Psychiatern, namentlich Delasiauve, Falret, Trousseau, Morel verdanken wir eine genauere Kenntnis der mannigfachen Formen epileptischer Geistesstörung. Von Falret stammt das „grand und petit mal intellectuel"; er hat den trefflichen Ausspruch gethan: „l'intermittence dans les phénomènes psychiques soit dans l'ordre des sentiments et du caractère, soit dans celui des facultés intellectuelles est le trait dominant du caractère des épileptiques". Er hat auch Esquirol's „Monomanie homicide" für ein Symptom der Epilepsie erklärt. Morel und Trousseau verschafften der rein psychischen Epilepsie das Bürgerrecht (épilepsie larvée); ihre Aeusserungsformen haben dann namentlich Billod, Legrand du Saulle,

Trousseau, Semelaigne, Voisin, Féré in Frankreich, Samt in Deutschland genauer beschrieben. Griesinger nannte, wie schon oben erwähnt, die periodische Tobsucht mit melancholischem Vorstadium eine üble Form psychischer Epilepsie, sprach sich überhaupt für den Zusammenhang zwischen manchen periodischen Störungen und den epileptischen und epileptoiden Zuständen aus. Trousseau hat mit Recht gesagt, die Epilepsie werde am häufigsten verkannt. Samt konnte bereits wagen, zu behaupten: „nur die Form des Irreseins entscheidet einen Fall als epileptisches Irresein, nicht der Nachweis der epileptischen Antecedentien." Er hat in seiner ausgezeichneten Abhandlung über epileptische Irreseinsformen den kühnen Versuch gemacht, die epileptischen Geistesstörungen symptomatologisch von allen anderen Formen des Irreseins abzugrenzen, ohne den Nachweis anderer Zeichen des Leidens zu verlangen. Auch hat er zuerst eine Epilepsie mit Bewusstsein gelten lassen und damit den Begriff der Krankheit erheblich erweitert. Samt ist viel angegriffen worden, und seine Anschauungen haben sich auch heute noch nicht allgemeine Gültigkeit verschaffen können, namentlich da sich unter dem Einfluss der Morel'schen und Lombroso-schen Lehren eine nicht unberechtigte Reaktion gegen die von diesen Autoren vorgenommene Erweiterung des Epilepsiebegriffes geltend machte. Lombroso hat in voreiliger Weise eine Menge pathologischer Erscheinungen als epileptisch bezeichnet, deren Zusammenhang mit der Epilepsie nicht hinreichend zu erweisen war. Es hat sich daher in den letzten zwei Jahrzehnten eine Strömung bemerkbar gemacht, die strengere Anforderungen an die Umgrenzung des Begriffs Epilepsie stellt. Leidesdorf redete 1887 wohl der meistverbreiteten Ansicht das Wort, wenn er sagte:

„Wenn in einem gegebenen Fall

1) die ätiologischen Momente solche sind, welche dem Entstehen der Epilepsie zukommen, wie Abstammung von epileptischen Eltern oder Potatoren, Gehirnerschütterung durch Trauma oder intensiven Schreck oder andere heftige Gemütsbewegungen;

2) wenn dem psychischen Anfall eine wie immer geartete Aura vorausgeht;

3) wenn diese sowie der Anfall selbst immer unter denselben Symptomen einhergeht;

4) wenn der psychische Anfall sich rasch entwickelt, die verhältnis-
mässig kurze Dauer von Stunden, Tagen oder wenigen Wochen
nicht überschreitet und gleichsam plötzlich wieder vorbeigeht;

5) wenn nach Ablauf desselben sich eine mehr oder weniger
vollständige Amnesie einstellt;

6) wenn solche Anfälle in gewissen Zwischenräumen sich wiederholen,

dann, aber nur dann glaube ich sie als eine Form der Epilepsie auffassen zu dürfen" Gegen diese Anschauungen, vor
Allem aber gegen die Lombrosianer hat sich in Deutschland namentlich Binswanger gewendet; er sagt: „Der Nachweis, dass bestimmte
psychische Krankheitsbilder zu den Formen des epileptischen Irreseins gehören, wird in erster Linie durch Feststellung der Thatsache
gesichert, dass das erkrankte Individuum wirklich an Epilepsie
leidet." Binswanger gibt zu, dass rudimentäre oder abortive Anfälle genügen. Dann fährt er fort: „Wir betonen dies ausdrücklich
im Hinblick auf gewisse moderne Lehren der Criminalpsychologie,
nach welchen alle plötzlich und unvermittelt hervorbrechenden impulsiven Erregungszustände der Epilepsie auch dann zuzurechnen
seien, wenn sonstige Zeichen der Krankheit nicht vorhanden sind.
(Lombroso und seine Schüler.) Wir haben gegen diesen Standpunkt schon zu wiederholten Malen Verwahrung eingelegt, weil er
die Grenze der Epilepsie in nebelhafte Ferne rückt und weil er ein
einzelnes Symptom, das bei den verschiedensten psychischen Krank-
heitszuständen vorkommen kann, zu einer pathognomischen Eigen-
tümlichkeit des Epileptikers stempelt. Wir halten diesen Hinweis
für notwendig, weil gerade die psychisch epileptischen Aequivalente
zur Stütze der Lombroso'schen Auffassung verwertet worden sind."

Allein man kann Lombroso's Ansicht nicht teilen und trotzdem nicht gewillt sein, den grossen Fortschritt, welchen die Arbeiten
von Samt, Ottolenghi, Maudsley und der französischen Forscher,
unter denen noch Ardin-Delteil hervorzuheben ist, wieder aufzu-
geben. Wenn Christian sagt: „il n'y a pas épilepsie, s'il n'y a pas
cette perte de connaissance subite, complète, absolue", so muss uns
diese Begriffsbestimmung angesichts der Ergebnisse vieler neueren
Arbeiten als ein Rückschritt erscheinen. Es gibt zweifellos epileptische Geistesstörungen ohne tiefere Bewusstseinstrübung,
ohne vollständige Amnesie. Auf diese Thatsache wird später noch
zurückzukommen sein.

Bucelli hat darauf aufmerksam gemacht, das manche Epileptiker vor oder nach dem Krampfanfall das Verlangen nach geistigen Getränken verspüren, ein Vorkommnis, das auch Magnus Huss schon erwähnt hat.

Als eine bestimmte Form epileptischer Geistesstörungen haben Kraepelin und Aschaffenburg periodische Verstimmungen beschrieben, welche in mancher Beziehung an die „intervallären Symptome" erinnern, die Griesinger unter der Bezeichnung „epileptoide Zustände" geschildert hat. Da es gerade diese Verstimmungen sind, welche mit den einleitenden Verstimmungen bei den dipsomanischen Anfällen die grösste Aehnlichkeit haben, bezw. mit ihnen wesensgleich sind, so erscheint es geboten, auf sie etwas genauer einzugehen. Kraepelin hat sie zuerst in der 4. Auflage seines Lehrbuchs (1893; vergl. auch 6. Auflage, Bd. II., S. 460 ff.) anschaulich geschildert; Aschaffenburg machte sie zum Gegenstand eines Vortrags, den er auf der XX. Wandererversammlung der südwestdeutschen Neurologen und Irrenärzte 1895 hielt. Er hat 50 Fälle von Epilepsie mit Geistesstörung daraufhin untersucht und 32mal periodische Anfälle von Verstimmung oder Gereiztheit, die ohne äussere Veranlassung auftraten, feststellen können. Auf Grund seiner Beobachtungen unterscheidet er als verschiedene Formen:

1. Einfache Verstimmung mit Selbstvorwürfen, Sorgen um die Existenz, Neigung zum Selbstmord.
2. Angstgefühl, einige Male mit Erscheinungen schwarzer Gestalten, Funken, feuriger Kugeln, Rotsehen.
3. Anfälle von wortreichem Querulieren; Redeschwall ohne Ideenflucht; Protest gegen die Zurückhaltung in der Anstalt, gegen frühere Ungerechtigkeiten. Die Kranken sind nach Ablauf der Erregung wieder zufrieden, zeigen eine gewisse, wenn auch nur unvollständige Einsicht für das Krankhafte dieser Zustände.

Manchmal drängen sie während der Verstimmung fort, machen Fluchtversuche, laufen, wenn sie in der Freiheit sind, plan- und zwecklos umher, machen weite Reisen, Märsche bis zur völligen Erschöpfung.

Oft besteht eine gereizte Stimmung, ein Gefühl innerer Spannung, das sich leicht in masslosen Gewaltthätigkeiten entlädt.

Bisweilen gehen diesen Zuständen Krampfanfälle voraus oder folgen ihnen nach; meist aber treten die Verstimmungen ohne Zusammenhang mit Krämpfen auf. Mitunter beobachtet man gleichzeitig Klage über Kopfschmerzen, abundante Schweissabsonderung, Pupillenerweiterung, abgeschwächte Pupillarreaktion. Oft besteht ein leichter Grad von Benommenheit, ein Gefühl der Denkerschwerung, als ob ein Brett vor dem Kopf wäre. Die Kranken werden von unbestimmten Gedanken gequält. Einfache psychische Thätigkeiten sind, wie sich objektiv nachweisen lässt (Gross), deutlich erschwert. Die periodischen Verstimmungen trugen 23mal mehr depressiven Charakter, 24mal bestand eine mehr gereizte Stimmung, 15mal war diese mehr wechselnd.

In diesen Verstimmungen erscheint dem Kranken der Alkohol als das beste Betäubungsmittel. Allein diese Meinung ist trügerisch. Objektiv löst er Dämmerzustände schwerer Art aus. Während die Anfälle in der Anstalt bei völliger Enthaltsamkeit ohne Delirien und ohne erhebliche Bewusstseinstrübung verlaufen, nachher auch keine Amnesie besteht, geht nach Genuss von alkoholischen Getränken die trübe Stimmung alsbald in Gereiztheit über, es kommt zu Zuständen völliger deliriöser Verwirrtheit, zu phantastischen Dämmerzuständen, räsonnierenden Delirien, Umherdämmern, sinnlosen Gewaltthätigkeiten. Kleine Alkoholdosen können schwere pathologische Rauschzustände von epileptischem Charakter auslösen. Diese periodischen Verstimmungen, epileptoide Zustände im Sinne Griesinger's, sind psychische Äquivalente der Krämpfe. Auf Grund seiner Beobachtungen kommt Aschaffenburg zu einer Erweiterung des Begriffes der Epilepsie; er sieht ihr Wesen in einem „periodischen Auftreten von Störungen, die bald mehr motorische Reizerscheinungen, bald mehr sensorische Lähmung von leichter Benommenheit bis zu vollständiger Bewusstseinsaufhebung, bald endlich Stimmungsanomalien in allen möglichen Combinationen zeigen".

Aschaffenburg hat darauf hingewiesen, dass die Anfälle der Dipsomanen in der Anstalt bei erzwungener Abstinenz genau so verlaufen, wie diese periodischen Verstimmungen der anderen Epileptiker. Unsere eigenen Beobachtungen bestätigen diese Ansicht. Kraepelin steht daher nicht an, die dem dipsomanischen Anfall stets vorangehende Gemütsverstimmung als eine echte epileptische Verstimmung zu betrachten.

Merkwürdiger Weise haben diese periodischen Verstimmungen
der Epileptiker bisher in der Litteratur nur wenig Beachtung erfahren.
Nur bei Falret, dem klassischen Schilderer der epileptischen Geistesstörungen, finden wir gewisse Dämmerzustände mit Angst angeführt,
die sich selten als postepileptische Störungen, häufiger als freistehende
Äquivalente zeigen und mehr bei der vertiginösen als bei der con-
vulsiven Form der Epilepsie auftreten. Es handelt sich um Zustände
halbbewusster schwerer psychischer Depression, um ein tiefes geistiges
Weh mit Angst und Verwirrung der Gedanken. Das Denken be-
schränkt sich auf ein schmerzliches Wiederholen weniger, ängstlicher
Vorstellungen. In leichter Bewusstseinstrübung und Beklommenheit
wird der Kranke errabund, schreckhaft. Die Umgebung erscheint
ihm feindlich. Er gerät in gereizte Stimmung, neigt zu impulsiven
Handlungen, durch die er für sich und andere gefährlich wird.
Nachher hat er nur summarische Erinnerung.

Ehe wir uns unseren eigenen Untersuchungen zuwenden,
möge noch einer Auffassung gedacht werden, die in neuester Zeit
Smith vertritt. Er hält den Alkoholismus und die Dipsomanie für
Krankheiten, deren Grundlage eine abnorme Beschaffenheit des
Herzens bilde; er spricht von einer „cardialen Epilepsie". Beim
Dipsomanen besteht von Kindheit auf ein neuro-psychopathischer
Zustand, der sich in mancherlei Erscheinungen (Nachtwandeln,
Schreckhaftigkeit, Reizbarkeit, oft Chorea, manchmal epileptische
Krämpfe) äussert; das Leiden selbst beginne meist um die zwanziger
Jahre. Die Grundlage desselben sei eine periodische Erweiterung des Herzens bei cardiopathischer Veranlagung. Das Herz
der Dipsomanen zeige eine ungemein gesteigerte Empfindlichkeit
gegen die Alkoholwirkung; schon geringe Excesse führen eine bedeutende Herzerweiterung herbei. Diese selbst gehe dem dipsomanischen Anfall voraus, die Pulsfrequenz steige beträchtlich, es
stelle sich Schmerz in der Gegend der Herzspitze ein, eine
innere Unruhe trete auf, die Verstimmung werde stärker und mit
ihr mache sich ein mächtiger Drang nach alkoholischen Getränken
bemerkbar. Werde ihm im Schutz der Anstalt nicht nachgegeben,
sondern die Unruhe durch prolongierte Bäder, Trional und Ruhe
bekämpft, so gehe die Herzerweiterung rasch wieder zurück. Durch
Herzkräftigung bei völliger Abstinenz könne das Leiden geheilt
werden. Werde aber bei Eintreten der Verstimmung Alkohol genossen, so komme es rasch zu einer enormen Vergrösserung des

Herzens und zu schweren psychischen Störungen. „Die Herzdilatation selbst ist, wie experimentell feststeht, rein alcohologen und bildet sich nach Abbruch des Alcoholgenusses teils so gut wie vollständig zurück, teils treten noch in unbestimmten Intervallen immer geringer werdende Erweiterungen eine Zeit lang auf, um dann auch definitiv fortzubleiben. Diese Erweiterungen haben dieselbe Erscheinungsform wie die alkoholischen."

Dass ein Zusammenhang zwischen Epilepsie und Herzleiden vorkommt, ist durch eine Reihe von Untersuchungen (Naunyn, Mahnert, Lüth, Schupfer u. A.) ausser Frage gestellt. Die Ansicht von Smith über die periodische Herzerweiterung als Grundlage der „Herzepilepsie" hat bisher, soviel wir sehen, mehr Widerspruch, als Zustimmung erfahren. Da Smith seine Resultate mit einer Untersuchungsmethode gewann, die von uns selbst nicht geübt wird (Bianchi's Friktionsmethode), so sind wir nicht in der Lage gewesen, an unseren Fällen die Smith'schen Angaben nachzuprüfen; mit der gewöhnlichen Perkussionsmethode vermochten wir in keinem Fall eine sichere Herzerweiterung in oder nach dem dipsomanischen Anfall festzustellen. Dagegen war häufig eine gesteigerte Pulsfrequenz nachzuweisen. Solange der Wert und die Zuverlässigkeit der von Smith geübten Methode nicht genau feststeht (erfahrene Kliniker stehen ihr skeptisch gegenüber), wird es ratsam sein, in der Verwertung der Smith'schen Angaben für die Pathogenese der Dipsomanie Vorsicht walten zu lassen; doch ist zuzugeben, dass uns keine Thatsachen bekannt sind, welche die Anschauungen von Smith direkt zu widerlegen geeignet sind; es mag also vor der Hand bei einem „non liquet" bleiben. Nur möchten wir erwähnen, dass die Unterscheidungsmerkmale, auf Grund deren Smith die Differentialdiagnose gegen die echte Epilepsie versucht, uns nicht charakteristisch erscheinen; er sagt, dass bei der echten Epilepsie die Anfälle unvermittelter, plötzlicher auftreten, die Herzveränderungen geringer seien und dass die Anfälle auch in der Anstalt nicht ganz aufhören. Wir können die Richtigkeit dieser Erörterungen nicht durchweg bestätigen.

✢   *   *
*

Die Beurteilung der Frage, was unter Epilepsie zu verstehen sei und wie das Wesen der Krankheit begrifflich genau formuliert werden könne, ist zweifellos sehr schwierig. Es wird nicht möglich sein, heute eine völlig befriedigende und dabei scharf umgrenzte Begriffsbestimmung zu geben. Ansicht steht hier gegen Ansicht. Die Einen fassen den Begriff eng, die Anderen weit. Beide können ihre Meinung begründen. Die moderne Betrachtungsweise der Psychosen unter dem vorwiegend ätiologischen Gesichtspunkt des degenerativen oder nichtdegenerativen Irreseins hat, so verlockend sie im Einzelfalle ist, wenn es gilt, pathologische Charaktere zu verstehen, doch das Missliche, dass sie einer rein klinischen Auffassung vielfach im Wege steht und Verschiedenes häufig voreilig zusammenwirft. Wir finden im „degenerativen Irresein" Magnan's und seiner Anhänger so manches zusammengefasst, das wir trennen müssen, wollen wir nicht auf ein gut Teil des Fortschrittes verzichten, den uns die klinische Forschung in der Psychiatrie gebracht hat. Wer die geschichtliche Entwicklung der Epilepsielehre aufmerksam verfolgt, der muss zu der Überzeugung kommen, dass sich der Begriff des Leidens auf Grund eines einwandfreien Thatsachenmaterials allmählich mit Recht erweitert hat. Die Existenz einer rein psychischen Epilepsie läugnen, hiesse die Arbeiten eines Falret und Samt und vieler Anderer entwerten, wozu wir unseres Erachtens keinerlei Veranlassung haben. Wir glauben, dass Samt's Auffassung durchaus gerechtfertigt ist, die dahin ging, dass man aus der Form einer Geistesstörung ihre epileptische Natur auch ohne Nachweis irgend welcher epileptischer Antecedentien müsse erkennen können. Dies muss wenigstens unser Ziel sein, von dem wir freilich immer noch weit entfernt sind. Wenn von einer bestimmten Form psychischer Erkrankung dargethan werden soll, dass sie auf Epilepsie beruht, so werden wir zuerst zu beweisen haben, dass sie bei zweifellosen Fällen von Epilepsie oft und in ganz typischer Weise beobachtet wird. Sehen wir sie dann in anderen Fällen auftreten, die keine sonstigen absolut charakteristischen Zeichen von Epilepsie bieten, so werden wir trotzdem zu der Annahme berechtigt sein, auch dann liege diese Krankheit vor. Die Vielgestaltigkeit der Epilepsie ist eine so zweifelsfreie Thatsache, dass wir längst gelernt haben, auf das stete Vorhandensein dieses oder jenes bestimmten Symptoms zu verzichten. Strenge Periodicität, völliger Bewusstseinsverlust, Erinnerungslosigkeit nach Ablauf des körperlichen oder psychischen Anfalls — das waren ja wohl die Hauptbedingungen, die früher bei der Diagnose Epilepsie erfüllt sein mussten. Man hat inzwischen durch Erfahrung gelernt, dass diese drei Kardinalsymptome nicht unerlässlich sind. Die Wiederkehr der epileptischen Insulte ist oft regellos und unberechenbar, der Bewusstseinsverlust kann fehlen, es besteht vielleicht nur eine kaum merkbare Bewusstseinstrübung; und endlich haben eine Reihe neuerer Arbeiten glaubhaft dargethan, ¹ass auch Amnesie nicht immer vorhanden ist und dass sie selbst, wenn vorhanden, in einzelnen Fällen in der Hypnose zu beseitigen ist. Durch all diese Erfahrungen ist zweifellos eine gewisse Verwirrung, man möchte sagen Beunruhigung, geschaffen worden; allein es hilft nichts: es gilt, sich mit den Thatsachen abzufinden und lieber vor der Hand auf eine genaue Begriffsbestimmung zu verzichten, als einer präcisen Definition zuliebe Unhaltbares halten zu wollen.

Zu den Formen periodischer Geistesstörung, deren Zugehörigkeit zur Epilepsie von Kraepelin und Aschaffenburg behauptet wird, gehören nun auch die schon oben geschilderten periodischen Verstimmungen, die aus innerer Ursache, ohne nachweisbare äussere Veranlassung auftreten, Stunden bis Tage lang dauern, und die nach unserer Auffassung das Wesen der Dipsomanie ausmachen. Sollen sie als epileptisch anerkannt werden, so ist zu zeigen, dass sie in gleicher Weise bei offenkundiger Epilepsie beobachtet werden. Dabei werden wir sehen, dass sie das wichtigste Symptom der periodischen Trunksucht darstellen und dass auch im Uebrigen alle pathologischen Züge, welche die Dipsomanie bietet, in das Bereich der epileptischen Erscheinungen verwiesen werden können.

Der Hauptzweck der vorliegenden Arbeit ist der, auf Grund einer grösseren Anzahl gut beobachteter Krankheitsfälle und unter sorgfältiger Berücksichtigung der Litteratur das klinische Bild der Dipsomanie anschaulich zu schildern, das Wesentliche vom Zufälligen zu sondern, und vor Allem der Dipsomanie das klinische Bürgerrecht als einer Form psychischer Epilepsie zu verschaffen.

*   *   *

Eigene Untersuchungen.

In der Heidelberger psychiatrischen Klinik kommen nur geistes-
kranke Epileptiker zur Behandlung. Infolgedessen sind wir nicht
in der Lage, irgend welche statistische Mitteilungen über die Häufigkeit der periodischen Verstimmungen bei der Epilepsie überhaupt
zu machen. Wir können jedoch die Angaben Aschaffenburg's,
dass die Mehrzahl unserer Epileptiker diese Verstimmungen zeigt,
bestätigen.

Die Krankengeschichten, welche wir nachstehend — teils in abgekürzter Form, teils in extenso — zur Begründung unserer Anschauungen veröffentlichen, sind nach bestimmten Gesichtspunkten geordnet.

Wir schildern zunächst die Fälle reiner Dipsomanie.
Wir werden dabei zeigen, dass periodische, völlig spontan auftretende
Verstimmungen regelmässig die Einleitung der dipsomanischen An-
fälle bilden und dass diese Verstimmungen in gleicher Weise auch
bei Verhinderung des Trinkens auftreten, dann allerdings meist in
Form abgekürzter Anfälle.

Weiterhin fassen wir eine Gruppe von Kranken zusammen,
welche ebenfalls an periodischen Verstimmungen, aber ohne
Trinken, leiden und bei denen sich ausserdem andere epileptische
Zufälle psychischer oder somatischer Art finden. Wir werden aus
der Betrachtung dieser Gruppe die Ueberzeugung gewinnen, dass
die periodischen Verstimmungen Zeichen der Epilepsie sind.

Eine 3. Gruppe stellt diejenigen Fälle zusammen, in denen
sich die dipsomanischen Anfälle mit epileptischen Zufällen anderer
Art combinieren, sei es mit Dämmerzuständen oder pathologischen
Rauschzuständen, sei es mit Krämpfen, Ohnmachten, Schwindelanfällen etc.

Eine Vergleichung all dieser Fälle wird uns zu dem Schlusse
führen, dass auch die Verstimmungen der Dipsomanen als epileptoid
gelten müssen, selbst dann, wenn keine anderen Zeichen von Epilepsie nachzuweisen sind. Wir werden fliessende Uebergänge zwischen
den einzelnen Krankheitsbildern finden, das frühe Auftreten der
Verstimmungen als des leichtesten Symptoms in einzelnen Fällen
nachweisen, die stufenweise Entwicklung des Leidens zu schildern
suchen. Die Uebersicht über die geschilderten Bilder wird uns
zeigen, dass sich die einzelnen Zufälle bei allen Gruppen und Symptom-
verbindungen klinisch durchaus gleichen. Auch werden wir ver-

suchen, die wesentlichsten Merkmale der Dipsomanie kurz zusammen-
zufassen und endlich darzuthun, dass sich auch bei Dipsomanen jene
eigenartige Wesensveränderung geltend macht, die wir als „epileptischen Charakter" zu den wichtigsten Zeichen der Epilepsie zu
rechnen gewohnt sind.

I. Gruppe.
Fälle reiner Dipsomanie.

1. A., Cigarrenmacher, 1853 geboren.

Patient wird am 2. Februar 1900 in angetrunkenem Zustand von
seiner Frau zur Klinik gebracht.

Die Ehefrau und der Bruder des Kranken sagen aus, Geisteskrankheiten seien in der Familie nicht vorgekommen. Pat. sei als Kind stets
gesund gewesen, habe in der Schule gut gelernt, sei dann Cigarrenarbeiter
geworden. Mit 23 Jahren habe er geheiratet. Von 11 Kindern seien
10 klein gestorben, ein Kind lebe. Pat. selbst habe früher nie an Krämpfen
oder Ohnmachten gelitten. Zeitweise habe er über Kopfschmerzen geklagt,
sei auch an manchen Tagen ohne Veranlassung ärgerlich und verstimmt
gewesen; doch sei diesen Zuständen, die stets nur kurz dauerten, keine
Bedeutung beigelegt worden. Im Sommer 1898 sei A. einmal nachts
11 Uhr, als er seine Notdurft verrichten wollte, angetrunken hinter das
Bett gefallen, habe das Bewusstsein verloren, sich an den Knieen verletzt,
sei mehrere Stunden lang bewusstlos gewesen, habe geröchelt, ein blaues
Gesicht gehabt; eigentliche Krämpfe seien nicht aufgetreten. Tags darauf
habe er wieder arbeiten können. Etwa $\frac{1}{2}$ Jahr später habe A. erstmals
angefangen, stark zu trinken, während er früher nie mehr getrunken habe,
als ihm „zukomme", sich sogar oft 8 Tage lang des Alkohols ganz enthalten
habe. Die Trinkperiode habe etwa 8 Tage lang gedauert. Dann habe er
an Pfingsten 1899 wieder einen Trinkanfall gehabt, wobei er in 2 Wochen
je 4 Tage lang viel getrunken habe. Ende Oktober sei abermals ein
7tägiger Anfall aufgetreten; jetzt (Februar 1900) trinke er seit 14 Tagen
schon fast ohne Unterbrechung. Pat. klage über Schmerzen in der Magengegend und über quälenden Durst. Er stehe mitten in der Nacht auf,
klopfe die Wirte heraus und verlange Wein oder Schnaps. Wenn seine
Frau ihm kein Geld gebe, so trinke er auf Borg. So sei er gestern früh
um 7 Uhr angeblich in's Geschäft gegangen, dann schon um 8$\frac{1}{2}$ Uhr
nach Haus zurückgekehrt und nunmehr trotz der Bitten der Frau ohne
Rock nach Mannheim gelaufen, von wo er erst abends von seinem Schwiegersohn angetrunken heimgebracht worden sei. In dieser Zeit des Trinkens
könne er sehr viel vertragen, werde dabei nie eigentlich betrunken. In
den Zwischenzeiten sei er harmlos und von heiterer Gemütsart.

Der Kranke selbst machte über sein Leiden noch folgende Angaben:
er habe niemals an Schwindel- oder Krampfanfällen gelitten, nur einmal
habe er, nachdem er getrunken hatte, einen Anfall gehabt; seither leide

er an Verstimmungen. Dann trinke er, wenn er sich ärgere; und wenn er morgens aufwache, so trinke er weiter. Seit jenem Anfalle arbeite er lieber auf dem Felde, nicht mehr in der Fabrik; im Freien, bei körperlicher Arbeit, sei ihm wohler. Wenn er sich vorbeuge, so werde es ihm schwindelig und es sei ihm dann gerade so, als ob ihm eine Kugel in die Magengegend eindringe. So oft er nun seinen Plan eines Stellenwechsels vorgebracht habe, sei er mit seiner Familie in Streit gekommen und dann habe er getrunken. Bisweilen habe solch ein Trinkanfall 2 Tage gedauert, manchmal noch länger; dabei sei er von einer Wirtschaft in die andere gegangen.

Pat. war bei seiner Aufnahme in die Klinik orientiert, suchte mit grosser Umständlichkeit und Weitschweifigkeit sein Trinken als möglichst harmlos hinzustellen, zeigte wenig Verständnis für die Schwere seines Leidens. Seine Kenntnisse entsprachen seinem Bildungsgrad, ein nennenswerter Schwachsinn lag nicht vor. Er gab an, seit gestern sei ihm „gar nichts mehr"; vorher sei es die Aufregung gewesen „von dem, dass er so getrunken habe" Die körperliche Untersuchung ergab die Zeichen des chronischen Alkoholismus: Zittern der Zunge und der Hände, zuweilen auch (namentlich beim freien Stehen) des ganzen Körpers, schmutziger Belag der Zunge, Steigerung der Sehnenreflexe, Ataxie der Arme; es bestand leichte Schlagaderverhärtung, Beschleunigung der Herzthätigkeit; Herzerweiterung konnte nicht festgestellt werden. Neuritische Symptome waren nicht vorhanden.

Bei Abstinenz traten die Zeichen des chronischen Alkoholismus rasch zurück. Pat. fühlte sich bereits am 2. Tage seines Aufenthaltes in der Klinik viel wohler. Er wurde schon am 7. Februar von seiner Tochter nach Hause geholt, hatte aber bei seiner Entlassung noch kein richtiges Verständnis für das Krankhafte seiner Trinkexcesse.

13 Monate später teilte uns die Ehefrau des A. auf unsere Anfrage mit, dass ihr Mann sich wohl befinde und keine alkoholischen Getränke mehr zu sich nehme.

Dieser Fall, der leider nur kurze Zeit in unserer Beobachtung stand, zeigt die wesentlichen Züge der Dipsomanie: periodische, spontan auftretende Verstimmungen mit nachfolgenden Trinkausschweifungen. Sichere Zeichen von Epilepsie wurden nicht festgestellt. Der eine „Anfall", in dem A. zum Bette herausfiel, ist seiner Natur nach nicht klar, da A. angetrunken war; immerhin ist es möglich, dass es sich um einen epileptischen Ohnmachtsanfall handelte.

Deutlicher tritt das Krankheitsbild der periodischen Trunksucht in den folgenden 3 Fällen in die Erscheinung. Sie sind in jeder Hinsicht typische Dipsomanen, während bei dem letzten Kranken

unserer ersten Gruppe starker Alkoholismus, der sich auf dipsomanischer Grundlage entwickelte, das Bild der Krankheit etwas ver-
wischt.

2. B., Landwirt, 1856 geboren [1]).

Patient stammt aus gesunder Familie, ist von Haus aus gut veran-
anlagt, lernte in der Schule gut, galt aber immer als leichtsinnig. In jungen
Jahren war er stets gesund; er genügte seiner Militärpflicht. 1880 verheiratete er sich. Aus der Ehe gingen 2 Kinder hervor; ausserdem hatte
seine Frau eine Fehlgeburt im 2. Monate.

Schon mit 18 Jahren fiel B. dadurch auf, dass er zeitweise unmässig
trank, während er zu anderen Zeiten wenig oder gar keine alkoholischen
Getränke zu sich nahm. Seit 1876 gilt er als periodischer Trinker. In
den ersten Jahren seines Leidens traten die Anfälle von Trunksucht in
etwa vierteljährigen Zwischenräumen auf, dauerten nur etwa einen Tag;
allmählich wurden die freien Zeiten immer kürzer, die Trinkanfälle häufiger,
stärker und von längerer Dauer. Während die Perioden sich zu Anfang
der achtziger Jahre etwa alle 6—8 Wochen einstellten, traten sie zu Beginn der neunziger Jahre fast alle 14 Tage auf und dauerten eine ganze
Woche, so dass B. schliesslich 8 Tage lang trank, dann eine Woche lang
arbeitete, nunmehr wieder trank u. s. w. 1882 ging B. nach Amerika,
wo er kein Glück hatte; er lebte unregelmässig, kam herunter und war
schliesslich froh, als er von Hause die Mittel erhielt, um wieder nach seiner
Heimat zurückzukehren.

Während er in nüchternem Zustand ein gutmütiger, friedliebender
Mensch war, zeigte er sich während seiner Trinkanfälle sehr roh und
brutal; er bedrohte seine Umgebung, namentlich seine Frau, zwang ihr
Geld ab und nötigte sie durch die Ankündigung, er werde sie totstechen,
ihr den Kopf abschneiden, dass sie ihm Schnaps nach Hause holte. (Er
selbst hatte amtliches Wirtshausverbot.) Hatte er Geld, so fuhr er nach
der benachbarten Grossstadt oder rannte — bei Nacht wie bei Tag —
„im hellen Galopp" nach M.; vertrank dort seine Barschaft bis auf den
letzten Pfennig. So gab er einmal in 10 Tagen 44 M., ein anderes Mal
in 2 Tagen 130 M. für Getränke aus. Er pflegte in seinen Trinkperioden
auch Andere frei zu halten, war also kein stiller Säufer. Die zunehmende
Häufigkeit seiner Trinkausschweifungen machte seine Entmündigung notwendig. Während Fremde ihn für einen Lumpen und Säufer hielten, war
seine Frau schon sehr früh zu der Ueberzeugung gekommen, dass er krank
sei. Es war ihr aufgefallen, dass B., bevor er zu trinken anfängt, scheu
und verdriesslich wird, dass er sie im Trinkanfall oft anstarre und sie dabei doch nicht sehe, auch manchmal wie geistesabwesend vor sich hin-
schaue. Krämpfe oder Ohnmachten hatte sie nie an ihm beobachtet.

---

1) Der Kranke ist in Kraepelin's Lehrbuch erwähnt und in desselben Ver-
fassers „Einführung in die psychiatrische Klinik" S. 188 kurz geschildert.

Ein Trinkanfall, in dem B. für seine Umgebung gefährlich geworden war, gab die Veranlassung zu seiner erstmaligen Aufnahme in die Heidelberger Klinik im Februar 1893. Das bezirksärztliche Gutachten sprach von periodischer Trunksucht. B. war bei seiner Aufnahme ruhig, besonnen und völlig orientiert, zeigte keine Stimmungsanomalie. Er bestätigte die Angaben seiner Frau über seine abwechslungsreiche Vergangenheit, beschönigte nur die während seiner Trinkperioden begangenen Handlungen. Immerhin gab er zu, dass er in diesen Zuständen gegen seine Frau gewaltthätig geworden sei. Er zeigte eine leidlich gute Intelligenz und ein richtiges Verständnis für das Krankhafte seiner Trinkausschweifungen.

Er gab an: wenn solch ein Anfall komme, so verspüre er Müdigkeit und Traurigkeit, dann erst treibe es ihn zum Trinken. Tagelang trinke er nun in unsinniger Weise und wisse dann nicht mehr, was alles mit ihm passiert sei. So habe er z. B. keine Ahnung, auf welche Weise ihm die 130 M. abhanden gekommen seien.

B. blieb 4 Monate in der Klinik, wo er ein ganz normales Verhalten zeigte. Er arbeitete fleissig und willig, verlangte niemals alkoholische Getränke. In der letzten Zeit seines Aufenthaltes hatte er freien Ausgang, bei dem er der Versuchung, zu trinken, widerstand. Bei seiner Entlassung hatte er die feste Absicht, enthaltsam zu bleiben.

Allein schon wenige Monate später kam er in einem neuen Anfall freiwillig wieder in die Klinik, nachdem heftige Alkoholexcesse zu tobsüchtiger Erregung geführt hatten. Er wurde am 18. Oktober 1893 vom Anfall geheilt nach Hause entlassen. Nunmehr hielt er sich längere Zeit gut, blieb abstinent, trank nach Aussage der Frau nur Milch und Sodawasser. Im Sommer 1894 soll er sich während der Ernte körperlich überanstrengt haben. Am 2. August sei er „wirr" gewesen, von Wirtshaus zu Wirtshaus gerannt, habe aber nichts Alkoholisches getrunken, sei mit 10 Mark in der Tasche nach Heidelberg gefahren, aber bald nachher wieder — in guter Verfassung, nicht angetrunken — nach Hause gekommen, habe sich in's Bett gelegt, lange geschlafen und dann wieder gearbeitet. Am 4. August habe er schläfrig und traurig ausgesehen, sei in's Wirtshaus gelaufen, habe sich Geld geliehen, dann 3 Glas Bier getrunken, sei dann willig mit seiner Frau in die Heidelberger Klinik gegangen. Hier wurde er am 4. August zum dritten Male aufgenommen. Auch diesmal war er bei der Aufnahme ruhig und einsichtig. Er äusserte, er sei gekommen, damit nichts Schlimmeres passiere; er wolle gerne eine Zeit lang in der Klinik bleiben! Er sah abgearbeitet und mager aus, hatte seit 9 Monaten um 12 Pfund abgenommen. Leider wurde er zu früh entlassen, nachdem er versprochen hatte, sich beim Beginn des nächsten Anfalles sofort freiwillig wieder einzustellen. Allein schon 4 Tage später berichtete Frau B., ihr Mann habe gleich wieder zu arbeiten aufgehört, zu Hause schläfrig herumgelegen; zeitweise sei er unruhig ab und zu gegangen. Am 16. August habe er von ihr unter Drohungen 3 M. erpresst, um sich einen guten Tag zu machen, und sei im Galopp nach M. gerannt. Am Abend des nächsten Tages kam B. freiwillig, aber stark angetrunken zur Klinik, sagte, es gehe halt nicht mit

ihm. Es liess sich feststellen, dass er schon in der Frühe des 17. auf Zureden seiner Frau nach Heidelberg gelaufen war, in der Absicht, sich in
die Klinik aufnehmen zu lassen. Er konnte sich aber nicht entschliessen,
gleich in die Anstalt zu gehen, sondern trieb sich erst in vielen Wirtschaften
umher. Bei seiner Aufnahme roch er stark nach Alkohol und war sehr
erregt. Er renommierte, er habe 24 Setzeier gegessen und zu je 4 ein
Viertel Liter Wein getrunken. Allmählich fing er mit zunehmender Erregung an zu schreien, zu schimpfen, mit den Armen zu gestikulieren; dann
bat er, man möge ihn jetzt ein halbes Jahr hier lassen; vor Neujahr wolle
er nicht wieder fort. Auf der Abteilung schlief er bald ein.

Tags darauf war er verstimmt, leicht benommen, hatte Kopfschmerzen,
zeigte Krankheitseinsicht. Er bat aber, bald nach Hause zu dürfen, weil
daheim viel Arbeit liege. Seine Frau gab seinem Drängen nach, B. wurde
infolgedessen zu früh entlassen und bald wieder rückfällig. Am 27. September holte er sich im Vorschussverein Geld, vertrank 30 M., trieb sich
ausserhalb des Hauses herum. Tags darauf war er sehr erregt, lachte,
tobte, machte Unsinn. Auf eindringliches Zureden ging er mit einem guten
Freund freiwillig in die Klinik. Hier gab er an, dass ihm schon am 2.
oder 3. Tag nach seiner letzten Entlassung die Unruhe wieder gepackt
habe; er habe nur wenig arbeiten können. „Er stand da und simulierte."
Seither sei er schon einige Male sehr erregt gewesen. „Es sei halt die
alte Geschichte. Seit 3 Tagen ist es so arg, ich wär' gar nicht hergekommen. Ich glaub', wenn ich daheim im Bett bleiben thät', wär's auch gut."
Er sei wieder weggelaufen, habe süssen Most getrunken, vielleicht auch
Wein, sei dann nach Heidelberg gefahren, dort nachts auf dem Bahnhof
geblieben. Wie er nach Hause gekommen sei, wisse er nicht; „ich denk',
ich bin mit der Bahn heim"

Anfänglich fiel er hier durch ein mürrisches und abweisendes Wesen
auf, das man an ihm nicht gewohnt war. Er bot keine körperlichen Zeichen
des chronischen Alkoholismus. 5 Tage nach seiner Aufnahme gab er bei
der Abendvisite an, seit nachmittags sei er erst wieder aus dem Anfall;
„bis dahin war mir so schwer im Kopf, als wenn ein Brett vor den Gedanken wär'".

B. blieb vom 29. September bis 28. November 1894 in der Klinik.
Während dieses Aufenthaltes kam vom Gericht die Mitteilung, dass er
wegen des Verdachtes wiederholter Notzucht in Untersuchungshaft kommen
solle. Es lag gegen ihn die Anklage vor, dass er Anfang August eine Frau
S., die Ehefrau eines mit ihm im gleichen Hause wohnenden Arbeiters,
ferner seine Dienstmagd L. genotzüchtigt habe. Diese verbrecherischen
Handlungen fielen in eine Zeit, da er seine Trinkperiode hatte, kurz bevor
er am 4. August 1894 in die Heidelberger Klinik aufgenommen worden
war. Die beiden Frauen hatten übereinstimmend schwer belastende Aussagen gegen B. gemacht und hatten bei ihrer Vernehmung betont, B. habe
weder in seinem Benehmen noch in seinen Worten den Eindruck eines
Geisteskranken gemacht. Dagegen konnte festgestellt werden, dass B. in
den Tagen der geschlechtlichen Vergehungen dem Trunke ergeben war.

Seine Frau hatte deshalb darauf hingewiesen, dass ihr Mann in der kritischen Zeit bereits krank gewesen sei. Er habe einige Tage ganz tiefsinnig herumgestanden, in eine Ecke hineingestarrt, keine ordentliche Arbeit verrichtet. Deshalb sei sie fest überzeugt, dass ihr Mann die Vergehen, deren er beschuldigt werde, in geisteskrankem Zustand begangen habe.

Als nun B. selbst in der Klinik über die fraglichen Vorfälle ausgeholt wurde, gab er zu, dass er der Dienstmagd unsittliche Anträge gemacht und auch mit der Frau S. an dem von ihr angegebenen Tage geschlechtlich verkehrt habe, bestritt dagegen mit aller Energie, dass er irgend welche Gewalt habe anwenden müssen. Die Anzeige der Frau S. sei ein Racheakt, da er sie bei einem Streite in der Erregung beschimpft habe; was er gesagt, wisse er nicht mehr. Es wurde festgestellt, dass er in der That im Hof ganz unmotiviert geschrieen hatte, Frau S. sei eine Hur, ihr Mann sei ein guter Jockel; das sage er und wenn er ein halbes Jahr in's Zuchthaus komme. Bei der Unterredung am 5. November konnte er sich seiner geschlechtlichen Abenteuer noch wohl erinnern, versicherte aber, dass ihm seine ganze Handlungsweise unverständlich sei. „Ich hab' sonst nie so Gedanken gehabt, wir waren doch öfter bei einander. Ich hab' sonst nie was mit Hausleuten gemacht. Ich weiss nicht wie es gekommen ist. Es war 2 oder 3 Tage, ehe ich hierher kam. Ich war damals sehr aufgeregt. Ich erinnere mich noch an Alles. Die Frau war selber schuld, ich hätt' sonst nichts gemacht." Dagegen wusste er nicht mehr genau, was er geschrieen und geschimpft hatte. Als ihm der Bericht hierüber vorgelesen wurde, sagte er „das kann sein" Ueber seine Anfälle machte er noch folgende Angaben: „Ich bin voriges Jahr wegen Trinkens hergekommen, weil ich Skandal gemacht habe; ich habe dann gar nicht mehr getrunken, blos wenn ich meine Anfälle bekomme. Es steigt dann 2, 3 Tage, dann lässt es wieder nach. Ich bin dann unruhig, missmutig. Das ist eben die Krankheit. Ich bin schon 3 Mal von selbst hierher gekommen. Ich habe drei Viertel Liter Wein getrunken und dann habe ich gesehen, dass ich mich nicht mehr halten kann und dann bin ich hergekommen. Einen Tag ehe der Anfall losging, habe ich getrunken. Wenn ich dann weiter getrunken hab', dann gab es Streit und Unannehmlichkeiten. Es wurde nichts gearbeitet. Dann hat's auch viel Geld gekostet." Auch in Amerika habe er oftmals 3 bis 4 Tage lang getrunken. „Das war halt der Drang. Nachher kann ich 3 bis 4 Tage lang gar nichts denken. Ich werde schläfrig, müde. Die Erinnerung ist dunkel. Ich glaub' nicht, dass ich viel trinke. Ich hab' auch im Wirtshaus keine Ruhe. Wo das Geld hinkommt, weiss ich nicht. Wann es anfängt, das weiss ich, das spür' ich selbst. In 3 Tagen weiss ich gar nichts. Wenn ich zu mir komme, kommt es plötzlich, wie wenn es von mir fiele."

Am 28. November wurde B. in Untersuchungshaft abgeführt. Da es sich jedoch bald herausstellte, dass seine Aussagen der Wahrheit entsprachen, so wurde er ausser gerichtliche Verfolgung gesetzt und nach Hause entlassen.

Anfang Januar 1895 kam wieder ein leichter Anfall, den B. durch Einnahme eines Schlafpulvers überwand. Er hatte am 6. Januar den Drang zum Trinken bekommen, war in ein Wirtshaus gegangen und dort bald sehr erregt geworden. „Ich habe es selber angeordnet, dass ich in solchen Fällen geholt werde und einen Schlaftrunk bekomme. Hernach schlief ich 1—2 Tage, dann war alles vorüber." Er hatte in der Folgezeit tüchtig in der Landwirtschaft gearbeitet, trank gar nichts und war nach Angabe seiner Frau „der beste Mensch". „Ich war" — so erzählte er später — „damals auch bei einem Fest; alle haben Wein getrunken, ich nur Sodawasser. Ich hatte gar kein Verlangen zu trinken."

Anfang Mai 1895 stellte sich wieder ein schwerer Anfall ein. Am 2. Mai, einem sehr warmen Tage, arbeitete er auf dem Felde. „Wie ich zu mir kam, hatte ich ein merkwürdiges Gefühl. Ich habe 2 bis 3 Glas Bier getrunken und dann wieder gearbeitet; dann ging ich heim." Als B. nach Hause kam, verlangte er von seiner Frau Geld; auf ihre Weigerung wurde er sinnlos erregt, schimpfte, ging mit dem Messer auf sie los. Er trank noch einige Glas Bier. Die Frau lief zum Arzt, der ihm ein Schlafmittel gab. Darauf schlief er $1\frac{1}{2}$ Tage lang. Dann fing er wieder an zu arbeiten. Allein seine Frau merkte wohl, „es war noch nicht vorüber, er hatte noch so einen eigentümlichen verbosten Blick". Nach weiteren 2 Tagen ging er am Sonntag zum Wettrennen, trank einige Glas Bier, kam nach Hause, erpresste von seiner Frau abermals Geld, rannte wieder in's Wirtshaus. Tags darauf fuhr er nach Heidelberg, trank dort herum, fuhr wieder nach Hause und lief abermals in's Wirtshaus. Abends wurde er „furchtbar irre, zitterte und bebte vor Wut, der ganze Körper war bei ihm lebendig". (Worte der Frau.) Er bekam wieder ein Schlafmittel, auf das hin er anderthalb Tage lang schlief. Als er beim Erwachen noch „so entstellt und wütend" aussah, merkte die Frau, dass er noch nicht in Ordnung sei, und gab ihm abermals ein Schlafmittel. Dieses versagte jedoch, B. ging durch's Fenster und rannte in das Gasthaus. Ein Bekannter nahm sich nun seiner an, brachte ihn nach Heidelberg. Allein vor der Pforte der Klinik ging er dem Begleiter durch und lief wieder in einige Wirtschaften. Auch am nächsten Tage setzte er morgens das Trinken und Herumvagieren fort, erst mittags konnte ihn sein Freund bewegen, sich in die Klinik aufnehmen zu lassen. „Vier Monate", sagte seine Frau, „war er sparsam und fleissig, brauchte keinen Pfennig, fühlte sich glücklich und hoffte ganz von seinem Leiden befreit zu sein." Bei seiner Aufnahme am 10. Mai 1895 war B. verstimmt, kleinlaut und verdrossen. „Jetzt merke ich, dass es im Abnehmen ist." Jetzt würde er nichts mehr trinken. „Jetzt ist es durch." Auf die Frage, wie denn der Anfall gekommen sei, sagte er: „Die letzten Male hab' ich so nichts gefühlt. Ich war nur so missmutig. Früher war ich mehr unruhig einige Tage lang. Jetzt kommt mir nur der Gedanke, dass ich was trinken soll. Ich weiss nicht, wie ich das nennen soll." Die Verstimmung hielt noch einige Tage an, dann wurde B. ruhig, freundlich, fleissig, hatte kein Verlangen nach alkoholischen Getränken. Am 23. Mai 1895 wurde er nach Hause beurlaubt, musste aber 2 Monate später bei Beginn eines neuen Anfalls wieder aufgenommen werden. Nunmehr blieb er $^1/_4$ Jahr in der Klinik. Während dieser Zeit wurden keine Verstimmungen beobachtet.

Seither ist B. noch oft in die Heidelberger Klinik aufgenommen worden — stets wegen desselben Leidens. Dabei machte er niemals den Eindruck eines chronischen Trinkers. Eine Reihe von Aeusserungen, die er hier gelegentlich that, kennzeichnen das Eigenartige seiner Krankheit, die ihm selbst als etwas durchaus Fremdes erscheint. So sagte er, als er am 20. Juni 1896 wieder freiwillig zur Klinik kam und flehentlich um Aufnahme bat: „Ich muss trinken und will nicht trinken, ich will wieder gesund werden. Mit jedem Winkel will ich hier vorlieb nehmen."

Auf die Frage, wie es ihm zu Beginn eines Anfalls zu Mute sei, äusserte er: „Immerzu trinken und trinken, wissen Sie, die Lust zu trinken. Im Hals so eine Trockenheit; im Kopf ist alles gut; nur so eine Trockenheit, nur den Trieb, dass man trinken möchte. Der Drang fort und fort zum Alkohol, immer nur trinken, den ganzen Tag trinken, nur trinken immerzu. Man muss trinken, ob man mag oder nicht. Dann muss ich in's Wirtshaus; es sind 3 Gläschen geworden, aber auch schon 10 und 12; ich weiss, dass ich muss; es ist — ich kann's mit Worten nicht so sagen — von innen raus ein Trieb, so wie ein Brand, und da muss ich so trinken. Der Brand, die Trockenheit muss aus dem Magen kommen. Jetzt ist es besser, seit ich die Medizin habe (Bromkali), der Brand ist fort; die möcht' ich haben, wenn ich wieder fortkomme, ich glaube, die stillt den Brand. Die Arznei wirkt, ich spür's; es ist mir leichter im Kopf, ich denk' nicht mehr an's Trinken. Ich hab' beim Trinken ja kein Vergnügen, es kommt eben vom Magen. Eh's kommt, da werd' ich missmutig und unruhig dabei, und wenn ich dann eben Gelegenheit habe, dann trink' ich und komme nicht aus dem Wirtshaus heraus. Wenn's vorüber ist, da ist alles gut; dann ist mir das Wirtshaus nichts, dann will ich auch nichts mehr trinken, dann hab' ich einen Ekel davor; man dürfte mir Geld geben, ich hab' dann eben keinen Trieb."

B. sprach im Juli 1896 selbst die Meinung aus, er müsse nun 'mal ein Jahr lang in der Klinik bleiben; man möge ihm garantieren, dass er dann völlig gesund würde. Allein er war nicht immer so einsichtsvoll, sondern drängte, wenn er einige Wochen oder Monate in Anstaltsbehandlung war, immer mehr auf Entlassung; der Aufenthalt koste so viel Geld und zu Hause liege so viel Arbeit.

Bei längerer Beobachtung in der Klinik liess sich feststellen, dass B., der in Sprechweise und Benehmen den Biedermann spielte, nicht ganz glaubwürdig und zuverlässig ist. Er beteiligte sich gelegentlich an Hetzereien, hänselte schwachsinnige Kranke, zeigte sich liebedienerisch, selbstzufrieden, manchmal grosssprecherisch. Dagegen bot er weder körperlich, noch geistig die Zeichen des chronischen Alkoholismus. Wohl hat er sehr häufig dipsomanische Anfälle, so dass er in den letzten 8 Jahren 17 Mal in die

Heidelberger Klinik aufgenommen werden musste. Allein sein Leiden hat in den letzten 3 Jahren sich nicht verschlimmert, sondern ist eher besser geworden. Es erklärt sich dies daraus, dass .B. thatsächlich vor dem chronischen Alkoholismus bewahrt geblieben ist. Es ist von zuverlässiger Seite beglaubigt, dass er Monate lang ganz alkoholenthaltsam lebt. So hatte er z. B. nach seiner vorletzten Entlassung (21. Mai 1900) 7 Monate lang gar keine Spirituosen zu sich genommen; erst wenige Tage vor Weihnachten hatte er in einem neuen Anfall erstmals wieder alkoholische Getränke und zwar in sinnlosen Mengen genossen.

B. ist nicht verblödet; er ist intelligent, hat ein gutes Gedächtnis, für sein Leiden volles Verständnis, weiss, dass die Irrenanstalt seine Rettung gewesen ist und dass er, wenn er nicht abstinent lebt, wohl rasch zu Grunde gehen würde. Er hat an sich selbst die Erfahrung gemacht, dass die Anfälle häufiger und schwerer werden, sobald er in der Zwischenzeit trinkt. Wiederholt hat er auch in der Klinik leichte Verstimmungen durchgemacht, in denen er in der Freiheit wohl zweifellos zum Trunke gekommen wäre. Bei Abstinenz und ruhigem Verhalten gingen die Verstimmungen rasch vorüber, dauerten meist nur einige Stunden. Nach seiner eignen Schilderung sei dann so eine Unruhe in ihm und er sei missmutig. Eine solche Verstimmung wird äusserlich dadurch merkbar, dass B. mürrisch und reizbar, ist, auf seine Frau schimpft, ungestüm seine Entlassung verlangt. Ein Beispiel zeigt dies recht anschaulich. In der Krankengeschichte ist am 24. März 1897 vermerkt: Als dem B. eröffnet wird, dass seine Frau sich weigere, das Geld zu zahlen (— er hatte als Entmündigter in einem dipsomanischen Anfall Geld aufgenommen —), wird er sehr erregt und schimpft, verlangt nachmittags seine sofortige Entlassung; er sei nicht geisteskrank; der Professor habe ihm doch gesagt, er könne fort, sobald er es verlange.

Am Tage darauf (25. März) ist notiert: Ganz einsichtig. Er glaube selbst, dass eine Kur von mindestens Jahresfrist für ihn die einzige Rettung sei .

Wichtig ist die von der Frau bestätigte Mitteilung des B., dass er im dipsomanischen Anfall trotz enormer Mengen alkoholischer Getränke nicht eigentlich betrunken werde; doch verschaffe ihm das Trinken auch keine Besserung seiner krankhaften Stimmung. „Ich hab' auch beim Trinken keine Ruh'" — so erzählte er uns am 19. Februar 1901 — „kann nirgends lang' sitzen bleiben, gehe von Wirtshaus zu Wirtshaus. Ich habe 30 Schoppen Bier und noch mehr im Anfall getrunken, bleib' dann auch in der Nacht draussen, bis die Wirtschaften geschlossen werden. Dabei werd' ich nicht betrunken, auch nach 30 Schoppen Bier nicht. Ich schwanke nicht beim Gehen, mache auch keinen Skandal. Die Leute merken mir die Krankheit nicht an. Hab' ich Geld, so vertrag' ich mich mit meiner Frau, wenn nicht, dann giebt es eben Krach. Nach dem Anfall hab' ich keine klare Erinnerung; ich weiss nur dunkel, dass ich da und dort gewesen bin. Sind die Anfälle schwach, so bin ich auch draussen schon ohne Alkohol durchgekommen; sind sie aber nur einigermassen stark, so kann ich mich nicht halten. Oft hilft mir ein Schlafmittel, dann kann ich schlafen; wenn ich aufwache, ist der Drang oft vorüber."

B. hat, soweit festgestellt wurde, niemals Krämpfe, niemals Ohnmachten oder Absencen, niemals eigentliche Dämmerzustände gehabt. Die periodischen Verstimmungen mit ihren Folgen sind die einzigen Symptome seines Leidens.

Auch der folgende Fall zeigt das Krankheitsbild der Dipsomanie in scharfer Ausprägung.

3. C., Apotheker, 1866 geboren.

Anamnese: Beide Grossväter waren Trinker. Ein Grossonkel endete durch Selbstmord. Einige Stiefgeschwister der Grossmutter waren geisteskrank. Der Vater ist nervös. 4 Geschwister sind angeblich gesund. Ein Bruder starb an Brechdurchfall.

Gute körperliche und geistige Veranlagung. Sorgfältige Erziehung. Mittelmässiger Schüler. Von Jugend auf nervös und reizbar. Mit 18 Jahren Lehrling, 3 Jahre später Gehilfe in einer Apotheke. C. diente als Einjährig-Freiwilliger bei der Marine, dann war er zunächst wieder als Gehilfe thätig, studierte hierauf an 2 Universitäten, bestand 1894 das Staatsexamen als Apotheker. Im Frühjahr 1895 übernahm er die Verwaltung einer Apotheke in einer norddeutschen Kleinstadt. Herbst 1895 kam C. auf Wunsch seines Vaters erstmals in die Heidelberger Klinik. Das Aufnahmezeugnis enthielt u. A. folgende Ausführungen: „Als mutmassliche Ursache kann für die Krankheit allmählich im Lauf der Jahre ausgebildete Gewöhnung an alkoholische Getränke angenommen werden. Ein bestimmter Eintritt der heute unter typischen Erscheinungen sich darstellenden Krankheit kann nicht angegeben werden. Es tritt bei dem Kranken in gewissen Zwischenräumen eine Unruhe, ein Gefühl von Depression ein, welches ihn veranlasst, sich dem Genuss alkoholischer Getränke hinzugeben. Während er sonst ein feines Gefühl für gesellschaftliche gute Sitte besitzt, schliesst er sich in diesem krankhaften Zustande scheinbar mit Vorliebe niederen Leuten an, wobei er dann öfters bestohlen worden ist. Obgleich er sich später aller Vorkommnisse erinnert, so ist er doch geneigt zu allerlei phantastischen Erzählungen während des Verlaufes dieser Alkoholperiode. Nach Eintritt der ruhigen Stimmung wird er wieder ein tüchtiger Arbeiter in seinem Berufe (Apotheker) und kann bei völliger Abstinenz ohne Unlustgefühl einige Zeit (Wochen, ja Monate) aushalten. Die letzten Anfälle waren von hoher Unruhe begleitet, so dass der Kranke nur kurze Zeit (Minuten) still sitzen oder liegen konnte.“

C. hat während seines Aufenthaltes in der Klinik eine Selbstschilderung verfasst, die ein anschauliches Bild seines Leidens giebt. Wir lassen daher den Kranken selbst zu Worte kommen:

„Eine gewisse Intoleranz den alkoholischen Getränken gegenüber bekundete ich schon seit meinem Eintritt in die Lehre. Schon eine kleine Quantität Alkohol (ca. 20—25 g) brachte mich in eine kleine Aufregung. Ungünstig wirkten auf mich auch die Verhältnisse in der Apotheke. Zwei meiner vorgesetzten Gehilfen waren Trinker, und wir wurden manchmal zum Trinken angehalten, um Mut zu bekommen, so z. B. bei Revisionen, bei Prüfungen durch den Physikus etc. Schon in der Lehre erinnere ich mich, dass zeitweise eine gewisse Sucht nach alkoholhaltigen Getränken in mir erwachte und dass ich dann diesen, da Getränke in grosser Auswahl mir zur Verfügung standen, so lange zusprach, bis ich berauscht war. Jedoch ist dieses im Laufe der 3 Lehrjahre nicht mehr als etwa 7—8 Mal vorgekommen. Das erste Mal von Einfluss auf meine Gehilfenstellung wurde mir diese Sucht in meiner Gehilfenstellung in X., ich blieb 2 Tage vom Geschäft fort und musste dann natürlich in 6 Wochen die Apotheke verlassen. Genau ein Jahr später geschah dasselbe in Y., später in Z.

„Jedoch erst mit Beginn der Studienzeit trat das periodisch wiederkehrende Verlangen nach Alkohol so ganz deutlich hervor. Während ich als Gehilfe oder Soldat regelmässig alkoholhaltige Getränke zu mir genommen hatte, wenn auch nicht in übertriebener Weise, durchschnittlich 3—4 Flaschen Bier, trank ich jetzt im Elternhause Tage lang gar nichts; trat jedoch das Verlangen nach Alkohol ein, so stillte ich dieses auf jede nur irgend erreichbare Weise. Familienrücksichten schwanden dabei vollständig; ob ich Schulden machte, war mir gleichgültig, wenn ich nur mich befriedigen konnte. In der Regel dauerten diese Excesse ca. 3 Tage.

„Diese Perioden wurden im Laufe der Zeit kürzer, während zuerst die Zwischenräume 5—6 Wochen betrugen, betrugen sie bei meiner Ueberführung nach Heidelberg höchstens noch 14 Tage. War der Excess vorüber, so war mein seelischer Zustand ein sehr gedrückter; ein Widerwille gegen Alkohol trat hervor und ich nahm mir fest vor, abstinent zu werden; jedoch der nächsten Gelegenheit fiel ich zum Opfer.

„Eine eigentümliche Sucht zu reisen ergriff mich jedesmal dabei und wann es irgend möglich war, befriedigte ich auch diese. Hindernisse, um zum Alkohol zu gelangen, gab es für mich kaum; einmal wurde mir die Thüre verschlossen; ich liess mich nun aus der 1. Etage aus dem Fenster hinaus und stürzte auf das Steinpflaster. Trotzdem ich mir hierbei den Fuss verstauchte und Contusionen im Gesicht erhielt, schleppte ich mich weiter und kehrte erst 2 Tage danach nüchtern in das Elternhaus zurück.

„Wie die Sucht ihren Anfang nahm, kann ich nicht einmal genau sagen; jedenfalls war ich vorher missgestimmt, hatte mich geärgert, auch konnte ich bei keiner geregelten Thätigkeit bleiben; ein motorischer Drang stellte sich bei mir ein. Schon verschiedene Prinzipale hatten mir gesagt: „Wenn Sie wieder Ihren schlechten Tag haben, sagen Sie es mir, ich lasse Sie dann frei." Aber ich wusste nie, wann ich diesen hatte. Das Bewusstsein, eine Verstimmung zu haben, kam mir nicht. Erst später fiel mir dann ein, dass ich mich über Kleinigkeiten, die nicht der Rede wert waren, geärgert hatte. Um diesen unangenehmen Stimmungen aus dem Wege zu gehen, trank ich etwas.

„Treten jetzt, wo ich total abstinent bin, derartige Verstimmungen ein, so äussern sie sich in Missbehagen, Unruhe, Unlust zur Arbeit (z. B. fällt mir das Schreiben sehr schwer), in grosser Reizbarkeit. Ich gehe daher am liebsten jedem Verkehr aus dem Wege. In der Regel dauert diese Stimmung nur einige Stunden."

C. verliess die Klinik mit dem festen Vorsatz, abstinent zu bleiben. 9 Monate nach seiner Entlassung teilte er brieflich mit, dass er ganz enthaltsam lebe, und dass es ihm, obwohl er noch manchmal Verstimmungen habe, gut gehe. Allein fast 2 Jahre später schrieb der Vater des C., sein Sohn sei rückfällig geworden; er habe unter dem Einfluss betäubender Angstgefühle zum Alkohol gegriffen; auch habe er zu seiner Beruhigung, bevor er Cognac trank, Opium genommen. Dem Gesuch des Vaters gemäss, wurde C. im November 1898 zum zweiten Male in die Klinik aufgenommen, wo er bis 13. Januar verblieb. 3 Tage nach seiner Aufnahme schrieb er Folgendes nieder:

„Am 2. April 1896 erfolgte meine Entlassung aus der Klinik, in der ich mich vom 8. Oktober 1895 bis zum 2. April 1896 aufgehalten. Als total abstinent kehrte ich zuerst nach X. in mein Elternhaus zurück. Vorwürfe oder Zurückweisungen seitens meiner früheren Bekannten oder Freunde hatte ich nicht zu bestehen, im Gegenteil, soviel ich urteilen konnte, nahmen mich dieselben freundlich und zuvorkommend auf. Nachdem ich noch 5 Wochen pausiert hatte, ging ich als Rezeptar nach O., wo der Dienst, wie in allen derartigen Städten, in Folge der starken Kassenpraxis ein recht anstrengender war. Die Verstimmungen stellten sich wieder ein und in einer solchen kündigte ich meine Stellung und ging am 1. Juli von dort nach Z.; diese Stellung war weniger schwer, wurde jedoch durch die etwas merkwürdigen Anschauungen des Chefs schliesslich derartig unbequem, dass am 3. September 1896 das ganze Personal ausschied. Mir kam das sehr recht, da ich mich nicht recht wohl fühlte. Nun erholte ich mich wieder einige Wochen und ging dann nach M. Verstimmungen hatte ich auch hier. Da jedoch der Chef mich kannte und auch von meinem Aufenthal in Heidelberg wusste, so hatte ich Gelegenheit, bei meinen Verstimmungen möglichst freien Willen zu haben.

„In diese Zeit fällt meine Verheiratung . . . Die Heirat trug dazu bei, mich unruhiger und meiner Ansicht nach zu Verstimmungen geneigter zu machen . . . . .

„Was nun meine Verstimmungen anlangt, so kann ich darüber nur Folgendes sagen: Im Verlauf jeder 3. resp. 4. Woche hatte ich das Gefühl des Unbefriedigtseins, ich ärgerte mich über jede Kleinigkeit, zu gleicher Zeit fühlte ich mich abgespannt. In W. hatte ich verschiedentlich Brom genommen, ohne jedoch eine besondere Wirkung zu verspüren. In X. versuchte ich es mit 15—20 Opiumtropfen, jedoch hatte ich stets nachher die üblen Opiumnachwehen zu spüren. Im September 1898 griff ich zum ersten Mal wieder zum Alkohol. Wie ich dazu kam, weiss ich selbst kaum noch; jedenfalls begann ich sofort mit Cognac. Ich trank recht viel, machte mich geschäftsfrei und irrte herum in verschiedenen Kneipen; ich wundere mich nur, dass ich gleich eine so beträchtliche Menge Alkohol konsumieren konnte, ohne direktionslos zu werden. Nach diesem Excesse, den übrigens weder meine Frau, der ich mitteilen liess, ich hätte Nachtdienst, noch das andere Personal merkten, folgte eine Depression und ich nahm mir vor, nie wieder Alkohol zu mir zu nehmen. Jedoch schon bei der nächsten Verstimmung, die 9—10 Tage darauf eintrat, kam der Drang zum Alkohol wieder zum Vorschein, ich nahm ca. 25 Tropfen Opium, welches allerdings die Sucht nach geistigen Getränken aufhob, mich aber sonst recht elend machte. Bei der nächsten Verstimmung konnte ich gar nicht widerstehen, ich griff sofort zum Cognac und trank einen Tag hindurch, pausierte am Sonntag, um dann wieder anzufangen. Als die Betäubung einigermassen gewichen war, hatte ich sofort das Bedürfnis, in einer Anstalt untergebracht zu werden, da ich das Selbstvertrauen in Bezug auf die Abstinenz vollständig verloren hatte. Das Durchführen der Abstinenz ist mir sonst gesellschaftlich, bei Festlichkeiten etc. nicht schwer gefallen. Da meine Verwandtschaft auch über meine Heirat unterrichtet ist, so ist der Druck auch nicht mehr vorhanden. Pekuniäre Sorgen habe ich nicht gehabt und habe sie auch jetzt nicht."

Während seines zweiten Aufenthaltes in der Klinik traten in mehrwöchentlichen Zwischenräumen, im Ganzen vier oder fünf Mal, leichte Verstimmungen ein. Die erste dauerte 1—2 Tage, war mit plötzlich eintretenden heftigen Durchfällen verbunden. Objektiv war die Verstimmung kaum zu bemerken. Die folgenden Anfälle gingen sehr rasch vorüber, dauerten manchmal nur stundenlang, waren so leicht, dass sie ohne Mitteilung des Kranken nicht aufgefallen wären. Jedesmal trat zugleich mit der Verstimmung Durchfall ein, um mit ihrem Ende wieder zu verschwinden. C. glaubte, dass die Anstrengungen seines Berufes an dem Rückfall hauptsächlich schuld seien und äusserte daher die Absicht, nach seiner Entlassung in eine Sodawasserfabrik einzutreten. Er hat dies auch gethan. Er ist weiterhin nicht nur völlig abstinent geblieben, sondern sogar Guttempler und eifriger Vertreter der Abstinenzbewegung geworden. Gesundheitlich geht es ihm seither gut. Wie er uns im März 1901 schrieb, wird er auch jetzt noch von Verstimmungen geplagt, wobei er zweimal eine Herzerweiterung gehabt haben soll. Doch treten diese Verstimmungen nur noch schwach auf. Hypnotische Behandlung sei von gutem Einfluss gewesen. Im Ganzen sei er zufrieden. — Sein Vater bestätigte seine Angaben bezüglich der Besserung des Leidens seit Einhalten völliger Abstinenz.

Diese beiden Kranken B. und C. zeigen das Bild der Dipsomanie in scharfer Ausprägung, während andere Symptome von Epilepsie nicht deutlich ausgesprochen waren, es sei denn, dass man die Sucht zu reisen oder herumzuwandern als epileptische „Poriomanie" auffassen will. Da sie nur im Zusammenhang mit den Trinkexcessen auftrat, so kann man sie wohl als Teilerscheinung des dipsomanischen Anfalls betrachten. C. zeigt deutlich das Auftreten periodischer Verstimmungen ohne Trinktrieb. Auch B. hat in der Klinik Verstimmungen durchgemacht, die bei völliger Enthaltsamkeit und Ruhe rasch vorübergingen. C., ein gebildeter Mann, schildert in seinen Berichten den Zusammenhang von Verstimmung und Trinkausschweifung mit aller nur wünschenswerten Anschaulichkeit. B. verdanken wir recht bezeichnende Aeusserungen über das Gefühl, das den Kranken zum Trinken treibt, über die trügerische Wirkung des Alkohols und über die Ekelempfindung nach Beendigung des Anfalls. Die grosse Bedeutung dauernder Abstinenz zeigt Fall C.: wenn auch die Verstimmungen nicht ganz wegbleiben, so ist der Kranke doch nunmehr im Stande, sie ohne Alkohol zu überwinden. Beide Fälle sind gerade dadurch von grossem praktischen Interesse, dass sie die Abhängigkeit der Prognose von dem Verhalten der Kranken ausserhalb der Anfälle beweisen. Wir werden sehen, dass in der Mehrzahl der Fälle der Verlauf ein weit ungünstigerer ist, weil nur wenige Dipsomanen so viel Einsicht und Willenskraft haben, um ausserhalb der Anfälle völlig alkoholfrei zu leben.

Wir kommen nunmehr zu einigen Fällen, die sich von den bisherigen dadurch unterscheiden, dass im dipsomanischen Anfall nach starken Ausschweifungen schwere pathologische Erregungszustände mit gewaltthätigen Handlungen, Selbstmordversuchen auftreten, Zustände, die durchaus an die „fureurs des épileptiques" Esquirol's und an die pathologischen Räusche erinnern, von denen sie sich aber durch längere Dauer unterscheiden.

4. D., Tüncher, 36 Jahre alt.

Pat. wurde im November 1899 in die Klinik aufgenommen. Das ärztliche Gutachten führte unter Anderem an, D. sei schon lange kränklich, leide an Lungenkatarrh und Herzerweiterung. Seine Frau habe schon bald nach seiner vor 10 Jahren erfolgten Verheiratung bemerkt, dass ihr Mann nicht ganz normal sei. Er sei zeitweilig jähzornig, mit nichts zufrieden, setze oft die Arbeit aus und trinke auch zuweilen. Zu anderen Zeiten sei er gutmütig und fleissig. Manchmal habe er Selbstmordgedanken gehabt. Allmählich habe sein Leiden zugenommen; er habe monatelang nichts mehr gearbeitet, Frau und Kinder bedroht. In einem heftigen ,Erregungszustand, der mit Kopfschmerzen, Schlaflosigkeit, verwirrten Reden begann, habe D. seine Frau mit dem Messer angegriffen, die Tischdecke angezündet, die Möbel mit Petroleum begossen, um sie gleichfalls in Brand zu stecken.

Dies gab die Veranlassung zu seiner Verbringung in's Krankenhaus. Bei seiner Aufnahme war er orientiert, gab auf Fragen sinngemässe Antwort, hatte jedoch weder Krankheitseinsicht noch Krankheitsgefühl. Er war verstimmt, wollte sterben, weil er in diesem Zustande nicht mehr weiter leben könne; es reiche ihm nicht für sich und seine Familie. Er fühle sich schwach und habe Kopfschmerzen. Ueber seine Vergangenheit sagte er aus: In seiner Familie seien Geisteskrankheiten nicht vorgekommen. Als Kind habe er eine schwere Kopfverletzung gehabt, wovon er ein schiefes Gesicht zurückbehalten habe. Er habe damals mehrere Löcher im Kopf gehabt, so dass das Gehirn frei gelegen habe. Lange habe er an Bettnässen gelitten. In der Schule sei ihm das Lernen leicht gefallen.

Von Zeit zu Zeit werde er gereizt und verstimmt, nehme dann alles sehr schwer, rege sich leicht auf und zittere dann an allen Gliedern. In einer solchen Verstimmung wache er manchmal schon morgens auf; dann trinke er sehr viel, „einfach viel, ganz egal was", aber in Gesellschaft von Freunden. Es gehe ihm schlecht. Er sei schon lange lungenleidend. „Als kranken Menschen kommen einem öfter Gedanken, deren man nicht mächtig ist." Schon vor mehreren Jahren habe er sich einen Revolver gekauft, weil ihm das Leben verleidet gewesen ist. Er habe nur „eine dunkle Ahnung" gehabt. Zu Hause herrsche Not. „Mit meinem Gehalt von 4 Mk. kann ich meine Familie nicht ernähren, ich bin kein Lump oder schlechter Kerl; bei aller Sparerei und Schafferei kommt man so weit." An Krämpfen oder Ohnmachten habe er nie gelitten, sich nie in die Zunge gebissen. Jetzt solle er einen Anfall gehabt haben, bei dem er sich selbst oder seine Frau oder seine Kinder habe umbringen wollen. Ihm sei dunkel bekannt, dass er momentan nicht gewusst habe, was er that. Tags zuvor habe er nach einem Aerger etwa 10—12 Glas Bier getrunken, dann lange geschlafen; mit einem Katzenjammer sei er aufgewacht, habe dann für 20 Pfg. Schnaps getrunken. Nachmittags sei dann die That, an die er sich nicht erinnern könne, geschehen.

Diese Anamnese wurde von der Frau des Kranken noch ergänzt: D. leide an periodischen Verstimmungen. Fast alle 4 Wochen sage er „was bin ich so schlaff in den Gliedern, ich kann fast nicht mehr stehen." Dabei sei er nie ohnmächtig geworden. Alle paar Wochen habe er „Stieber", da geniere ihn alles, da sei er krittelig, dann trinke er, bis er besoffen sei und verlange ihr alles Geld ab. Er sei dann sehr jähzornig; so habe er kürzlich einmal in der Wut das Fleisch in den Kohleneimer geworfen. Wenn er so verdriesslich sei, so stiere er manchmal mehrere Minuten lang in die Luft hinaus, blicke bisweilen finster und drohend um sich. Dann dürfe man ihn nicht anreden, ohne eine Explosion zu riskieren. In einem solchen Zustand lege er sich auch manchmal in's Bett, gebe aber darüber tags darauf keine Auskunft. Alle Augenblicke wechsle er die Stellung, da er bei der geringsten Aeusserung seines Meisters sich sofort sein Geld ausbezahlen lasse und fortgehe. Einmal habe er von einem langen Wortwechsel, den er mit seinem Arbeitgeber gehabt haben wollte, Jedermann erzählt. Nachher habe sich herausgestellt, dass er dies gar nicht erlebt, sondern es sich nur eingebildet hatte. Trotzdem habe er daran festgehalten.

Vor 4 Jahren sei er einmal nach einem Trinkexcess zu seiner Frau gekommen, um ihr Lebewohl zu sagen, da er sich erschiessen wolle. Er habe nur mit Mühe von seiner Absicht abgebracht werden können.

In der Nacht vor der Brandstiftung sei er erst um $2\frac{1}{2}$ Uhr nach Hause gekommen, habe gebrüllt, dass es die Nachbarschaft hörte, habe seine Frau geprügelt. Am andern Morgen habe er das Messer gewetzt, wollte sich den Hals abschneiden; die Frau nahm ihm das Messer weg. Als sie nach einiger Zeit ihren kleinen Sohn in's Schlafzimmer nach dem Vater schickte, habe dieser schon die Bettzipfel angezündet gehabt und zu seinem Sohn gesagt: „Gelt, Sepperl, das ist schön." Dann sei er auf die Strasse gelaufen, habe geäussert, da stehe seine Mutter (in Wirklichkeit war diese schon seit 2 Jahren tot), sei wieder in die Wohnung gekommen und habe gesagt, die Mutter sei wieder fort. Am gleichen Tage habe er noch einmal seine Mutter gesehen und sei für die Vorstellung, dass sie ja tot sei, ganz unzugänglich geblieben. Er sei überhaupt vollständig „durcheinander" gewesen.

D. benahm sich in den ersten Tagen seines Anstaltsaufenthaltes durchaus geordnet, war freundlich und höflich. In seinen Erzählungen fiel eine gewisse Umständlichkeit und Weitschweifigkeit auf. Am 5. Tage wurde er gereizt, mit dem Essen unzufrieden, querulierte, er gehöre in ein Krankenhaus, wo er besser ernährt werde; ihm fehle es nicht im Kopf, sondern nur im Magen; er müsse reichliche Kost haben. Zwei Tage später verweigerte er die Annahme von Brom, da es ihm nur Kopfschmerzen mache. Tags darauf legte er sich wegen Kopfschmerzen und Frieren freiwillig zu Bett. Schon am nächsten Tage war er wieder frei von Schmerzen, zufrieden, ruhig und freundlich, ohne zu querulieren. Etwa 14 Tage später trat abermals eine gereizte Stimmung auf, die er zwar den Aerzten gegenüber nicht merken liess, die aber in folgendem, an seine Familie gerichteten Brief sehr deutlich zu Tage trat:

„Heidelberg, den 23. November 1899.

Liebe Frau und Kinder:

Deinen angesagten, bis jetzt unterbliebenen Besuch, beunruhigen mich und muss ich annehmen, dass etwas Dringliches Dich fernhält; sind etwa die Kinder wieder krank? Oder aber sind es Gewissensbisse, die Dich fern halten, der Wahrheit die Ehre geben zu müssen. Ich ersuche Dich umgehend, wenn Du einigermassen fort kannst, mich zu besuchen; geschieht es nicht, dann ist es mir zur Genugthuung, dass Du mit Deinem Erfolg, mich in ein Narrenhaus gebracht zu haben, vollständig befriedigt bist, und Du jetzt unbekümmert und ohne Tadel Deine schlendrige Hauswirtschaft besorgen kannst; Du wirst Dich dann glücklich schätzen, Deinen Mann, der Dir stets treu und in Liebe ergeben war, zur Verzweiflung getrieben zu haben, zu dessen Mord nur noch ein kleiner Schritt ist. Wenn Du noch menschliches Gefühl hast, dann bitte ich Dich, ich will Dir alles vergessen, thue es unseren Kindern zuliebe, die Schande und Schmach, mit der Du mich beladen, wälze sie ab von ihnen und bedenke, dass wir zusammen leben müssen, zusammen eins sein, lege Deinen furchtbaren Eigensinn ab, gieb mir in betrübten Stunden ein gutes Wort; suche mich aufzurichten, wenn Sorgen und Gedanken mich quälen, dann wirst Du von mir nie unrecht behandelt, dann sollst Du nicht gegen mich zu klagen haben; ich habe noch nie etwas Unmögliches verlangt; aber ich kann nicht zugeben, dass meine Worte nicht beachtet werden, und immer wieder mir zum Trutze das Gegenteil gethan wird.

„Ich will mich nicht in Lob und Anpreisungen ergehen, aber so viel steht fest, dass es wenige mehr giebt, welche so anspruchslos und bescheiden handeln, ich thue meine Pflicht und Schuldigkeit, wie sie nur ein Familienvater thun kann, gebe nichts Unnötiges aus und bin besorgt, mein Verdienst bei Heller und Pfennig Dir zu übergeben, und kann mit Bestimmtheit sagen, dass, wenn die Frau einigermassen haushalten versteht, es unbedingt langen muss. Man hat mir im Beisein des Herrn Professors das gegen mich gesammelte Material resp. Deine gegen mich gemachten Aussagen etwas flüchtig vorgelesen und die Anklage vernommen, was ich leider angestellt haben soll; habe wahrgenommen, dass aber dieser Anklage die Begründung fehlt; ich werde zur gegebenen Zeit nochmals darauf zurückkommen und den Thatbestand ohne jegliches Vorurteil in's richtige Licht stellen. Küsse meine lieben Kinder und sage ihnen nicht, dass ihr Vater im Irrenhaus ist. Grüssend Euer unglücklicher Gatte und Vater D."

Dieser Brief, der die epileptische Phrasenhaftigkeit und Selbstgerechtigkeit und die während der Verstimmung bestehende Einsichtslosigkeit sehr gut veranschaulicht, hat offenbar die Frau eingeschüchtert. Sie nahm ihren Mann 3 Tage später zu sich nach Hause. Ueber sein weiteres Schicksal konnten wir trotz angestellter Nachforschungen nichts mehr erfahren.

Der folgende Fall zeigt noch drastischer, welch' Unglück der Dipsomane über sich und die Seinen bringt, wenn er bei Häufung der Anfälle allmählich dem chronischen Alkoholismus verfällt.

5. E., Handelsmann, 1835 geboren.

Vater war Trinker, starb an Schwindsucht, Mutter sehr erregbar und excentrisch, starb an einem Herzleiden. Ein Bruder war unheilbar geisteskrank, zwei andere Geschwister galten als nervös und erregbar. E. selbst soll in der Jugend gesund gewesen sein. Er besuchte die Volksschule. Dann betrieb er zunächst das Fleischerhandwerk; später gründete er ein selbständiges Handelsgeschäft. 1865 verheiratete er sich; aus der Ehe gingen acht Kinder hervor. Von jeher galt er bei seinen Bekannten als „meschugge". Schon früh wurde er periodischer Trinker; wenn er betrunken war, lärmte er stets viel, wurde für seine Umgebung gefährlich. Die ganze Familie zitterte dann vor ihm. An ihr liess er seine Wut aus. Gehäufte Erregungszustände mit Ausbrüchen von Gewaltthätigkeit brachten ihn im Mai 1886 in eine Irrenanstalt. Dort gab er an, seine Ehe sei anfänglich eine glückliche gewesen, aber seit die Kinder gross seien, behandle ihn seine Frau schlecht; sie hetze die Kinder gegen ihn auf, man schimpfe ihn einen Hund, er bekomme am Tisch zuletzt und immer das schlechteste Essen, die Ueberreste. Deshalb gerate er natürlich in Desperation und dann trinke er auch. Er sei aber niemals betrunken. Seine Frau misshandele ihn manchmal. Der Sohn des E. berichtete über ihn, er habe einen unerklärlichen Hass gegen Frau und Kinder, beleidige sie alle, selbst die noch nicht erwachsenen Kinder mit unsittlichen Redensarten und Schimpfworten. Schon seit langer Zeit sei er keinen Tag mehr nüchtern gewesen, habe auch für nichts mehr Interesse gezeigt. Früher habe er nur zeitweise übermässig getrunken und sei dann schlaflos gewesen. Während er seine Familie herzlos und grausam behandle, sei er gegen Fremde gutherzig und selbst übermässig freundlich gewesen. Bitten und Thränen seien fruchtlos, da er nur darauf gezielt habe, seine Familie zu kränken. Er habe alles zu zerstören gesucht, Weisszeug zerrissen, Möbel zertrümmert, einen Schrank demoliert, dessen Inhalt er teilweise verbrannt habe. In der letzten Zeit sei er oft schon morgens 10 Uhr betrunken gewesen, habe dabei nachts nur wenig geschlafen. Nachts sei er von 2 Uhr ab ruhelos in seinem Zimmer hin und her gegangen, sei die Treppe hinuntergesprungen, habe vor der Hausthüre geflucht und geschimpft, sei dann wieder in's Zimmer hinaufgegangen. Dies habe sich mehrmals wiederholt. Fremden gegenüber stelle er es so dar, als ob er von seiner Frau misshandelt werde, während es in Wirklichkeit umgekehrt sei.

Er selbst leugnete in der Anstalt seine Trunksucht. Er habe eine Abneigung gegen geistige Getränke, nur die Verzweiflung, das „Herzweh" habe ihn ins Wirtshaus getrieben. Seine Frau sei ein „Ripp von einem Teufel" Von anderen werde er schief angesehen, verachtet und verfolgt. Er zeigte damals keinerlei Einsicht für seine Krankheit, sondern schob immer alle Schuld auf seine Familie. Es fiel auf, dass er, wenn er sich selbst überlassen war, manchmal in Grübeln verfiel. Im Uebrigen hielt er sich ruhig und geordnet, zeigte keine Erregungszustände. Er wurde daher am 1. August 1886 geheilt entlassen. Die Diagnose lautete: „Periodisches Irresein auf hereditärer Basis"

Allein die Heilung war nicht von langer Dauer. Zu Hause gab es bald wieder zahlreiche Zwiste zwischen E. und seiner Familie; er verfiel wieder in Trinkexcesse und Erregungszustände und musste infolgedessen im Januar 1888 wieder in die Irrenanstalt aufgenommen werden. Hier zeigte er dasselbe Verhalten, äusserte sich sehr erbittert über seine Familie, zeigte eine Kopfwunde, die ihm einer seiner Söhne beigebracht habe, benahm sich im Uebrigen ruhig und still, war gedrückter Stimmung. Er schlief schlecht, erholte sich nur allmählich. Die Verfolgungsideen gegen seine Familie hielt er fest, nach Hause wollte er nicht; er bat kniefällig, man solle ihn lieber nach Amerika, als nach Hause schicken. Nachdem die Stimmung eine gleichmässigere geworden war, erhielt er freien Ausgang, den er nicht missbrauchte. Ende März 1888 konnte er wesentlich gebessert entlassen werden.

E. konnte sich nunmehr $4\frac{1}{2}$ Jahr lang in der Freiheit halten. Allein der häusliche Unfrieden dauerte fort und allmählich kam es wieder zu unerträglichen häuslichen Scenen und Gewaltthätigkeiten. E. nannte 1892 seine Frau in einem Briefe: „Elende Diebin, Betrügerin, verruchtes Teufelsweib, verworfener als die schlechteste Dirne etc." Im Oktober 1892 stellte er Antrag auf Ehescheidung. 3 Wochen später schrieb seine Frau, ihr Mann trinke wieder sehr stark und bedrohe in seinem Zustande ihr Leben. Am 28. Oktober geriet E. zu Hause in heftigste Erregung, ging dann am Tag darauf mit sämmtlichem Geld freiwillig wieder in die Irrenanstalt. In einem ärztlichen Zeugnis aus jenen Tagen heisst es, E. sei schlaflos, gewaltthätig, exaltiert, habe Mordinstrumente im Bette versteckt. In der Irrenanstalt gab E. an, er habe aus Missmut und um besser schlafen zu können, manchmal viel getrunken und dann seine Frau geschlagen, weil sie ein böses, miserables Weib sei; eigentlich habe er vor geistigen Getränken einen Abscheu. Am 29. Oktober habe seine Frau ihm durch das Dienstmädchen einen Zettel geben lassen, auf dem gestanden habe, er müsse in's städtische Krankenhaus. Da er nun wisse, dass die Leute dort geduscht werden, sei er, um dem zu entgehen, sofort aufgebrochen und nach M. gekommen. E. befand sich bei seiner Aufnahme in gedrückter Stimmung. Er bot keine Zeichen von Alkoholismus, war nie erregt, sondern stets ruhig, zeitweise etwas gedrückt. Er klagte manchmal über heftigen Kopfschmerz und Schlaflosigkeit.

Im Dezember 1892 wurde E. in die Heidelberger Klinik übergeführt. Hier ergänzte uns sein Sohn die Anamnese folgendermassen: Der Vater sei meistens ganz vernünftig, aber sobald er einen Tropfen Bier oder Wein getrunken habe, sei er zu Zank und Streit geneigt. Die Mutter habe er furchtbar misshandelt. Diese selbst versicherte im Januar 1893, als sie ihren Mann in der Klinik besuchte, auf's bestimmteste, er trinke nur periodisch. Die Trinkanfälle beginnen gewöhnlich mit Schlaflosigkeit, Unzufriedenheit; dann schimpfe er viel, kritisiere alles, wolle besseres Essen, werde roh und gemein in seinen Ausdrücken, schliesslich sei er tagtäglich betrunken, dann sehr aggressiv und zerstörungssüchtig. In den Zwischenzeiten sei er ruhig und still, leicht gedrückt, trinke oft viele Monate lang gar keinen Alkohol. Die schwersten Anfälle treten stets im Herbst auf.

In der Klinik zeigte E., der lange unter Schlaflosigkeit litt, keine Einsicht für sein Leiden, schob wieder alle Schuld auf seine Familie, die ihn so lange reize und ärgere, bis er zum Trinken komme. Er nahm sich vor, völlig enthaltsam zu leben, ist aber diesem Vorsatz nach seiner Entlassung nicht treu geblieben. Im August 1893 geriet er während eines Trinkanfalls in schwere Erregung, bewaffnete sich mit einem Beil, um damit seine Frau totzuschlagen. Er misshandelte sie schwer. Etwa 9 Wochen später brachte er in einem neuen Anfall seinem Sohn schwere Verletzungen bei und bedrohte den Bezirksarzt, wenn er ihn in's Irrenhaus bringe. Bei seiner grossen Gemeingefährlichkeit musste er wieder einige Monate lang in Anstaltsbehandlung genommen werden, fiel freilich nach seiner Entlassung bald wieder in der alten Weise seinem Leiden zum Opfer. Im Juli 1894 berichtete der Bezirksarzt über E.: „Der Mann führt ein höchst verwirrtes und regelloses Leben; er besucht von morgens früh die Wirtshäuser und befindet sich den ganzen Tag in einem mehr oder weniger trunkenen Zustande. Zu Hause legt er sich hin und schläft. Wenn er dann aufwacht, ist er nicht erfrischt und klar im Kopf, sondern verstört, wild, trinkt, tollt, schreit, dass die Nachbarn zusammenlaufen. Er wird dann gefährlich, will seine Leute umbringen und droht zumal seiner Ehefrau, welche ihren Mann schon vier Mal fortgethan habe. Die Geistesstörung des E. ist zumeist durch seine Trunksucht bedingt, wird wenigstens in ihren tobsüchtigen Ausbrüchen durch Alkoholmissbrauch gefördert." Der Kranke selbst erzähle, in Heidelberg verhalte er sich ruhig und betrage sich schlau ordentlich. Denn mit Speck fange man Mäuse.

In der Klinik, in der er abermals 9 Wochen behandelt wurde, benahm er sich geordnet, war leicht deprimiert und weichmütig, aber sonst psychisch nicht abnorm. Er erholte sich rasch; ein feinschlägiger Tremor der Finger, der anfänglich deutlich war, verschwand nach wenigen Wochen. E. hielt sich gut, war bescheiden und fleissig, schob aber auch diesmal alle Schuld auf seine Familie. Er schwor bei allem, was ihm heilig sei, er werde nie wieder etwas trinken. „Wir werden uns wohl nie mehr wiedersehen, Herr Doktor."

Allein wie zu erwarten war, ist er seinem Vorsatz, abstinent zu bleiben, nicht treu geblieben. Schon im Frühjahr 1895 wurde er von ärztlicher Seite wieder als anstaltsbedürftig bezeichnet, kam aber erst im Oktober 1895 wieder in eine Irrenanstalt. Da er sich dort ruhig verhielt, so wurde er, obgleich man ihn von anderer Seite für dauernder Anstaltspflege bedürftig erklärt hatte, im Februar 1896 wieder entlassen. Nunmehr hielt er sich längere Zeit recht gut zu Hause, arbeitete und vertrug sich mit den Seinen. Im Sommer 1897 machte er einen schweren Typhus durch. Nach dieser Krankheit fing er wieder an zu trinken und erregt zu werden. Er machte Reisen, suchte sich überall Geld zu verschaffen, um es auf unsinnige Weise zu vergeuden. Nachts schlief er nicht mehr. Abends war er fast stets schwer betrunken. Im September 1897 teilte uns der Sohn mit, sein Vater könne nicht mehr gebändigt werden. Kurz darauf wurde er wieder in die Heidelberger Klinik gebracht. Er bot körperlich Ueberreste einer rechtsseitigen Pleuritis und Zeichen des chronischen Alkoholismus. Auch diesmal schob er alle Schuld auf die Seinen, behauptete, nur aus Verzweiflung getrunken zu haben. In der letzten Zeit habe er zwei Mal Anfälle gehabt. Vor etwa 5 Wochen sei er einmal plötzlich vom Stuhle gefallen und habe einige Minuten lang bewusstlos gelegen. Von seiner Familie sei er nur für betrunken gehalten worden. Ferner sei er vor drei Wochen auf dem Heimwege vom Wirtshause zu Boden gefallen und habe sich dabei eine Verletzung an der Stirne zugezogen; dabei sei er sicher nicht betrunken gewesen.

Bald nach seiner Entlassung (Dezember 1897) ging das alte Elend wieder los. Die bald darauf vorgenommene Entmündigung des E. war auf seine Lebensweise ohne Einfluss. Allmählich entwickelte er gegen den Bezirksarzt, der wiederholt seine Verbringung in die Irrenanstalt veranlasst hatte, Verfolgungsideen, sagte, der Arzt sei von seiner Familie bestochen. Er versuchte seine Entmündigung anzufechten und wurde aus diesem Anlass in einer anderen Anstalt beobachtet und begutachtet. Das Gutachten kam zu dem Ergebnis, dass die Entmündigung wegen Geistesschwäche berechtigt sei. Er leide an einer Seelenstörung von periodischem Charakter, verbunden mit Alkoholmissbrauch, die auf erblicher Belastung beruhe und in ihrem Verlaufe eine Schädigung der höchsten geistigen Funktionen (Vernunft, moralische Gefühle) herbeigeführt habe.

Am 25. März 1901 teilte uns die Frau des E. mit, dass sich ihr Mann zur Zeit wohl befinde, dass er aber vor geistigen Getränken sorgfältig behütet werden müsse, weil er, sobald er solche zu sich nehme, aufgeregt werde.

Fall D. und E. zeigen, welchen unheilvollen Einfluss die Trinkausschweifungen auf die weitere Entwicklung der periodischen Verstimmungen ausüben. Bei E. kompliziert sich das Bild durch den sekundären Alkoholismus mehr und mehr, so dass es nicht verwunderlich ist, wenn er selbst von ärztlicher Seite als Gewohnheitssäufer bezeichnet wurde. Eine genaue Betrachtung ergiebt aber mit genügender Deutlichkeit, dass der Alkoholismus nicht das Wesen des Krankheitsfalles ausmacht, sondern die Folge der Dipsomanie ist. Ob E. eigentliche epileptische Anfälle gehabt hat, ist fraglich; er selbst behauptete zwar, er sei zwei Mal bewusstlos umgefallen. Da er aber nach Ansicht Anderer stark betrunken gewesen sein soll, so ist in der Deutung dieser Vorkommnisse grosse Vorsicht geboten.

*　　*　　*

Wir haben bisher 5 Fälle reiner Dipsomanie geschildert, die, trotz mancher Verschiedenheiten im Einzelnen, doch in den Hauptpunkten sich glichen: Kranke, welche keine zweifellosen Zeichen von Epilepsie bieten, erleiden von Zeit zu Zeit gemütliche Verstimmungen, welche sie zu mehr oder weniger heftigen Trinkausschweifungen veranlassen. Die alkoholischen Excesse gewähren nur momentan eine gewisse Erleichterung, steigern alsdann die Unruhe, Angst und die Missempfindungen und lösen allmählich heftige Erregungszustände aus. Die mitgeteilten Krankengeschichten zeigen deutlich, dass die spontane Verstimmung das Wesentliche des dipsomanischen Anfalls darstellt und dass diese Verstimmungen bei Dipsomanen auch dann auftreten, wenn die Kranken --- wie z. B. im Schutze der Irrenanstalt — völlig alkoholfrei leben; dabei wurde jedoch nachgewiesen, dass die Gemütsverstimmung alsdann leichter vorübergehe und dass bei lange durchgeführter Abstinenz die Anfälle von Verstimmung allmählich leichter und seltener werden, während das Leiden mit der Häufigkeit der Trinkausschweifungen an Schwere zunimmt.

II.

Die Betrachtung der I. Gruppe unserer Krankengeschichten hat uns gelehrt, dass periodische Verstimmungen regelmässig die Einleitung dipsomanischer Anfälle bilden und dass sie bei Dipsomanen auch bei Verhinderung des Trinkens von Zeit zu Zeit wiederkekren.

Im zweiten Abschnitte wollen wir die von Kraepelin und später von Aschaffenburg aufgestellte Lehre, dass periodische Verstimmungen ein wichtiges Zeichen der Epilepsie darstellen, durch Anführung einiger charakteristischer Beispiele erläutern.

Wir werden eine Anzahl von Kranken kurz schildern, die teils an rein psychischer Epilepsie, teils an epileptischen Krämpfen, Ohnmachten, Absencen, teils an einer Verbindung dieser Krankheitserscheinungen litten und bei denen periodische Verstimmungen ohne Neigung zu Trinkexcessen regelmässig vorhanden waren. Da es uns hier nicht darauf ankam, die psychischen Formen der Epilepsie überhaupt genauer zu charakterisieren, so sind die Krankengeschichten dieser II. Gruppe sehr kurz gefasst. Sie bezwecken nur, das Vorkommen und die Erscheinungsform der periodischen Verstimmungen in Fällen zweifelloser Epilepsie zu veranschaulichen. Kraepelin hat in seinem kürzlich erschienenen Buche „Einführung in die psychiatrische Klinik" (Leipzig 1901) S. 50 ff. die epileptischen Verstimmungen eingehend geschildert und dabei auch einige der hier aufgeführten Fälle beschrieben. Wir verweisen auf jenes Kapitel (VI. Vorlesung: Epileptisches Irresein).

Wir beginnen mit der Schilderung einiger Kranken, bei denen die Diagnose der Epilepsie durch das Auftreten von Krämpfen, Ohnmachten, Schwindelanfällen ausser Frage steht.

1. J., Fabrikarbeiter, 1865 geboren [1]).

Vater epileptisch. Schwester geisteskrank. Als Kind gesund. Guter Schüler. Normale körperliche und geistige Entwicklung. 1884—1887 Soldat. Während der Militärzeit Kopfverletzung durch den Hufschlag eines Pferdes; mehrstündige Bewusstlosigkeit. Wundheilung innerhalb 4 Wochen.. Nachher anscheinend wieder gesund und militärtauglich; nur bisweilen Kopfschmerzen, namentlich in der Stirngegend. 1886 wegen Meuterei mit 4 Monaten

---

1) Der Kranke ist schon von Gross (Psychologische Arbeiten, herausgegeben von E. Kraepelin, Bd. III, 1900) geschildert worden.

Festung bestraft. Seit 1887 vermehrte Kopfschmerzen. 1889 Heirat. Arbeitete als Schreiner in einer Fabrik.

1891 an einem sehr heissen Sommertage Ohnmachtsanfall während der Arbeit an der Hobelbank; es trat völlige Bewusstlosigkeit ein; keine Krämpfe; nachher Amnesie, allgemeine Mattigkeit. „Auf einmal war's, als ob der Kopf zusammengezogen würde, dann bin ich umgefallen. Was geschah, weiss ich nicht." Seither viel Kopfschmerzen, namentlich auf der rechten Stirnseite; anfallsweise Steigerung der Schmerzen, Verschlimmerung durch Ueberanstrengung, Aerger oder Trinken. Zeitweise arbeitsunfähig. Nach einem halben Jahre abermals ähnlicher Ohnmachtsanfall, nach weiteren 6 Monaten ein dritter Anfall mit Krämpfen und unfreiwilligem Urinabgang, Lippenbiss. Seither wiederholt typisch epileptische Anfälle mit Bewusstlosigkeit, allgemeinen Convulsionen, nachher Mattigkeit und Amnesie für den Anfall; einige Male auch nach dem Anfall kurzdauernder Dämmerzustand mit Verwirrtheit und motorischer Erregung, derentwegen J. so lange gehalten wurde, bis die Bewusstseinstrübung schwand. Aura in Form des Gefühls von „Elektrisiertwerden" im Kopf. Von 1894 an fast alle 3 bis 4 Wochen ein Anfall. Zunehmende gemütliche Reizbarkeit, wiederholt Gewaltthätigkeiten gegen Kameraden nach geringem Anlass; deshalb mehrfach gerichtlich bestraft. Seit Oktober 1894 periodische Verstimmungen ohne jede erkennbare Ursache. Ein solcher psychischer Anfall wird (6. Dezember 1894) folgendermassen geschildert: J. war bei der Gustav-Adolf-Feier, hatte gar nichts getrunken, litt an starkem Katarrh. Wie er von der Feier wegging, war er missmutig, wollte von Niemandem etwas wissen, interessierte sich für nichts. Er schlief dann bis nachts 2 Uhr, wachte mit grossem Angstgefühl auf, erbrach sich. Er musste an irgend etwas Gleichgültiges immer wieder denken, konnte es nicht los werden. Er wurde sehr erregt, tobte, schimpfte auf seine Frau, verlangte nach der Mutter. Er hallucinierte nicht. Nach dem Anfall, der mittags vorüber war, teilweise Amnesie.

J. kam wegen wiederholter heftiger Wutausbrüche, die er nachher stets bereute, am 29. Januar 1895 freiwillig in die Klinik. Hier schilderte er seine Anfälle von Verstimmung und Gereiztheit sehr anschaulich. So berichtete er von einem Streite, bei dem er nach geringem Anlass einen Kameraden schwer verletzt hatte: „Es wäre mir gleich gewesen und wenn ich ihn totgeschlagen hätte." Nach zwei Schoppen Bier werde er ruhiger und schläfrig, aber nachher sei es schlimmer wie sonst. „Ich habe Zeiten, wo ich gar nicht reizbar bin, dann wieder Zeiten, wo ich wegen jeder Kleinigkeit wütend werde. Meine Frau hat schon oft gesagt: Heute hat er wieder seinen Tag." Auch in der Klinik, wo er sich meist ganz geordnet und höflich benahm, traten in Zwischenräumen von mehreren Wochen deutliche Verstimmungen auf, in denen J. unwirsch war, sich in Alles einmischte, grobe Antworten gab; gleichzeitig klagte er über Kopfschmerzen. Bei Bettruhe und Alkoholabstinenz dauerten die Verstimmungen meist nur wenige Stunden, höchstens 1—2 Tage. Einmal lief er in einer solchen Verstimmung erregt aus der Klinik weg nach Hause, ging zu seiner Frau, die er ohne Grund beschimpfte und in's Gesicht schlug. Als die Erregung nach einigen Stunden vorbei war, bat er die Frau um Entschuldigung, brachte ihr den Zimmerschlüssel und das Geld, das er an sich genommen hatte, wieder, bereute sein Benehmen und ging am nächsten Tage freiwillig in die Klinik zurück. Keine dipsomanischen Anfälle. Nur selten Trinkexcesse.

Die Diagnose der Epilepsie ist hier gesichert. Die periodischen Verstimmungen sind sehr ausgeprägt. Das Gleiche gilt von folgendem Falle:

2. K., Bierbrauer, 1863 geboren [1]).

Von erblicher Belastung ist nichts bekannt. Seit dem 11. Lebensjahre epileptische Krampfanfälle. Geringe geistige Entwicklung. Wurde Bierbrauer, hat als solcher viel getrunken und dadurch sein Leiden verschlimmert. Periodische Wutzustände als epileptische Aequivalente. Viele gerichtliche Strafen (Körperverletzung, Sachbeschädigung, Diebstahl, Widerstand gegen die Staatsgewalt, Ruhestörung, Vergehen, die jedenfalls teilweise, wenn nicht durchweg, in pathologischem Zustande begangen wurden). Dezember 1894 Ausbruch eines expansiven, mit Angst und traumhaften Hallucinationen einhergehenden Delirs im Amtsgefängnis. K. kam deshalb in die Klinik, befand sich in heftigster, angstvoller Erregung. Hier typisch-epileptische Convulsionen; vom zweiten Tage ab, nachdem die Bewusstseinstrübung bereits geringer geworden war, Alkoholdelirium (humoristische Stimmung, Tiervisionen, Beschäftigungsdelir, Verlust der Orientierung), das rasch abklingt, um wieder psychischen Störungen Platz zu machen, die epileptischen Charakter tragen: Aengstliche Erregung und traumhafte Hallucinationen (Paradies, Gott, Engel, Jesuskindlein, heilige Jungfrau, Teufel). Die epileptische Psychose heilte einige Tage später.

Im Laufe des Anstaltsaufenthaltes wurden bei K. Krämpfe, Absencen, Ohnmachten, Dämmerzustände, Delirien, krankhafte Reizbarkeit, Anfälle von Depression, epileptischer Schwachsinn beobachtet. Ausserhalb der Klinik hatte er wiederholt pathologische Rauschzustände gehabt. K. wurde später in eine württembergische Anstalt übergeführt.

Auch in diesem Falle handelt es sich um zweifellose Epilepsie, die sich in mannigfaltigen Symptomen verrät: Krampfanfälle, Absencen, Ohnmachten, angstvolle Delirien, Dämmerzustände, periodische Erregungs- und Depressionszustände, epileptische Charakterentartung. Alkoholexcesse führen zu pathologischen Räuschen. Ausserdem ist der Fall durch die Mischung von epileptischem und alkoholischem Delirium, von denen das letztere rascher abläuft als das erstere, sehr interessant.

---

1) Bereits veröffentlicht bei Kraepelin, Einführung in die psychiatrische Klinik, S. 58.

Schwere Epilepsie liegt auch in folgendem Fall vor:

3. H., Taglöhner, 1879 geboren.

Grossvater und Vater epileptisch. Angeborener Schwachsinn, Hydrocephalus. Schlechter Schüler, geringe Bildungsfähigkeit. Schon in frühem Alter verbrecherische Neigungen. Epileptische Anfälle in sehr verschiedenen Formen: unmotiviertes Weglaufen von der Arbeit; Schwindelanwandlungen; nächtliche Krampfanfälle mit Bettnässen; periodische Verstimmungen mit Kopfschmerzen; Wutzustände mit Gewaltthätigkeiten; kurzdauernde Anfälle von Benommenheit, in denen H. sich im Bett umherwirft, alles, was ihm unter die Hände kommt, zerzupft, und an die er sich nachher nicht erinnert. Dämmerzustände mit Angst und Hallucinationen. Fortschreitende ethische Degeneration. Diebstähle, Bedrohung, Sachbeschädigung, grober Unfug, Erregung öffentlichen Aergernisses durch Exhibitionismus. Die klinische Beobachtung ergab mit Sicherheit, dass die periodischen Verstimmungen spontan, ohne äusseren Anlass auftraten; nachher bestand teilweise Amnesie für die Verstimmung; H. hatte nur das Gefühl, dass er nicht wohl gewesen sei. Mit der Verstimmung parallel gingen Abnahme des Körpergewichts und Pulsbeschleunigung. Alkoholintoleranz; keine dipsomanischen Anfälle.

Zu den Formen schwerer Epilepsie, bei denen die periodischen Stimmungsanomalien den Charakter von zornigen Erregungszuständen tragen, gehört folgender Fall:

4. M., Zimmermann, 1840 geboren[1]).

Angeblich keine erbliche Belastung. Normale Kindheit und Jugend. Unregelmässige Lebensweise, reichlicher Genuss von Bier und Schnaps. 1870 schwere Verletzung (Sturz vom Gerüst, Gehirnerschütterung), deren Folgen nach 10 Tagen beseitigt schienen. 1881 während einer Lungenentzündung Delirien. 1887 akute psychische Erkrankung von 14 tägiger Dauer: Kopfschmerzen, Appetitlosigkeit, Angst, heftige Delirien. Seither häufig Erregungszustände, in denen der sonst harmlose und friedliche Mann gegen seine Frau, die er unzüchtiger Handlungen beschuldigt, gewaltthätig wird, auch andere Menschen (Pfarrer, Arzt, Krankenschwester) beschimpft und bedroht. Oktober 1889 Schwindelanfall bei der Arbeit. M. wollte nach Hause, fiel unterwegs zu Boden, trug dabei eine Wunde an der linken Schläfe davon; er wurde dann erregt, liess den Wundverband nicht am Kopf, schlief nicht, drängte fort, wurde gewaltthätig. 31. Oktober 1889 Aufnahme in die Irrenklinik. Die akute Erregung war bereits vorüber, es bestand ausgedehnte Amnesie; M. wusste nur noch, dass er „es im Kopfe gehabt habe" Epileptischer Schwachsinn. Dezember 1889 zwei leichte Schwindelanfälle. M. berichtete von anfallsweise auftretenden, stechenden

---

1) Bereits veröffentlicht bei E. Kraepelin: „Einführung in die psychiatrische Klinik", Seite 253.

und zuckenden Schmerzen in der Kopfnarbe; er habe dann das Gefühl des Zusammenschnürens im Kopfe, es werde ihm schwindelig und irre, er lasse dann fallen, was er gerade in der Hand habe. Manchmal wisse er nicht mehr, wo er sei und was sich mit ihm zugetragen habe. 1890 Verschlimmerung des Leidens in Folge stärkerer Alkoholexcesse. Häufung der Anfälle, fast täglich Absencen, öfters epileptische Krampfanfälle und mehrtägigige Dämmerzustände. April 1891 Brandstiftung in einem ängstlichen Delirium. Deshalb Aufnahme in die Klinik am 17. April 1891. Hier noch einige Tage desorientiert, ängstlich erregt, namentlich abends und nachts hallucinierend. Dann rasche Besserung. Mangelhafte Erinnerung an die Erlebnisse in der Psychose. Körpergewichtszunahme. Von Zeit zu Zeit mehrstündige Anfälle von Schwindel und Hitze im Kopf. Gebessert entlassen. In späteren Jahren noch wiederholt schwere Erregungszustände; nach dem Bericht des Bürgermeisteramts seiner Heimat soll M. an sehr heissen Tagen Zeichen geistiger Störungen geboten haben. Frühjahr 1890 Tod an Schwindsucht.

Wir kommen nunmehr zu einer Reihe anderer Fälle von Epilepsie, bei denen in der Erregung gelegentlich Verlangen nach Alkohol auftritt, ohne dass es jedoch zu eigentlicher Dipsomanie kommt.

5. G., Arbeiter, 1850 geboren.

Uneheliches Kind. Mutter starb an Schlaganfall, Bruder an Auszehrung. Frau epileptisch. 1878 Gehirnerschütterung durch Sturz in einen Graben. Etwa seit dem 23. Lebensjahr epileptische Anfälle, teils in Form von Krämpfen, teils als Schwindel, Benommenheit, Kopfschmerzen, Ohrensausen. Alle 2—6 Wochen Wiederkehr der Anfälle. Verschlimmerung des Leidens durch Alkoholexcesse. Zunehmende Gedächtnisschwäche. 1885 im unmittelbaren Anschluss an einen Ohnmachtsanfall angstvolles Delirium, das rasch heilte. Seither wiederholt Anfälle von epileptischem Irresein, derentwegen G. 6 Mal in der Heidelberger Klinik in Behandlung war. Alkoholintoleranz. Nach starkem Schnapsgenuss, dem G. von Zeit zu Zeit verfiel, „tolle Sachen", Gewaltthätigkeiten, Selbstmordversuche. Seit 1885 periodisch wiederkehrende Verstimmungen, Anfälle von Depression von mehrstündiger Dauer. Bei Abstinenz in der Klinik Besserung der epileptischen Erscheinungen. Nach der Pflegeanstalt übergeführt und von dort nach 3 Jahren entlassen.

6. N., Schlosser, geboren 1881.

Vater Potator, Schwester und Base epileptisch. Als dreijähriges Kind schwere Gehirnerschütterung durch Fall auf den Kopf. Seit früher Jugend epileptische Anfälle namentlich in Form kurzdauernder Bewusstseinstrübungen. Bettnässer. Schlechter Schüler. Schon während der Schulzeit krankhafter Jähzorn. So wollte er sich einmal, als ihn sein Vater schlug, mit dem Messer den Hals abschneiden. Seit dem 14. Lebensjahr häufige Anfälle von petit mal, selten Krämpfe. Brom erfolglos. Völlige Amnesie für die Anfälle. Allmähliche Gedächtnisabnahme. **Anfälle von Verstimmung und Gereiztheit,** dann Selbstmordgedanken und Gewaltthätigkeiten gegen die Umgebung. Aufnahme in die Heidelberger Klinik im März 1901. Epileptischer Schwachsinn bei guter körperlicher Entwicklung: Erschwerte Auffassung, geschwächtes Gedächtnis, schlechtes Urteilsvermögen, Weitschweifigkeit und Umständlichkeit, Schwerfälligkeit des sprachlichen Ausdruckes, geringes Verständnis für die Schwere des eignen Leidens. N. giebt an, er habe täglich etwa 2—3 Glas Bier getrunken, könne nicht viel vertragen. **Wenn er geärgert werde, so trinke er 10—15 Glas Bier, bis er betrunken sei.** Er wisse dann nicht, was er thue, sei zu gewaltthätigen Handlungen aufgelegt.

Ein besonders prägnantes Beispiel periodischer Verstimmungen und ihrer Bedeutung für Leben und Handeln des Epileptikers ist folgender Fall:

7. O., Schiffer, 1865 geboren.

Von Haus aus wenig begabt, schlechter Schüler. Während der Schulzeit Anfälle von meist linksseitigem Kopfschmerz, die 1—2 Tage dauerten. Vom 14. Lebensjahre ab starke Onanie. Mit 18 Jahren Ohnmachtanfall; schon vorher anfallsweises Nachtwandeln, Abtreibung eines Bandwurmes beseitigte die Kopfschmerzen. Mit 20 Jahren Gonorrhoe. Unstäte Lebensweise, geringe Leistungen. Unverträglicher, streitsüchtiger Charakter. Hypochondrische Beschwerden. Schlaflosigkeit. Bei geringen Anlässen sinnlose Gewaltthätigkeiten gegen die Verwandten. Bedrohung der Mutter mit dem Beil führt zur Aufnahme in die Irrenklinik im Februar 1892. Hier bei völliger Ruhe und Alkoholabstinenz meist geordnetes Verhalten. Schwachsinn, epileptische Umständlichkeit, Weitschweifigkeit, Frömmelei, phrasenhafte und salbungsvolle Redeweise, Selbstzufriedenheit; ausgesprochenes Krankheitsgefühl. **Zeitweilige Verstimmungen mit Gereiztheit und weinerlichem Wesen.** Keine dipsomanischen Anfälle. Bei geringem Anlass heftige Zornausbrüche. Im Juli 1892 gebessert entlassen. Nach einem Akt sinnloser Gewaltthätigkeit in der Familie, den O. im Anschluss an einen Wortwechsel und einen Alkoholexcess beging, Rückverbringung in die Anstalt im Februar 1893. **Auch diesmal hier zeitweise Anfälle von Verstimmung, Gereiztheit, Queruliren.** Hallucinationen, angstvolle Träume. Schrullenhaftes Wesen. Aufdringliche Frömmelei. Gespreizte Schreibweise (vergleiche den Brief in Kraepelin's Lehrbuch der Psychiatrie, 6. Aufl., Bd. II, S. 460). Mehrmals Wutzustände mit Zerstörungsdrang und Schimpfen auf die Klinik und ihre Einrichtungen. Nach Abklang der Erregungen Krankheitseinsicht: „Die Anfechtung war an mich herangetreten." 17. Mai 1894 entwichen. 1. Juli 1894 Neuaufnahme. Abermals wiederholt heftige Verstimmungen und Erregungszustände mit Verlangen nach Alkohol. Gewaltthaten. Brom beruhigt etwas. Im Mai 1895 Ueberführung nach einer anderen Anstalt. Dort bei völliger Alkoholabstinenz allmählich etwas lenkbarer. Ab und zu Verstimmungen. Nachts bisweilen laut, ohne dass Patient etwas davon weiss. Im Januar 1897 aus der Irrenanstalt entlassen, arbeitet dann eine Zeit lang als Tüncher. 1899 erschiesst er seine Tante, verwundet eine Dienstmagd und erschiesst sich dann selbst ohne erkennbare Ursache.

Andeutung von Dipsomanie finden wir bei folgendem Epileptiker:

8. P., Kaminfeger, 1873 geboren.

Eltern leben getrennt, Genaueres nicht bekannt. Angeblich guter Schüler. Unregelmässige Lebensweise, reichlicher Bier- und Schnapsgenuss. 1890 Typhus, 1892 Gonorrhoe. Unverträglich, aufgeregt. 1898 Bestrafung wegen Beamtenbeleidigung und Körperverletzung. Kurzdauernde Anfälle von petit mal, in denen P. seine Arbeit unterbricht und vor sich hinstarrt. Unmotivierte Verstimmungen, Zeiten enorm gesteigerter Reizbarkeit, eigentümliche Selbstgespräche. Impulsive Handlungen. Während der Verstimmungen auch Selbstmordgedanken und Bedrohung Anderer. Hartnäckiger Groll gegen einen Beamten, von dem er sich geschädigt glaubte. Unruhige, ängstliche Träume. Epileptischer Charakter.

P. gab während seines Aufenthaltes in der Klinik (6. September 1899 bis 1. November 1899) an, er sei schon seit vielen Jahren manchmal grundlos verstimmt, weine, auch wenn er ganz nüchtern sei, bei Nacht. Wenn es ihm dann so traurig zu Mute gewesen sei, so habe er sich allein in eine Wirtschaft gesetzt, bis 4 oder 5 Uhr fortgetrunken, sich dann einen Krug mit Bier an's Bett gestellt, sich hierauf in's Bett gelegt und geschlafen.

In den bisher geschilderten Fällen stand die Diagnose der Epilepsie ausser Zweifel, und wir sahen, dass bei diesen Kranken von Zeit zu Zeit Verstimmungen auftraten, die in ihrem klinischen Bilde genau denen gleichen, welche die dipsomanischen Anfälle einleiten. Wir schliessen eine andere kleine Gruppe hier an, bei der sich die Epilepsie im Wesentlichen nur in Form psychischer Störungen äussert, die aber doch so ausgesprochen epileptische Züge tragen, dass wir uns zur Diagnose Epilepsie für berechtigt halten. Auch bei diesen Fällen werden wir die periodischen Verstimmungen als wichtige Aeusserungsform der Krankheit wiederfinden.

9. S., Cigarrenmacher, 1856 geboren.

Vater und Onkel geisteskrank. Hatte als Kind die „Gichter" Mit 9 Jahren schwere Verletzung mit mehrtägiger Bewusstlosigkeit. Schon während der Schulzeit Anfälle von Schwindel, ferner Verstimmungen und Neigung zum Fortlaufen. Gute Begabung für's Lernen. Wurde Cigarrenmacher, dann Kellner. Reichlicher Biergenuss, 1890 erstmals schwerer Dämmerzustand nach einem Alkoholexcess. Häufiger Stellungswechsel. Weiterhin mehrfach Dämmerzustände mit sinnlosem Fortreisen und nachheriger Amnesie. Heftige Erregungszustände gaben wiederholt Veranlassung zur Anstaltsbehandlung. Ruhelos wanderte S. in Deutschland herum. Oktober 1894 Aufnahme in epileptischer Psychose in die Heidelberger Klinik. Der furibunde Erregungszustand dauert noch bis zum nächsten Tage. Nachher völlige Amnesie für 4 Tage. Berichtet von seiner Alkoholintoleranz; schon nach geringen Mengen von Spirituosen werde er ganz betrunken, wisse dann nicht, was er thue; die Erinnerung sei stets ganz ausgelöscht. Anfang November 1894 abermals ganz unvermittelt schweres epileptisches Delirium mit sinnloser Gewaltthätigkeit gegen die ängstlich verkannte Umgebung; Dauer wenige Stunden. Nach tiefem Schlafe Klarheit, Amnesie für den Anfall. Solche Anfälle wiederholten sich noch oft; als Aura ging ihnen Ohrensausen voraus. In den folgenden Jahren noch öfters epileptische Geistesstörungen. Da S. selbst beobachtet hatte, dass Alkohol sowohl die Verstimmungen als auch die anderen Anfälle von Irresein ungünstig beeinflusse, hielt er sich von ihm ferne. Seither hat sich das Leiden etwas gebessert, doch kehren die psychischen Störungen immer noch von Zeit zu Zeit wieder, obgleich S. nun seit zwei Jahren dauernd den Schutz der Irrenanstalt geniesst. Krämpfe wurden niemals beobachtet.

Noch schwerer sind die epileptischen Wutzustände bei dem Brüderpaar T.:

10. T., Arbeiter, 1875 geboren.

Vater zeitweilig geistesgestört, Schwester geistig abnorm, Bruder Epileptiker und geisteskrank.

Trostlose Kindheit und Jugend. Vom geisteskranken Vater mit $2\frac{1}{2}$ Jahren an die Wand gestossen. Von frühauf jähzornig, unlenksam, unerziehbar. T. stahl schon als Kind, was und wo er konnte, schwänzte die Schule. Reichliche Prügel fruchteten nichts. Von jeher gefühllos gegen Mutter und Geschwister. Geborener Verbrecher. Zwangserziehung in verschiedenen Anstalten; Ergebnis negativ. Unstäte Lebensweise. Viele gerichtliche Strafen wegen Körperverletzung, Ruhestörung, Bedrohung.

Heftige Aufregungszustände mit plötzlichem unmotivierten Ausbruch und sinnlosen Gewaltthätigkeiten gegen Mutter und Geschwister, mit blinder Zerstörungswut. Schlaflosigkeit. Hallucinationen (feurige Kugeln, schwarze Männer). Nach Abklingen der Erregungen fehlt die Erinnerung grösstenteils. Alkoholintoleranz.

Aufnahme in die Irrenklinik im Februar 1893. Gute Kenntnisse. Keinerlei Einsicht für das Scheussliche seines ganzen bisherigen Lebens; schiebt alle Schuld auf Andere, namentlich auf seine Mutter. Berichtet von Schwindelanfällen, es werde ihm häufig schwarz vor den Augen, dann wisse er nicht mehr, wo er sei: ganz bewusstlos sei er dabei nicht. Solcher Schwindel komme namentlich nach Aerger. Morgens habe er oft Kopfschmerzen. Keine Erinnerung an seine Gewaltthaten.

Grosse Reizbarkeit. Wutausbrüche heftigster Art nach Versagen kleiner Wünsche. Sonst meist freundlich und dankbar. Erkennt allmählich das Krankhafte seiner Erregung an, die bei Abstinenz seltener wird. Doch kommen immer wieder nach geringstem Anlass (z. B. einmal nach Zahnschmerzen) heftige Wutzustände, in denen T. blass aussieht. Von Oktober 1893 bis Mai 1896 in einer anderen Irrenanstalt, dann entlassen. Zu Haus bald wieder dieselben Erregungszustände wie früher. Kommt im September 1896 wieder in die Klinik. Auch hier häufige Wutausbrüche, die sich alle sehr ähnlich sehen. Schwachsinnige Selbstüberschätzung. Während der Erregungen völlig einsichtslos, in den Zwischenzeiten Krankheitsgefühl. März 1897 probeweise entlassen. Bald wieder schwere Erregungszustände im Anschluss an Trinkausschweifungen. Zu selbständiger Lebensführung unfähig; Aufnahme in's Armenhaus.

Die bei T. beobachteten Verstimmungen waren meistens keine völlig spontanen, sondern es handelt sich um rasch anwachsenden pathologischen Affekt nach geringem Anlass zum Aerger; ausserhalb der Anstalt öfters nach Alkoholgenuss pathologischer Rausch mit folgender Amnesie.

10 a. Ganz ähnliche Zustände krankhafter Erregung zeigt der Bruder des T., der ebenfalls in Behandlung der Klinik kam.

Von jeher reizbar; nach Genuss geringer Alkoholmengen schwerste tobsüchtige Erregung mit Zerstörungstrieb, Gewaltthaten gegen die Seinen. „Ihr müsst krepieren, Ihr müsst hin sein, ich ruhe nicht eher als bis ich eine Leiche sehe, Blut will ich sehen." Schwere Verletzung der Mutter. Amnesie für die Wutzustände. Ärger löst das Trinken aus, das rasch zum pathologischen Rausch führt. Zeitweise Kopfdruck, dann wird es ihm, nach Angabe der Mutter schwarz vor den Augen, er weiss nicht mehr was er thut; „dann muss alles sterben, was ihm in die Hände kommt, er kann nichts dafür" Viele gerichtliche Strafen wegen Körperverletzung, Ruhestörung, Bedrohung. Nicht schwachsinnig. Vagabondage. Mit Häufung der Alkoholexcesse Zunahme der Gewaltthaten. „Wenn der Mensch betrunken ist" — so schreibt die alte taube Mutter — „kann kein wildes Tier grausamer sein; dabei haben ihn 3 Schutzleute nicht bändigen können." Selbstmordideen. Nach Aussage seiner Angehörigen habe er einmal so lange geschrieen: „Es muss heute Nacht ein Blutbad geben, ich werd' Euch skalpieren", bis er umgefallen sei. Auch in der Klinik wiederholt sinnlose Wutzustände, wobei T. am ganzen Leib zittert, schreit, schimpft, bramabasiert, alle Schuld auf seine Familie und die Behörden schiebt. Charakteristische Aeusserung: Er sterbe einmal sicher keines natürlichen Todes, sondern entweder durch eigne oder durch fremde Hand. Trinkt nach seiner Angabe nicht regelmässig, sondern nur im Ärger; dann machen ihn aber 1—2 Glas Bier betrunken und besinnungslos. Epileptischer Charakter: weitschweifig, frömmelnd, süssliches Selbstlob, wort- und thränenreiche

Unschuldsbeteuerungen; gesteigerte Reizbarkeit. Ausserhalb der Erregungen Krankheitsgefühl.

Der Vater dieser beiden T. soll dieselben krankhaften Erregungszustände gehabt haben; er war mehrmals in Irrenanstalten.

Besonders anschaulich zeigt sich das Wesen der periodischen Verstimmungen in folgendem Falle psychischer Epilepsie.

11. Sch., Zimmermann, 1876 geboren.

Vater brustleidend, Mutter mit heftigen Kopfschmerzen behaftet, Bruder epileptisch.

Im 16. Lebensjahr hatte Sch. eines Morgens auf der Strasse einen Anfall, bei dem er plötzlich bewusstlos zur Erde stürzte. Während man ihn in's Haus trug und auf das Kanapee niederlegte, schrie er laut und schlug um sich. Nach einer halben Stunde kam er zu sich, war matt, fühlte sich unwohl; am andern Tage konnte er wieder arbeiten. Seither traten von Zeit zu Zeit Verstimmungen auf. Während seiner Lehrzeit ging Sch. nicht oft in's Wirtshaus, trank aber bei der Arbeit Schnaps, manchmal bis zu 2 Liter: „das war so eine Leidenschaft", sagte er später einmal, als er hierüber befragt wurde. Doch will er nie sinnlos betrunken gewesen sein. 1896 ging er in die Fremde. In dieser Zeit trank er nicht mehr viel, da er bemerkt hatte, dass er ängstliche Träume bekam, als ob Leute mit dem Messer hinter ihm her seien; wenn er dann schreien wollte, habe er es nicht recht gekonnt. „Manchmal schrie ich dann auf und schlug so mit den Händen um mich, dass ich morgens offene Hände hatte." Einmal, nach Ostern 1896, war er in L. „besinnungslos betrunken" Herbst 1896 wurde er Soldat. Er führte sich schlecht, neigte zur Unbotmässigkeit. In einem Zustand von Verstimmung benahm er sich ungehorsam, wurde deshalb mit anstrengendem Nachexerzieren bestraft. Als er hierbei sehr gequält wurde, zog er sein Seitengewehr und stürzte sich darein. Er trug eine nicht ungefährliche Lungenverletzung davon. Dieser Vorfall gab Veranlassung zu irrenärztlicher Untersuchung des Sch., er wurde am 7. Mai 1898 in die Heidelberger Klinik aufgenommen. Hier wurde einmal ein Anfall von Verstimmung beobachtet, der in dem Gutachten, das Professor Aschaffenburg über Sch. abgab, folgendermassen geschildert wird:

„Am 31. Mai traf ich Sch. Billard spielend. Auf die Frage nach seinem Befinden gab er mit etwas verdrossener Miene an, es sei ihm nicht recht wohl. Er habe nicht recht Acht gegeben, seit wann dies sei, er glaube wohl erst seit dem Mittag vorher. „Wenn ich stillsitze, habe ich keine Lust an nichts, wenn ich Beschäftigung habe, merk ich's nicht so." Er sei traurig und mutlos, aber nicht gerade lebensmüd. Geweint habe er — ich fragte ihn seiner entzündeten Augen wegen danach — gerade nicht, aber „die Augen laufen mir über". Er habe am Abend vorher nicht einschlafen können; als er die Augen geschlossen habe, aber noch nicht eingeschlafen sei, habe er schreckliche Gesichter bis zur Brust gesehen. Gefürchtet habe er sich nicht; wenn er die Augen geöffnet habe, seien die

Köpfe verschwunden. Dass die Gesichter Einbildung seien, habe er gewusst. Als er aus dem Schlaf erwacht sei und sein Wasser habe abschlagen wollen, sei eine Angst über ihn gekommen; „an und für sich habe ich keine Angst, wenn ich drüber nachdenke, aber so ängstlich ist mir's dann, ordentlich zum Zittern." Er habe früher schon so etwas gehabt, als er so viel Schnaps getrunken habe. Auf die Frage, ob er wisse, was man unter Schnapsangst verstehe, antwortete er: „ja, so nennt man's". Wenn er machen könnte, was er wollte, würde er „tüchtig saufen." (Trotz der schlechten Laune?) „ja, eben deshalb, dann würde ich's wegsaufen". Ob er an den beiden Tagen (der militärischen Vergehen) einen solchen Zustand gehabt habe, wisse er nicht. „Verstimmt war ich ja, aber ich hab's auf die Behandlung zurückgeschoben." Als er nach dem Suicid gefragt wurde, begann er unter heftigem Beben der Gesichtsmuskeln zu weinen und war nur schwer zu beruhigen. Er habe Grund zum Selbstmord gehabt; er sei dadurch brustleidend geworden.

„Er blieb den ganzen Morgen über in der gedrückten, etwas unwirschen Stimmung, gab einem anderen Arzt kaum Antwort auf Fragen und weinte viel. Mittags wollte er sich in's Bett legen, blieb aber dann doch auf, da sich der Zustand etwas besserte. Um 2 Uhr war er sehr weinerlich, aber freier und nicht mehr so verzagt.

„In der Nacht zum 1. Mai schlief er gut. Er gab an, er habe beim Augenschliessen wieder Bilder gesehen, sie aber durch Oeffnen der Augen sofort verscheucht und könne deshalb nichts Genaueres angeben. Obgleich er sich sichtlich wohler fühlte, war die Veränderung in seinem ganzen Wesen so unverkennbar, dass sie noch am folgenden Tage meinem Kollegen, der Sch. während der ganzen Tage nicht gesehen hatte, sofort auffiel. Am deutlichsten wurde der Unterschied zwischen seinem sonstigen frischen und heiteren Wesen und diesem Zustande durch die Neigung zum Weinen, die sich erst im Laufe dreier Tage verlor. Die Schilderung seiner Stimmung blieb sich ganz gleich, er wiederholte immer wieder, dass er „gar keine Lust an nichts habe", und dass er „keine Angst habe, sobald er darüber nachdenke" Dagegen gab er nunmehr an, er habe doch solche Zustände schon öfter gehabt; „ich habe nur immer gemeint, ich hätte einen Grund gehabt, aber diesmal liegt doch kein Grund vor. Am Tage des Selbstmordes war ich mehr gereizt, diesmal war ich mehr traurig; ich glaube aber jetzt selbst, dass es nicht mit mir gestimmt hat." Je mehr sich seine Stimmung besserte, desto deutlicher wurde ihm das Krankhafte nicht nur des überstandenen Zustandes, sondern auch der früher aufgetretenen Verstimmungen"...

Der eben geschilderte Fall ist namentlich deshalb sehr wertvoll. weil er das Auftreten des Verlangens nach Alkohol in der Verstimmung gut veranschaulicht. „Wenn ich machen könnte, was ich wollte, würde ich tüchtig saufen," sagt der Kranke in seiner Depression, „dann würde ich's wegsaufen."

Wir wenden uns nunmehr der Schilderung eines Kranken zu, der für unsere Auffassung der Dipsomanie von ganz besonderem Interesse ist. Der Kranke gleicht in vielen Punkten genau dem Dipsomanen, allein es handelt sich doch nicht um einfache Dipsomanie; denn der Pat. trinkt nicht n u r in der Verstimmung. Er ist ein Epileptiker, der im Anschluss an Alkoholgenuss in schwere und langdauernde Dämmerzustände gerät, welche den dipsomanischen ähnlich sind, sich aber durch längere Dauer und wohl auch durch tiefere Bewusstseinstrübung von jenen einigermassen unterscheiden.

12. F., Kaufmann, 1866 geboren.

Grossvater Potator, starb an einer fieberhaften Lungenkrankheit, während der er geistig gestört war. Vater sehr nervös, Bruder desselben starb an Delirium tremens. Bruder der Mutter ebenfalls Trinker, litt an Krämpfen und Aufregungszuständen. Schwester der Mutter soll Delirium tremens gehabt haben; deren Sohn war 1891 wegen deliriöser Zustände in einer Irrenanstalt.

F. hat über die Entstehung und Entwicklung seiner Krankheit eigne Aufzeichnungen gemacht, denen zu entnehmen ist: Schon in den letzten Jahren seiner Schulzeit kamen öfters kleinere Kneipereien vor. Während der kaufmännischen Lehrzeit verfiel F. durch Verführung in schwerere Trinkausschweifungen, bei denen die ganze Nacht durch gekneipt wurde. Infolgedessen wurde er nervös. Eine Badekur hatte keinen Erfolg, da F. nachher in der alten Weise weiter trank. Während eines Aufenthaltes in Paris lebte er solider, geriet aber nach seiner Rückkehr nach Deutschland in sehr lockere Gesellschaft, durch welche er zu Trunk und Spiel verführt wurde. „In M. habe ich zuerst gemerkt" — so schrieb F. — „dass ich nach einer durchkneipten Nacht am andern Tage meine Handlungen, beziehungsweise die Tragweite derselben zu ermessen nicht imstande war. Nachdem ich mich z. B. mit irgend welchem süssen Weine, ohne natürlich irgend welche Nahrung zu mir zu nehmen, gestärkt hatte, bin ich $\frac{1}{2}$ Tag lang auf einem unserer Kohlenwagen in den benachbarten Dörfern herumgefahren und habe dann wahrscheinlich mit allem möglichen Gesindel gekneipt." Von M. kam er nach N., dann nach Z., wo er, solange er nüchtern lebte, sich wohl befand. Allmählich aber begann er wieder regelmässig grössere Mengen Alkohol zu sich zu nehmen. In diese Zeit fallen zwei eigentümliche Vorgänge. In einer Nacht fuhr F. ohne erkennbaren Zweck in einer Droschke nach H. und von da sofort wieder nach Hause (Fahrt von vielen Stunden); er schlief dann über 24 Stunden, wobei Niemand imstande war, ihn zu erwecken. Ein anderes Mal hatte er in einem Kaffee mit einigen Franzosen sehr viel Knickebein getrunken. Erst 1 $\frac{1}{2}$ Tage später erwachte er mit schwerem Kopfweh in seinem Bett und sah sich von teilnehmenden Gesichtern umgeben. Während des Schlafes soll er auf alle an ihn gerichteten Fragen französisch geantwortet haben. Er wusste nicht mehr, wie er nach Hause gekommen war, bemerkte aber, dass ihm sehr viel Geld fehlte, über dessen Verbleib er sich keine Rechenschaft geben konnte.

1892 heiratete F. Während er in den letzten Monaten vorher sehr ruhig gelebt und sich recht wohl gefühlt hatte, begann er infolge unerquicklicher häuslicher Verhältnisse nun allmählich wieder stärker zu trinken, „einesteils um den Aerger zu vergessen, andernteils um dem Unfrieden im Hause zu entgehen". Da sich sein Zustand bald verschlechterte, ging er auf ärztlichen Rat nach A. Dort wurde er als periodisch geisteskrank bezeichnet. Bald nach seiner Rückkehr hatte seine Frau eine schwere Entbindung. Dies regte ihn so auf, dass er wieder zur Flasche griff und bei Nacht mit einem Wagen davonfuhr. Erst nach 3 Tagen dachte er wieder nach Hause zurück und da befiel ihn „namenloser Jammer". „Von dieser Zeit an habe ich nun anfangs wohl alle 4—6 Wochen, nachher, nachdem ich wieder von den Meinigen getrennt leben musste, wohl alle 2—3 Wochen Anfälle gehabt, bei denen ich durchaus unzurechnungsfähig gewesen sein muss, denn einen Grund meiner jeweiligen Handlungen herauszubringen, ist mir nie gelungen. Nach allen Anfällen konnte ich tage- und nächtelang schlafen, d. h. duseln; ich bemerkte wohl dieses oder jenes Geräusch, verstand auch Gespräche, war aber ganz ausser Stande irgend welche Unterhaltung zu führen. Erinnerlich ist mir aus der Zeit meiner Anfälle wenig oder gar nichts gewesen und das Wenige, welches ich mir zusammenstellen konnte, habe ich während des Halbschlafes durchträumt; doch konnte ich stets in ruhigem, wieder normalem Zustande das derzeitige Thun Anderer viel leichter verfolgen als das meinige. Ein bestimmtes Gefühl habe ich bei Beginn jeden Anfalles gehabt, nämlich das Verlangen nach Ruhe und Betäubung, um mir damit unangenehme Gedanken zu verscheuchen; auch habe ich wohl öfters getrunken, um mir zu irgend einer Sache Mut zu machen oder Geschehenes leichter einige Zeit vergessen zu können. In der Aussicht auf eventuell zu erwartende Vorwürfe war ich immer gern zum Trinken geneigt."

Nach mannigfachen Störungen seiner beruflichen Thätigkeit ging er im Frühjahr 1894 nach A. als Kaufmann. Am 9. Februar fuhr er von A. weg, war in grosser Erregung, stieg in B. aus, um sich hier in verschiedenen Lokalen mit Cognac, Wein und Bier zu beruhigen. So kam er erst nachmittags nach X. „Angelangt dort habe ich sofort, so viel ich weiss, Wein und Cognac getrunken und bin dann zur Stadt gegangen. Des Abends habe ich wahrscheinlich im Hotel gegessen. Ob ich dann noch fortgegangen bin, weiss ich nicht, nur weiss ich, dass ich den nächsten Vormittag bis gegen 9 Uhr im Bett lag. Dann bin ich mit einem Dienstmann zu einigen Kunden gegangen. Was ich an dem Nachmittag getrieben habe, ist mir nicht erinnerlich, ebensowenig ob ich am Samstag (10. Februar) zum ersten Mal in der Menagerie war. Was ich am Sonntag getrieben, weiss ich auch nicht, nur glaube ich, dass ich mich an diesem Tag schon mit dem Thierbändiger eingelassen habe. Oefters bin ich auf dem Bahnhof gewesen; einmal bin ich dort in der Nacht vom Stuhl gefallen und habe dann auf einer Treppe geschlafen. Das weiss ich noch; in welcher Nacht mir dies passierte, kann ich auch nicht angeben. Auf welche Weise ich überhaupt mit dem Thierbändiger bekannt geworden bin, ob durch Vorstellung etc., weiss ich nicht; auch ist mir nicht erinnerlich, ob ich den Mann zuerst in der Menagerie oder an einem anderen Ort gesehen habe. Wie ich nun die Tage zugebracht habe, weiss ich nicht, nur weiss ich, dass mich der Thierbändiger mehrmals abgeholt hat und dass ich in mehreren Wirtshäusern und auf dem Rathause war. Ich weiss nur von einem Gang nach dem Rathause, doch sollen wir mehrmals dort gewesen sein. Die Einteilung der einzelnen Tage, d. h. wie ich und wo ich dieselben hingebracht habe, ist mir vollständig entschwunden. Ich habe mehrere Male um Geld an einem der letzten Tage telegraphiert; auch hierüber weiss ich nur die Thatsache, vielleicht auch nur deshalb, weil mir Herr A., als er mich holte, sofort Vorhalt dieserhalb machte. Nach den Kassabüchern muss ich mit ungefähr 200 M. weggefahren sein. Ob ich dieses Geld verausgabt habe oder ob es mir abgenommen ist, weiss ich nicht; ebenso weiss ich nicht, wie lange ich überhaupt im Besitz von Geld war. Als Herr A. kam, um mich zu holen, hatte ich keinen Pfennig, so dass derselbe meine Hotelrechnung bezahlen musste. An ein Gasthaus und an den Oberkellner auf dem Bahnhof musste meine Schuld von hier aus bezahlt werden. Dass ich noch allerhand zu zahlen hatte bei meiner Abreise, wusste ich, doch wusste ich weder, an wen ich zahlen musste, noch wieviel ich zahlen musste. Gern würde ich ausführlicher berichten, doch bringe ich mit dem besten Willen nicht mehr zusammen."

Diese Schilderung eines eigenartigen Dämmerzustandes, welche F. selbst gab, wird nun erst verständlich, wenn man einen Einblick in das gewinnt, was nach aktenmässiger Feststellung sich in den Tagen vom 9.—17. Februar mit F. zugetragen hat. Er hat nämlich am 15. Februar mit einem Tierbändiger einen notariellen Vertrag zur gemeinsamen Errichtung einer Menagerie abgeschlossen; beide Teile verpflichteten sich dem Unternehmen ihre volle Arbeitskraft zu widmen. F. versprach, zum 11. März die Summe von 12 000 M. als unverzinsliche Einlage, so wie später, so bald das Unternehmen Erfolg zeige, nochmals 6000 M. zu dem Geschäft beizusteuern. Der Tierbändiger war dagegen, von seiner Arbeitskraft abgesehen, zu irgend welchen Einlagen nicht verpflichtet; der erzielte Gewinn oder Verlust sollte jede der vertragschliessenden Parteien zur Hälfte treffen. Für den Fall des Zurücktretens eines Teiles ohne genügenden Grund wurde eine Conventionalstrafe von 6000 M. vereinbart. Diesen absonderlichen Vertrag hatte F. mit dem Tierbändiger vor einem Notariatsassistenten in aller Form abgeschlossen. Er hatte dabei nicht den Eindruck eines Betrunkenen gemacht; doch waren beide Partner in der Kanzlei des Notars durch lautes Sprechen und durch Rauchen in den Amtsräumen unliebsam aufgefallen.

Ueber die ganzen Vorgänge in X. konnte der Rechtsbeistand des F. noch Folgendes feststellen: F. wurde am 10. Februar auf eine Geschäftsreise geschickt, zunächst nach X., wo er sich höchstens 2 Tage aufhalten sollte. Anfangs besorgte er ordnungsmässig seine Geschäfte. Am 12. Februar ging er in die gerade in X. weilende Menagerie, wo er mit dem Tierbändiger B. bekannt wurde. Er blieb dann längere Zeit dort, trank einige Flaschen Bier und schloss mit dem Tierbändiger Freundschaft. Von da ab kümmerte er sich um seine geschäftlichen Obliegenheiten nicht mehr. Am 13. Februar war er morgens, mittags und abends mit dem Tierbändiger in einer Wirtschaft zusammen, wobei ziemlich viel getrunken wurde. Nachmittags liess er auf seine Kosten mehrere Flaschen Sekt kommen; bei dieser Gelegenheit soll der Plan zur Begründung einer Menagerie zuerst aufgetaucht sein. Abends war F. angeblich schwer betrunken, so dass er von dem B. in's Hotel und zu Bett gebracht werden musste. Am folgenden Tage wurde er von jenem wieder abgeholt. Nachdem beide in der Menagerie und dann im Wirtshaus gewesen waren, gingen sie zum Notar, um den Vertrag entwerfen zu lassen. Hierbei soll der Tierbändiger die erforderlichen Angaben gemacht haben, während F. nur zu allem ja sagte. Die folgende Nacht verbrachte F. in der Menagerie, wachte dort plötzlich aus dem Schlafe mit ängstlichem Geschrei auf, weil er meinte, die Tiere hätten ihre Käfige verlassen. Tags darauf wurde dann der Vertrag vor dem Notar unterzeichnet. Nachdem der Tierbändiger am 16. Februar dem F. sein Vertragsexemplar gebracht hatte, kümmerte er sich nicht weiter mehr um ihn. Am Abend des gleichen Tages schrieb F. an einen Geschäftsfreund, ihm sei etwas passiert, wegen dessen er voraussichtlich werde ausser Landes gehen müssen. Darauf fuhr dieser Freund nach X., fand aber F. erst am 18. Februar dort auf. F. konnte sich nicht erinnern, wo er am 17. Februar gewesen war.

Als nun F. bis zum verabredeten Termin keinerlei Schritte zur Verwirklichung des geschilderten Planes gethan hatte, erhielt er am 13. März von einem Rechtsanwalt im Auftrage des Tierbändigers die Aufforderung, binnen 3 Tagen entweder die Einlage von 12 000 M. zu machen oder die verabredete Conventionalstrafe von 6000 M. zu zahlen. Als er Beides unterliess, erhielt er einige Tage später ein telegraphisches Monitum. Nachdem der Tierbändiger auch auf diesem Wege nichts erreichte, schritt er zur gerichtlichen Klage. Da F.'s Handlungsweise eine ganz unverständliche und absurde war, so lag der Verdacht, dass F. damals geistesgestört war, nahe. Glaubwürdige Zeugen sagten von ihm aus, dass er seit einigen Jahren von Zeit zu Zeit auffallende Handlungen begehe, über die er selbst keine Rechenschaft zu geben vermöge. Er verschwinde dann plötzlich aus seinem Wirkungskreise, treibe sich ziellos herum und tauche ebenso unvermutet wieder auf, meist in sehr verwahrlostem Zustande und ohne irgend welche Geldmittel. In solchen Zeiten verbrauche er bedeutende Summen, über deren Verbrauch er nachher nichts angeben könne; auch habe er nur eine ganz dunkle Erinnerung an seine Erlebnisse.

F. wurde im Mai 1894 erstmals in die Heidelberger Irrenklinik aufgenommen und blieb dort bis Ende August. Er war ruhig, besonnen, orientiert, hielt sich selbst für krank, sehnte sich danach gesund zu werden. Er wollte deshalb gern in der Klinik bleiben. Er erschien intelligent, zeigte ein gutes Gedächtnis, konnte aber über seine eigentümlichen Zustände nur wenig Auskunft geben. Es machte sich bei ihm eine gesteigerte gemütliche Erregbarkeit bemerkbar. Sein Benehmen war bescheiden, liebenswürdig und zeugte von guter Erziehung. Er wurde gegen das Versprechen völliger Alkoholabstinenz ohne jede Beschränkung seiner persönlichen Freiheit behandelt, machte nach Belieben weite Ausflüge, beschäftigte sich vielfach, ohne seine Freiheit jemals im geringsten zu missbrauchen. Dabei befand er sich nach seiner Aussage sehr wohl, hatte durchaus kein Bedürfnis nach alkoholischen Getränken, hatte guten Appetit und schlief gut. Am 18. Juni erzählte er, er habe vor etwa 14 Tagen in der Klinik einige Stunden lang Kopfschmerzen und eine eigentümliche, heimwehartige Stimmung gehabt, in der ihm alles nicht recht gewesen sei. In solcher Stimmung habe er früher in der Regel zur Flasche gegriffen. Zuerst habe er dann feine, starke Südweine getrunken, später im Rausch dagegen alles, was ihm in die Hand gefallen sei. Nachdem er völlige Abstinenz versprochen hatte, wurde er entlassen. Das Gutachten, das der Direktor der Klinik im November 1894 über F. ausstellte und dem die obige Schilderung zum grossen Teil wörtlich entnommen ist, kam zu folgenden Schlüssen:

„1. F. ist periodisch geisteskrank, und zwar leidet er an epileptischen Dämmerzuständen, die jeweils durch Alkoholgenuss im Anschluss an gemütliche Verstimmungen hervorgerufen werden.

„2. Aus den unter Beweis gestellten Thatsachen geht hervor, dass F. in X. mindestens vom 13. Februar bis 16. Februar 1894 sich in einem solchen Dämmerzustande befand.

„3. F. war in Folge dieser geistigen Störung beim Abschlusse des Vertrages vollkommen willensunfähig."

Zu seinem Unglück ist F. der Abstinenz nicht dauernd treu geblieben. Als er im Frühjahr 1895 „aus Neugier, ob er nicht auch mässig sein könne, die völlige Enthaltsamkeit aufgab, geriet er bald in einen dipsomanischen Anfall, in dem er nach starkem Trinkexcess eine ganz zwecklose Reise von mehreren Tagen unternahm. Ein abermaliger Rückfall im September 1895 schloss sich an geschäftliche Aufregungen an. Dieser Anfall brachte ihn wiederum in die Heidelberger Klinik. Hier hielt er sich wieder ganz gut, konnte im Dezember 1895 entlassen werden. Er blieb nun 2 Jahre lang ganz abstinent, befand sich sehr wohl dabei, führte mit Frau und Kindern ein ganz geordnetes Familienleben. Im Frühjahr 1898 wurde er jedoch wieder rückfällig. In einem schweren Anfalle trieb er sich mehrere Tage in Wirtshäusern und Bordellen umher, machte sinnlose Bestellungen, an die er sich nachher nicht erinnern konnte. „Ich bin — so schreibt er in einem Brief vom 19. Mai 1898 — da ich ganz überreizt und überarbeitet war und da ich hier nicht Erholung finden konnte, da ich doch von jedem Verkehr abgeschnitten bin, mit dem Vorsatze weggefahren, zu probieren, ob ich wieder etwas ertragen könne. Hier hatte ich nicht den Mut, weil ich meine Frau nicht kränken wollte. Ich hatte die feste Absicht, wenn es mir nicht gelingen sollte, sofort nach Hause zu fahren, aber das Können blieb aus und ich sank in wenigen Tagen immer tiefer, aber so wahr ich noch an einen Gott glaube, ohne meine Absicht".

Trotz dieser bitteren Erfahrungen ist F. auch weiterhin nicht dauernd abstinent geblieben. Im September 1899 hat er in einem dipsomanischen Anfall Hab und Gut versetzt, nachdem er in ein Bordell geraten war. Im März 1901 teilte er uns kurz mit, dass er sich, abgesehen von einer durch ein lästiges Leiden verursachten Müdigkeit, wohl befinde.

Wir werden, wie schon erwähnt, den vorliegenden Fall nicht als reine Dipsomanie auffassen, sondern als psychische Epilepsie, bei der Alkoholexcesse rasch tiefe Bewusstseinstrübung, Dämmerzustände auslösen. Er erinnert in mancher Beziehung an die Zustände, welche Marguliez als Pseudodipsomanie bezeichnet. Die Trinkausschweifungen schlossen sich nicht immer an Verstimmungen an, aber sie führten sehr rasch zu Dämmerzuständen, welche den dipsomanischen ähnlich sind.

III.

Mit den zuletzt geschilderten Fällen haben wir uns nun derjenigen Krankheitsgruppe genähert, welcher eine grosse Zahl unserer Dipsomanen angehört: Epileptiker, bei denen die Krankheit vorwiegend, aber nicht ausschliesslich die Gestalt dipsomanischer Anfälle annimmt. Wir haben, wie erinnerlich, zuerst die Fälle reiner Dipsomanie geschildert und dann gezeigt, dass das wesentlichste Symptom dieses Leidens — die einleitende Verstimmung — in ganz gleicher Weise bei Epileptikern wiederkehrt, ohne dass ein Trinkanfall folgt.

Wir werden nunmehr an mehreren Krankengeschichten den Nachweis führen, dass sich die Dipsomanie der Gruppe I mit der Epilepsie der Gruppe II verbinden kann und dass bei dieser Kombination sowohl die dipsomanischen als auch die epileptischen Komponenten des Krankheitsbildes durchaus dieselben Züge zeigen, wie bei jeder der beiden bisher geschilderten Gruppen. Daraus wird sich dann der zwingende Schluss ergeben, dass die Dipsomanie als ein periodisches Leiden epileptischer Herkunft zu betrachten ist.

Den zuletzt beschriebenen Epileptikern sind einige Kranke ähnlich, bei denen die Dipsomanie nur eine der mannigfaltigen Aeusserungen ihrer epileptischen Erkrankung darstellt:

1. V., Bahn- und Telegraphenbeamter, 1851 geboren.

Grossvater Trinker. Ende der 70er Jahre Lues. 1880 Heirat. 1881 ziemlich schwere Kopfverletzung. Wechselreiches Leben. Sonderling; verschlossen, reizbar. Unglückliche Ehe. Periodische Verstimmungen mit Angst, Trinkexcessen, während welcher V. ganze Nächte lang einsam in Winkelkneipen herumsass und für die er nachher keine genaue Erinnerung hatte. Im Dämmerzustand Verletzung der Ehefrau mit einem Messer. Selbstmordversuche. Heftige Bedrohungen eines Vorgesetzten. Oefters Ohnmachtsanfälle, petit mal in Form kataleptischer Anfälle. Bettnässen. Visionen drohender Gestalten, von Funken und Sternschnuppen, „Heimweh-Gefühle". Plötzliches Davonlaufen mit nachfolgender Amnesie. Häufig Kopfschmerzen, Ueberempfindlichkeit gegen Lärm. Im Dämmerzustand geschlechtlicher Angriff auf ein $6\frac{1}{2}$ jähriges Kind; nachher keine Erinnerung. In den Zwischenzeiten solid, fleissig, pedantisch, rechthaberisch, etwas schwerfällig, nicht sehr dement; „ein unheimlicher Mensch" In der Klinik geordnet, zu Schreibarbeiten gut verwendbar, nicht gewaltthätig. Bei völliger Alkoholabstinenz keine Anfälle; nur geringe Stimmungsschwankungen. Nie Krämpfe. Zeitweise morgens Schmerzen in der Zunge (nächtliche Anfälle?).

Nach eigener Aussage trank V. nur anfallsweise grössere Alkoholmengen, und zwar immer dann, wenn ihn das „Heimweh-Gefühl", namentlich die Sehnsucht nach seinem jüngsten Sohne befiel. Dann gab er sich Tage lang dem Trunke hin, lief auch manchmal ruhelos in der Welt herum, trug sich mit Selbstmordgedanken. Seine Amtsgenossen nannten ihn einen zeitweiligen Trinker. V. selbst führte sein Leiden auf die 1881 erlittene Kopfverletzung zurück (Schlag mit einem Ochsenziemer auf den Kopf, Zusammenstürzen, Bewusstlosigkeit). Ob diese Auffassung richtig ist, ob es sich also thatsächlich um eine traumatische Epilepsie handelt, konnte nicht mit genügender Sicherheit festgestellt werden.

Aehnlich ist folgender Fall:

2. U., Kolporteur, 1843 geboren[1]).

Von erblicher Belastung ist nichts bekannt. Guter Schüler. Lernte die Gärtnerei. 1864 Soldat; machte die Feldzüge 1866 und 1870/71 mit. Typhus im Februar 1871; während desselben heftige Delirien, in denen U. von Schlachten phantasierte, hurrah schrie, mit einem Stocke die Bewegung des Schiessens machte. Nachher völlige Amnesie für die ganze Krankheit. Es sei ihm gesagt worden, er habe einen „Gehirn- und Nervenschlag" gehabt. Anfänglich sei seine ganze linke Seite gelähmt gewesen; links habe er nichts, rechts nur wenig gesehen, habe nur noch lallen können; links habe er nichts gehört, rechts zwar gehört, aber nichts verstanden. Allmählich im Laufe vieler Monate zunehmende Besserung, die Lähmungserscheinungen verschwanden schliesslich ganz, auch das Gefühl kehrte wieder (Encephalitis

---

1) Bereits beschrieben bei E. Kraepelin, Einführung in die psychiatrische Klinik, Seite 50—52.

und Polyneuritis?). Seither oft Kopfschmerzen und Ohrensausen. Jeden Herbst und jedes Frühjahr hat es „bei ihm gerappelt". Eines Tages bei der Arbeit Ohnmachtsanfall, nachher Abgeschlagenheit, trübe Stimmung, Lebensüberdruss. „Ich hab' nichts mehr angucken mögen." Die Verstimmung ging rasch vorüber. Nach etwa 8 Tagen wieder normaler Zustand. Bei Nacht oft Kopfschmerzen, Schlaflosigkeit, Phantasien aus der Militärzeit. U. war dann morgens sehr müde, ganz nass geschwitzt. Nächtliche Krampfanfälle mit Zungenbiss. Die Zunge war morgens blutig. Fall aus dem Bett mit Beschädigung der Zähne. Dämmerzustände von 8—14 tägiger Dauer und nachfolgender Amnesie; sie begannen immer mit einer Ohnmacht, vorher war U. einen Tag lang müde, abgeschlagen und verstimmt. 1882 schwerer Depressionszustand, wegen dessen U. einige Wochen in der Heidelberger Klinik behandelt wurde. Gelegentlich Trinkexcesse; seit 1884 täglich wiederkehrende Ohnmachten mit völligem Bewusstseinsverlust. Ausserdem zeitweise Dämmerzustände von mehrtägiger Dauer, periodische Verstimmungen ohne äussere Veranlassung und von stets gleichem Charakter. Erregungszustände mit Gewaltthätigkeiten und unzüchtigen Handlungen. Selbstmordversuche. Gesteigerte Reizbarkeit. Alkoholintoleranz angeblich schon seit dem Typhus. Auf zwei Glas Bier oder $1/4$ l Wein wurde U. aufgeregt, „benebelt und rabiat" Kein starker Potus, aber zuweilen Excesse. „In den Anfällen habe ich mehr getrunken, damit ich mich vergessen habe, damit ich das Stechen und Reissen im Kopf und in den Gliedern nicht so gespürt habe. Es wurde mir immer leichter auf's Trinken. Manchmal kriege ich so trübe Gedanken; das kommt wie angeflogen. Dann möchte ich mir das Leben nehmen. Dann bete ich zu unserem Herrgott, er möge mir Kraft und Fassung geben."

Epileptische Charakterveränderung: umständlich, in Erzählungen weitschweifig, selbstzufrieden, oft renommierend und anspruchsvoll; frömmelndes Wesen, phrasenreiche Briefe; bei vermeintlicher Vernachlässigung sehr gereizt und beleidigt.

In der Anstalt typische, etwa alle 4 Wochen wiederkehrende Verstimmungen mit Lebensüberdruss, Heimwehgefühl, Kopfschmerzen, mürrischem, hochfahrendem Wesen, ausfälligen Reden. In den Zwischenzeiten fühlt er sich überschwänglich glücklich und wohl, dankt dem lieben Gott für alle Wohlthaten, arbeitet sehr fleissig in Küche und Haus. Leichte dipsomanische Anfälle. Selbstschilderung eines Anfalls (Beginn am 5. Juli 1896): „Ich war verstimmt, missmutig, appetitlos, lebensüberdrüssig. Wenn ich hätte eine Pistole gehabt, ich hätte mich totgeschossen. Es ist eine Schande, dass man so etwas sagt als Christ, aber man kriegt als so Stunden, man hat so Tage. Am 10. schickte mich Herr X. fort, da es mir sterbensweh war. Ich ging heim und durch die Ruhe wurde mir ein wenig leichter. Am 11. bin ich morgens $1/2$6 Uhr aufgestanden, habe Kaffee getrunken, wollte zur Arbeit. Ehe ich an die Fabrik kam, bekam ich eine Ohnmacht, stürzte hin. Ich ging dann heim, da es mir so weh war. Ich trank $1/4$ l Wein, ging dann in die Restauration S., trank $1/4$ l Apfelwein. Ich wollte auf das Schloss, kam bis an den Burgweg, habe in der Wirtschaft zur

Burg $^1/_4$ l Wein getrunken. Da kam Schutzmann A. zu mir; mit dem unterhielt ich mich und klagte, dass mir so weh sei. Dann wollte ich auf's Schloss, blieb aber sitzen, trank noch ein $^1/_4$ l Wein. Dann bin ich ganz aufgeregt geworden, war ganz aus dem Häusel. Dann habe ich nicht mehr gewusst, was ich thue; da war ich verrückt, das muss ich sagen." ...

U. hat in diesem dipsomanischen Anfall an einem kleinen Mädchen ein Sittlichkeitsverbrechen begangen.

In seinen Anfällen trank U., was ihm unter die Hände kam, selbst denaturierten Spiritus, den er zum Reinigen erhalten hatte.

In den Fällen, die wir nunmehr beschreiben wollen, sehen wir die dipsomanischen Anfälle mehr in den Vordergrund des Krankheitsbildes treten, während andere Symptome von Epilepsie zwar nicht fehlen, aber doch weniger deutlich ausgeprägt sind.

3. X., Tabakarbeiter, 1860 geboren[1]).

Der Vater des Kranken war Trinker. Von Kindheit auf war X. ein abnormer Mensch. Schon als Knabe von 8 Jahren schwänzte er manchmal 2—3 Tage die Schule, weil es ihn überkam, fortzulaufen und im Freien herumzuschweifen. Dabei hatte er oft nichts zu essen, musste hungern oder betteln. Er übernachtete im Walde, einmal auch zwei Nächte lang im Totenhaus des Kirchhofs. Strafen waren erfolglos. Seine Lehrer merkten, dass er bisweilen „querköpfig war und partout sein Sach' nicht lernen wollte." Nach der Entlassung aus der Schule arbeitete er nirgends lange, man konnte ihn nirgends gebrauchen. Die Leute hielten ihn für einen Trunkenbold. Er wurde Tabakarbeiter, heiratete, verlor aber seine Frau schon im Jahre 1888; sie hinterliess ihm 2 kleine Kinder. Schon als junger Mensch kam er wiederholt mit dem Strafgesetzbuch in Konflikt. Er wurde wegen Erregung öffentlichen Aergernisses, groben Unfugs, Verbreitung unzüchtiger Schriften. Betrugs, falscher Namensangabe, Bedrohung, Widerstands gegen die Staatsgewalt mit Haft und Geldstrafen bedacht. 1888 war er der Brandstiftung beschuldigt, wurde aber wegen Geisteskrankheit freigesprochen.

Ein eigentümlicher Vorfall, gab den Anlass, dass X. in die Heidelberger Klinik kam. Am 10. Novbr. 1891 ging er in eine Wirtschaft in L., forderte für 6 Pf. Schnaps, setzte sich an's Klavier, begann zu spielen, obwohl er sich anscheinend nicht darauf verstand. Der Wirt forderte ihn auf, das Clavier zu verlassen; er that es nicht. An einem benachbarten Tisch sass ein jüdischer Fleischer Namens S. und trank ruhig Wein. X. ging plötzlich auf ihn zu, frug ihn: „Gelt, Du bist ein Jude?" Als S. dies bejahte, stach X. mit dem Ausruf: „Wenn Du ein Jude bist, steche ich Dich tot", mit einem Messer auf sein Gesicht los. S. wehrte sich, schlug den X. mit seinem Stock auf den Kopf; X. stürzte zu Boden, schlug noch

---

1) Der Fall ist bereits von Gross (Psychologische Arbeiten, herausgegeben von E. Kraepelin, Bd. III) kurz geschildert werden.

mit dem Messer um sich. Mehrere Personen eilten hinzu und entrissen ihm das Messer. S. hatte keine Ahnung, weshalb er von X. überfallen worden war; er kannte ihn gar nicht. Ueber die Gründe seiner Gewaltthat befragt, sagte X. aus: „Während meiner Ehe kaufte ich von einem Juden in meinem Orte eine Kuh, die mir aber verendete, wodurch ich um mein ganzes Vermögen gebracht wurde. Dieser Jude heisst S. und wohnt in H.; seit mir die Kuh verendet ist, sind etwa 15 Jahre verflossen. Als ich heute in der Wirtschaft sass, kam S.; da dieser dem S. in H. ganz ähnlich sieht, so glaubte ich, es sei dieser und fasste den Entschluss, ihn zu töten." X. erschien etwas angetrunken, hatte anfänglich geleugnet den S. überhaupt gestochen zu haben. In's Krankenhaus gebracht äusserte er am gleichen Abend: „Wenn ich auch in's Zuchthaus komme; wenn ich wieder raus komme, muss der Jud' doch sterben; ich hatte mir schon lange vorgenommen, den Juden umzubringen." Angestellte Nachforschungen hatten nun das merkwürdige Eegebnis, das X. niemals Vermögen besessen, niemals eine Kuh gehabt hat; einen Mann Namens S. gab es in dem Orte gar nicht. Der Gensdarm schilderte X. als einen moralisch verkommenen, arbeitsscheuen, dem Branntweingenuss stark ergebenen Menschen, der zeitweise Anzeichen von Delirium tremens biete und sich dann Vergehen zu Schulden kommen lasse.

Im Krankenhaus war X. am Abend der Strafthat sehr erregt, schrie: „der Jude soll mir nicht hereinkommen", fuchtelte mit den Armen in der Luft herum. Dann stand er aus dem Bett auf, ging mit einem Stuhl auf andere Kranke los. Angesichts der Zwangsjacke wurde er ruhiger. Er behauptete dann, ein Jude habe sein Weib unter den Boden gebracht. Tags darauf wusste er von Allem, was vorgefallen war, nichts mehr. Er habe noch keinen Menschen betrübt. „Da darf mir einer den Kopf herunterhacken, ich könnte nichts sagen, ich weiss nichts davon." Ich habe Montags blau gemacht, Dienstags war es mir nicht gut, da bin ich herüber nach L.; ich habe unterwegs, so glaube ich, in jedem Wirtshaus getrunken. Ich weiss nicht, wann ich hier angekommen bin und ob ich hier in verschiedenen Wirtschaften war. Ich habe im Spital gar nicht gewusst, woher ich meine Wunden hatte."

Zeugen sagten über X. aus, er sei geistig nicht normal, trinke ausser der Arbeitszeit viel Schnaps, führe, wenn betrunken, tolle Reden, spreche manchmal von seinem krankhaften Zustand, bei dem er nicht arbeiten könne. Einmal sei er grundlos 3 Tage lang ohne alle Geldmittel im Bett geblieben. Im trunkenen Zustande sei er roh und bedrohe seinen Arbeitgeber. Er habe einmal geäussert, sein Vater habe sich erhängt, wegen dieser Schande trinke er. (Thatsächlich lebte sein Vater damals noch). Er galt bei seinen Bekannten als „häufig trübsinnig".

Das bezirksärztliche Gutachten von 8. Decbr. 1891 hebt hervor, dass X. schon seit Jahren nicht in normaler geistiger Verfassung sei; er leide an der anfallsweisen periodischen Trunksucht. In einem solchen Anfall habe er sich auch am 10. Novbr. 1891 befunden. Da sich X. als gemeingefährlich erwiesen hatte, so wurde er am 11. Jan. 1892 in die Heidelberger

Irrenklinik verbracht. Hier war er anfänglich mürrisch, abweisend, protestierte lebhaft gegen seine Internierung. Bald aber wurde er freundlich, zugänglich, einsichtig und benahm sich ganz geordnet. Er gab an, er habe periodisch auftretende Zustände von Traurigkeit, die er sich durch Trinken vertreiben müsse; dann werde er streitsüchtig, bekomme Selbstmordgedanken, habe sich einmal erschiessen wollen; ein ander Mal habe er auch einen Mordversuch gemacht. Seit etwa 17 Jahren — also etwa seit seinem 14. Lebensjahr — habe er solche Anfälle von Traurigkeit und Aengstlichkeit, er sei dann „so von innen heraus betrübt", das Leben sei ihm verleidet. Er habe eine unbestimmte Angst, vor was, könne er nicht angeben. Dann komme ihm stets der Gedanke, sich mit einer Pistole zu erschiessen. Er habe nun später gemerkt, dass er durch Schnapsgenuss die Angst mit Erfolg bekämpfen könne und habe dann bis zur Betäubung getrunken. Ausserhalb dieser Perioden habe er nur wenig getrunken. Allmählich seien diese Anfälle schlimmer geworden. Wenn er dann zur Bekämpfung seiner Angst Schnaps zu sich genommen habe, dann habe er tolle Sachen gemacht, von denen er nachher nichts wusste. Er sei dann bestraft worden und habe gar nicht gewusst, warum. So sei er ohne Geld in's Wirtshaus gegangen (Anklage wegen Zechprellerei und Betrugs), er solle Radau gemacht (Anklage wegen Bedrohung, groben Unfugs, Widerstands gegen die Staatsgewalt), einen Wald angezündet haben (Anklage wegen Brandstiftung). Während seine Geschwister normal seien, sei er das ungeratene Kind der Familie, das der Vater nie habe leiden können.

Seine Verstimmungen, die nicht länger als einen Tag dauern sollen, schilderte X. im Februar 1892 mit folgenden Worten: „Wenn so ein Tag kommt, kann ich nicht ein Jota antworten. Es ist mir unangenehm, wenn mich Jemand anspricht. Manchmal kommt das nach einem schönen Traum von meiner Frau, aus meiner Jugendzeit. Diese Stimmung kommt in unregelmässigen Zwischenräumen, ohne vorheriges Trinken. Ich kann dann nicht arbeiten, bin so müde, so zitterig, habe zwar nicht viel Kopfschmerzen, bin aber nicht völlig klar. Das dauert so lange, bis ich wieder etwas getrunken habe. Dann trinke ich gewöhnlich zu viel, werde lustig, dann schläfrig; nach etwa 3 Stunden bin ich wieder munter und kann wieder arbeiten. Wenn ich nichts trinken würde, so würde die Arbeit schlechter."
X. blieb nun 1¾ Jahre lang in der Klinik. Im März 1892 ist notiert: er scheint ein gutmütiger Mensch zu sein, eigentümlich sinniger Charakter, etwas weich und willensschwach. Er zeigt Mitleid mit Schwerkranken, Neigung, ihnen nützlich zu sein. Entschieden ist er nicht arbeitsscheu, sondern beschäftigt sich gerne, neuerdings mit Zeichnen, für das er ein ganz eigenartiges Talent hat.

X. hat in der Klinik wiederholt Verstimmungen gehabt. So ist am 3. März 1892 verzeichnet: X., bis dahin ganz munter und leidlich zufrieden, blieb morgens im Bett liegen mit der Angabe, es sei ihm nicht gut, er möchte lieber liegen bleiben. Das sei - so gab er auf Befragen an — so ein Zustand, wie er ihn „als bekomme": es sei ihm so wehmütig zu Mute, so verlassen; er möchte Niemand sehen, Niemand sprechen, am liebsten allein sein oder in den Wald laufen. Wenn er jetzt draussen wäre, so würde er sich erschiessen oder im Wald umherlaufen. Er würde jetzt Schnaps trinken, wenn er ihn hätte. Es sei ihm so eng zu Mut, so beklommen. Dabei zeigte er auf die Herzgrube. Sein Gesichtsausdruck war traurig, mürrisch, er seufzte tief auf. Körperliche Störungen waren nicht vorhanden. Puls 64. Am anderen Morgen war, nachdem X. bei Nacht gut geschlafen hatte, der Anfall vorbei, X. war wieder guter Stimmung. Ein ganz ähnlicher Anfall von eintägiger Dauer stellte sich am 26. März 1892 ein, ein leichterer am 25. April und 16. Mai. Bei den leichteren Anfällen bestand nur eine unbestimmte Angst. Am 14. Juni trat eine schwere Verstimmung auf. X. hatte schon in der Nacht schlecht geschlafen, wachte sehr deprimiert auf, sagte, er sei in einer verzweifelten Stimmung, sehe nicht ein, was er noch auf der Welt solle. Der Anfall dauerte bis zum Mittag des 15. Juni.

In den Zwischenzeiten verhielt sich X. ganz korrekt, beschäftigte sich fleissig mit Zeichnen und Hausarbeiten. Er zeigte keine dauernde Reizbarkeit, erwies sich als gutmütig, willig, war bei Gesunden und Kranken allgemein beliebt. Er hatte freien Ausgang, den er zu grossen Spaziergängen benutzte.

Am 21. Juli 1892 trat ganz plötzlich ein heftiger Angstzustand mit Drang, in's Wasser zu springen, auf. Dabei hatte X. keinen Trieb zu trinken. Es bestand leichte Benommenheit, dumpfes Gefühl im Kopf, Präcordialangst. Der Anfall dauerte einen Tag lang.

Längere Zeit ging es ihm ganz gut. Allein am 27. September 1892 kam er vom Ausgang nicht zurück; er hatte in einem Anfall von Verstimmung die Uhr eines Wärters versetzt, war dann nach N. und von da nach H. gelaufen. Von dort wurde er polizeilich wieder in die Klinik gebracht. Bei der Rückkehr war er gereizt und heftig, querulierte, was er denn ewig hier solle, er sei doch gesund! Tags darauf war er wieder ruhig, freundlich und einsichtig, dankbar; er missbrauchte weiterhin in den nächsten Monaten die Vergünstigung des freien Ausganges nicht. Er äusserte, er habe sich nie in seinem Leben so wohl gefühlt, hier sei er erst ein Mensch geworden. Er wolle nicht mehr Arbeiter werden; denn da käme er vielleicht doch wieder an den Schnaps und er wisse wohl, dass er nur existieren könne, wenn er gar nicht tränke. Er bleibe gerne in der Klinik, wolle sich hier als Zeichner selbst weiterbilden und überlasse den Zeitpunkt seiner Entlassung ganz den Aerzten. Viele Monate lang blieben die Anfälle bei völliger Abstinenz ganz weg. Während eines viertägigen Urlaubs nach Hause hielt sich X. sehr gut; er kam vor Ablauf der Frist freiwillig in die Klinik zurück; „ich bin froh, dass ich wieder da bin" Zu Hause habe es ihm nicht gefallen. Die ärmlichen Verhältnisse, das Elend der Kinder, der Schnapsgenuss des Vaters, die Not der ganzen Familie, all' das deprimierte ihn. Er habe mit den anderen Leuten im Ort wenig verkehrt, sich nur an seinen Kindern gefreut und sich mit diesen abgegeben.

Am 15. Mai 1893 trat offenbar im Anschluss an ein erotisches Abenteuer mit einem Mädchen eine leichte Erregung auf; X. kam statt abends 7 Uhr erst kurz vor 10 Uhr nach Hause, war erregt, hatte aber keine alkoholischen Getränke zu sich genommen. Im Juni 1893 ging mit dem X. eine deutliche Veränderung vor. Er wurde missmutig, verdriesslich, hatte an seinen zeichnerischen Arbeiten keine Freude mehr. Er hielt sich jedoch geordnet, missbrauchte seinen freien Ausgang nicht. Im Juli fiel eine zunehmende Teilnahmlosigkeit an ihm auf; X., der früher unermüdlich war, that Tage lang gar nichts, legte sich manchmal schon morgens nach dem Frühstück wieder in's Bett, schaute stundenlang träumend in die Luft. Während er früher für sein Leiden ein gutes Verständnis hatte, wurde er nun allmählich einsichtslos, drängte auf Entlassung, wobei er äusserte, er werde sich vor dem Trinken hüten; dann bekomme er auch keinen Anfall. Als ihn am 28. September 1893 freier Ausgang gewährt wurde, den er sich behufs Bewerbung um eine Stelle erbeten hatte, kehrte er nicht mehr in die Klinik zurück, trieb sich den Tag über in Heidelberg herum, ging dann in einige benachbarte Ortschaften und einige Tage später nach seinem Heimatsdorfe H. Während seiner Wanderungen trank er keine geistigen Getränke. Da er sich in H. zunächst gut hielt und sich fleissig beschäftigte, so wurde er beurlaubt. Einige Monate lang blieb X. bei seinem Bruder und arbeitete bei ihm. Am 21. Februar 1894 berichtete dieser an die Direktion der Klinik, dass X. seit 7 Tagen ohne Grund, unter dem Vorwand, einen Freund zu besuchen, die Arbeit verlassen habe. Tags darauf kam X. freiwillig in die Klinik. Er war traurig, einsilbig, leicht benommen und blieb in diesem Zustand mehrere Tage im Bett. Dann war der Anfall vorüber. X. erzählte, er sei lange im Wald herumgelaufen. Er erholte sich rasch und beschäftigte sich wieder wie früher mit Zeichnen. Er erhielt freien Ausgang, den er, wie man später erfuhr, dazu benutzte, mit Dienstmädchen Ausflüge zu machen. Am 1. April 1894 kam er vom Ausgang nicht zurück. Tags darauf wurde er von einem Bekannten gesehen; dieser berichtete, er habe einen verstörten Eindruck gemacht und ihn gefragt, wo er ein Revolver kaufen könne.

Einige Monate später wurde bekannt, dass X. wieder trinke. Im Februar 1895 kam er wieder allein zur Klinik und bat, man möge ihn aufnehmen; es gehe ihm wieder schlecht. Er sehe ein, dass er sich draussen nicht halten könne. Er habe wieder zu trinken angefangen, zuerst nur bisweilen ein Glas Bier, „dann kam auch Wein und Schnaps daran, bis es wieder war wie früher" Dann habe er sich wieder an Frauenzimmer gehängt. So sei er immer mehr heruntergekommen. Seit einigen Tagen sei sein alter Zustand wieder da. Es sei ihm so schwer ums Herz geworden, nichts habe ihm mehr gefallen, er habe die Selbstmordgedanken nicht loswerden können, auch durch stärkeres Trinken nicht. Er sei froh, wenn er hier bleiben könne. Er habe es sich nicht so schwer vorgestellt, vom Trinken fernzubleiben. Nach 6 Tagen war der Anfall vorüber. Bald darauf stellte sich ein neuer ein, „heimwehartig". Er machte damals folgende Erläuterung: „Das kommt immer, wenn ich einen schönen Traum gehabt habe, von Liebe oder so etwas. Wenn ich dann morgens aufwache, so muss ich immer denken, wie es so ganz anders ist. Dann drängt es mich fort. Es ist ein Gefühl wie Heimweh; dann überleg' ich mir wieder, dass es doch draussen nicht geht. Und dann werde ich wieder ruhig. Dies Mal war es nur ganz leicht. Jetzt bin ich noch müde und abgespannt"

Als X. am 28. April 1895 freien Ausgang hatte, trank er, von einem früheren Patienten verführt, einige Glas Bier, bekam dann plötzlich den Drang zum Fortlaufen und trieb sich 1 ½ Tage lang ziellos in den Wäldern herum. In der Nacht des 29. April 1895 war er dann zur Klinik gegangen, hatte sich aber nicht getraut, um Aufnahme zu bitten, und die Nacht auf einer Bank vor der Klinik zugebracht. Am Morgen des 30. April wurde er dann totmüde, lebensüberdrüssig aufgenommen. Er war schwer verstimmt, weinte viel, machte sich selbst Vorwürfe: „Von klein auf bin ich ein Verbrecher gewesen, ich habe noch viel auf dem Herzen, das möchte ich von mir schaffen . . . Die Raben folgten mir in die Wälder, Raben krächzten über mir. Ich habe in der Jugend allerlei Unzucht getrieben. Ich muss das beichten." Diese trübe Stimmung schlug am 4. Mai mittags plötzlich um: X. wurde heiter, arbeitete, sang, zeigte gute Krankheitseinsicht. Er äusserte: „Manchmal muss ich mich freuen, kann aber den Gedanken nicht finden, worüber ich mich freuen muss."

Am 1. August 1895 erzählte er bei der klinischen Vorstellung unter Anderem, dass er manchmal etwas „durmelig" sei, auch wenn er nichts getrunken habe. Auch leide er oft an Schwindel; einmal habe er sich plötzlich auf einem falschen Wege gefunden, sei neben hinaus gelaufen gewesen, ohne es zu merken. Von Mai bis Oktober 1895 hielt sich X. gut, arbeitete fleissig. Am 3. Oktober 1895 kam er vom freien Ausgang nicht mehr zurück.

Die Unfähigkeit des X., sich ausserhalb der Anstalt des Alkohols ganz zu enthalten, war in erster Linie daran schuld, dass er in den nächsten Jahren immer wieder an schweren Anfällen erkrankte und noch öfters in die Klinik aufgenommen werden musste. Die einzelnen Anfälle glichen sich sehr; es handelte sich in der Regel um Depressionszustände mit Angst, gesteigerter Reizbarkeit, impulsiven Handlungen, Alkoholexcessen. Während des Anfalls bestand meist eine sentimentale, weichliche Stimmung. In einem Erregungszustand bedrohte er im April 1896 seinen Vater mit dem Messer, musste deshalb wieder in die Klinik gebracht werden. Allmählich machten sich bei ihm die Zeichen der epileptischen Charakterveränderung immer mehr bemerkbar. Er erwies sich als unaufrichtig, phrasenhaft, mit sich selbst sehr zufrieden, pedantisch, schrieb rührselige Briefe, zeichnete mit Vorliebe sentimentale und lascive Bilder; er überschätzte sein zeichnerisches Können und wollte sehr anerkannt sein. Während er in weitschweifigen Reden betonte, wie schädlich ihm der Alkohol sei und wie er am besten thue, ganz in der Klinik zu bleiben, drängte er doch thatsächlich immer wieder bald auf Entlassung und entwich bei gebotener Gelegenheit mehrmals aus der Anstalt. Im Juni 1897 war er zum fünften Male in der Klinik, nachdem er im Dämmerzustand lange umhergeirrt war und „drauf los getrunken" hatte.

Es konnte festgestellt werden, dass die Verstimmungen des X. dann nur leicht und kurzdauernd waren, wenn sie, wie in der Klinik, bei völliger Alkoholenthaltsamkeit auftraten, während sie, wenn X. trank, häufiger kamen, viel schwerer wurden, länger dauerten und eine mehr oder weniger grosse Erinnerungslücke hinterliessen. Während seiner dipsomanischen Anfälle wurde X. selbst nach enormen Mengen von Spirituosen nicht eigentlich betrunken, so dass man ihm wenig anmerkte.

Zum letzten (11.) Male war X. vom 17. Febr. 1900 bis 28. April 1900 in der Klinik, wurde dann entlassen, um sich in Heidelberg selbst Arbeit zu suchen. Am 3. Dez. 1900 teilte das Bezirksamt W. mit, X. sei stark angetrunken verhaftet worden, nachdem er in einer Apotheke Lärm gemacht und auf der Polizeiwache tobsüchtig erregt gewesen sei. Tags darauf habe er sich daran nicht mehr erinnern können, habe sich ruhig und anständig benommen. Einige Tage später wurde er in eine Kreispflegeanstalt aufgenommen, wo er bat, bleiben zu dürfen. Vermutlich wird er aber dort nicht lange aushalten und wohl über kurz oder lang wieder in unsere Behandlung kommen.

Dieser Kranke X. hat, soweit bekannt, niemals Krämpfe oder Ohnmachten gehabt, dagegen soll er oft an kurzdauernden Schwindelanfällen gelitten haben. Die periodischen geistigen Störungen und der allgemeine psychische Habitus des X. zeigen unverkennbar epileptische Züge, so dass an der Diagnose der Epilepsie bei X. nicht gezweifelt werden kann.

Auch im folgenden Falle ist die epileptische Grundlage der mannigfachen Krankheitserscheinungen sicher erwiesen:

4. R., Steueraufseher, 1844 geboren.

Von erblicher Belastung ist nichts bekannt. Pat. selbst will als Kind ganz gesund gewesen sein. Er war 14 Jahre lang beim Militär, machte die Feldzüge 1866 und 1870/71 mit. Später wurde er Steueraufseher. 1885 verheiratete er sich, verlor seine Frau schon nach wenigen Jahren. 1893 wurde er aus dem Staatsdienst entlassen, nach seiner späteren Angabe (8. Feb. 1900) „wegen widerrechtlichen Benehmens in und ausser dem Dienst und wegen Dienstnachlässigkeit". Als Steueraufseher trank er viel; in G., wo er lebte, galt er als Trinker. Er kam am 14. Novbr. 1892 erstmals in die Heidelberger Klinik. Das ärztliche Aufnahmezeugnis besagte, R., der unregelmässig lebe, ein Trinker sei, leide seit September 1892 an Magenkrämpfen und sei seit Anfang Oktober geistig gestört. Die Krankheit habe mit Kopfschmerzen, Schlaflosigkeit, Zuständen tiefster Depression begonnen, die plötzlich mit Exaltation abwechselten. R. habe zahlreiche Sinnestäuschungen, sehe Hunde, Schweine, Mäuse, Männer in seinem

Zimmer umhergehen. Die Männer seien mit Gewehren bewaffnet, um ihn zu erschiessen. Er glaubte, schon mehrere Verwundungen erhalten zu haben, man sollte ihm die Kugeln herausnehmen. Dazwischen habe er völlig freie Zeiten. Bei seiner Aufnahme in die Klinik (14. XI. 1892) war R. bereits wieder geistig normal, das Delirium war abgelaufen, es bestand noch geringer Tremor der Hände. R. hatte völlige Amnesie für den deliranten Zustand, gab zu, in der letzten Zeit dem Alkohol sehr gehuldigt zu haben. Er wollte niemals Krämpfe oder Ohnmachten oder kurzdauernde Geistesstörungen gehabt haben; auch habe er sich nie in Zunge oder Lippen gebissen. Trotz der totalen Amnesie des Kranken für sein Delirium wurde — mangels aller epileptischen Antecedentien — die Diagnose auf abgelaufenes Delirium tremens gestellt. Nach seiner Entlassung aus dem Staatsdienst und dem Tode seiner Frau kam R. in eine wirtschaftliche Notlage, gab seine Kinder zur Erziehung in einer Stiftung von Hause fort, wurde selbst zunächst Nachtwächter, dann Fabrikarbeiter. Als solcher brachte er es allmählich, da er tüchtig und gerne gesehen war, zu einer besser bezahlten Aufseherstelle. Im November 1897 berichtete der ihn behandelnde Arzt, R. leide infolge Kummers über seine traurigen Lebensschicksale an zeitweiligen Gemütsverstimmungen, die sich im Laufe des Jahres 1897 allmählich gehäuft und gesteigert haben. Diese Verstimmungen sollen sich teils in „melancholischen“, teils in „maniakalischen Anfällen“ äussern. In solchen halte er pathetische Reden, traktiere im Wirtshaus seine Kameraden mit Getränken und verfalle dann in's Weinen. Am 13. Novbr. 1897 habe es einen heftigen maniakalischen Anfall bekommen, in dem er drohte, das ganze Pulvermagazin müsse explodieren. Der Herrgott werde zu ihm kommen. Er habe fortwährend geredet, fromme Sprüche betend sich auf die Knie niedergelassen, völlige geistige Verwirrtheit gezeigt und nach seinen Kindern gejammert. Das bezirksärztliche Gutachten sprach von „Raptus melancholicus“. R. wurde nun am 20. Novbr. zum zweiten Mal in die Klinik aufgenommen. Er war orientiert, besonnen, gab eine breite und weitschweifige Schilderung seiner Person und seiner Verhältnisse. Er konnte sich an den eben geschilderten Erregungszustand gar nicht erinnern. Nur so viel wusste er noch, dass er am 13. Novbr. einen „kritischen Tag“ hatte; dies habe er auch im Bureau geäussert. In der Nacht habe er einen bösen Traum gehabt, darauf sei er am nächsten Tage sehr reizbar gewesen („man soll sich in Obacht nehmen, dass nichts passiert“). Er hielt sich nicht für krank, klagte nur über Gedächtnisabnahme, bestritt die Aussagen der ärztlichen Atteste. Er gab zu, täglich 3—6 Schoppen Bier, selten Wein und nur sehr selten Schnaps zu trinken; er könne nicht viel alkoholische Getränke vertragen. Da er sich in der Folge ruhig und geordnet benahm, so wurde er schon am 25. Novbr. wieder entlassen. Er arbeitete nun wieder eine Zeit lang in der Fabrik, trank Spirituosen in mässiger Menge.

Am 30. Mai 1898 wurde er wieder geisteskrank. Das ärztliche Zeugnis enthielt folgende Ausführungen: „R. wurde wegen geistiger Verwirrtheit am 30. Mai 1898 in das Spital gewiesen. Derselbe hatte dadurch eine öffentliche Störung hervorgerufen, dass er am frühen Morgen des 30. Mai nur dürftig bekleidet auf der Strasse angetroffen wurde, wo er nach Verlassen seines Zimmers an verschiedenen Häusern die Schelle zog, weil er unfähig war, seine Wohnung zu erkennen. Die Herausgeklingelten machten Anzeige bei der Polizei. In der Nacht vorher war er plötzlich vor dem Bette seines Zimmerherrn stehend gefunden worden, antwortete nicht auf Fragen, zeigte sich verwirrt und unzurechnungsfähig. Von den Polizeibeamten wurde er von der Strasse aus in sein Zimmer zurückgeführt. Hier hatte er seine Betten mit Stuhlgang beschmutzt gehabt, sowie das ganze Zimmer durcheinander gebracht. Beim Versuche, sich vor dem Polizeidiener umzuziehen, schlüpfte er bald in der verkehrtesten Weise in ein Hosenbein, dann in ein Unterhosenbein und zeigte auch so seine Verwirrtheit. Er ist weinerlicher Stimmung, ist geistig sehr stumpfsinnig und träge und antwortet nicht auf an ihn gerichtete Fragen . .   Er konnte nur mühsam seinen Unterhalt erwerben, obwohl er ein stattlicher kräftiger Mann ist und eine sehr gute Handschrift und Fähigkkeiten besitzt; er war viel stellenlos und hat schliesslich, nachdem er früher Zollaufseher war und noch Pension bezieht, Steine geklopft. Alkoholismus konnte von seinen Hausleuten nicht bemerkt werden."

R. wurde am 2. Juni 1898 zum zweiten Male in die Klinik aufgenommen. Der Dämmerzustand war bereits vorüber. R. hatte an die Vorkommnisse der letzten Tage fast gar keine Erinnerung; er wusste nur, dass er schlecht geschlafen habe. Er wunderte sich sehr, dass er in der Zwangsjacke im geschlossenen Wagen von zwei Wärtern nach Heidelberg gebracht worden war. Er bot Zeichen von chronischem Alkoholismus (Tremor der Zunge und der Hände, sehr lebhafte Reflexe, leichte Polyneuritis). An der linken Seite der Zungenspitze war eine kleine Bisswunde zu sehen, der rechte Zungenrand zeigte eine alte Narbe. Weitschweifig und umständlich berichtete er von seiner Vergangenheit und protestierte gegen seine Verbringung in die Irrenanstalt. Auch weiterhin blieb er ohne Erinnerung für das, was er im Dämmerzustand gethan hatte. Er schilderte, wie er zeitweise verstimmt werde und dann viel trinke. Manchmal habe er Schwindel, es werde ihm dunkel vor den Augen; „es geht so ein schwarzer Zug vorüber". Die Zeichen des Alkoholismus verschwanden schon nach wenigen Tagen. Die Amnesie blieb bestehen. Im Uebrigen zeigte Gedächtnis und Merkfähigkeit keine Störung. R benahm sich ruhig und geordnet, hielt aber stets daran fest, dass das Trinken nicht die Ursache seines Leidens sei. Er wurde am 30. Juni 1898 wieder entlassen. Etwa $^1/_2$ Jahr später wurde er in bewusstlosem Zustande von einem Eisenbahnzug überfahren, erlitt dabei mehrere schwere Verletzungen, deren eine die Amputation des rechten Vorderarmes zur Folge hatte. Er soll damals berauscht gewesen sein und in der Nacht nach der Operation grosse Unruhe gezeigt, abwechselnd geflucht und gebetet, nichts gegessen haben. R. selbst hat später den Unglücksfall folgendermassen geschildert; „Als Fabrikarbeiter versammelte ich mich mit anderen meiner Kollegen am 18. Decbr. 1898 abends in der eignen Wirtschaft eines Kriegskollegen in M.

zur Erinnerung des Gedenktages von Nuits. Noch nicht vollständig versammelt, erwachten in mir beim Anblick meiner glücklicheren Kollegen all' die schweren Schicksalsschläge, von denen ich seit meiner Entlassung heimgesucht war und die schon dreimal zur Aufnahme in die Irrenklinik Heidelberg Veranlassung gaben. Meine Schwermut steigerte sich bis zur Verzweiflung, ich entfernte mich unbemerkt, wusste nicht mehr, wo ich war und was ich that. Als meine Sinne einigermassen wiederkehrten, war es unterdessen andern Tags Nachmittag geworden, ich befand mich im allgemeinen Krankenhaus und konnte mich in meiner Verwunderung nicht zurecht finden, wie das Alles so gekommen; mein rechter Vorderarm war zur Hälfte abgenommen Erst auf Befragen erfuhr ich, ich sei gestern Abend nach der Bahn gelaufen und habe mich, wahrscheinlich um mir das Leben zu nehmen, vor einem ankommenden Zug auf die Schienen gelegt."

Der Amputationsstumpf vernarbte allmählich im Laufe der nächsten Monate. Im April 1899 erkrankte R., nachdem er sich fast 4 Monate im Krankenhaus befand, abermals an akuter Geistesstörung. Das ärztliche Gutachten schilderte unter dem 13. April, R. sei seit einigen Tagen aufgeregt, rolle die Augen, lasse abends sein Essen stehen. Er machte sich nachts an den Betten anderer zu thun, legte sich in das leere Bett eines Mitkranken. Tags darauf konnte er sich an all dies nicht erinnern. Am 16. Juni ging er morgens 2 Uhr aus dem Bett, setzte sich auf den Tisch und betete mit lauter Stimme ohne Pausen das Vater Unser. Auf Fragen gab er keine Antwort. Als man ihm nahe kam, spukte er und schlug um sich. Er konnte nur unter heftigstem Widerstand isoliert werden, betete in der Zelle weiter. Abends war er wieder klar, hatte keine Erinnerung an die letzten Vorfälle. Tags darauf war er noch sehr reizbar und erregt. Der Bezirksarzt nahm in seinem Bericht vom 18. April 1899 Delirium alcoholicum an. R. wurde daraufhin zum vierten Mal in die Klinik aufgenommen. Die akute Geistesstörung war auch diesmal bei seiner Aufnahme bereits vorüber. R. war orientiert, gab sinngemässe Antworten, sagte, er trinke manchmal und werde schon nach geringen Mengen geistiger Getränke betrunken. Er war sehr trübe gestimmt, weinte viel; er äusserte, alles sei ihm verleidet; das Beste wäre schon, wenn er stürbe. „Ich weiss nicht, ob ich nicht doch mal dran denke, mir das Leben zu nehmen." Am 19. Mai wurde er wieder entlassen, aber schon 10 Tage später wieder eingebracht. Er soll am 28. Mai bewusstlos in's Krankenhaus in M. eingeliefert worden sein. Dort habe er viel geschrieen, sei aus dem Bett gefallen.

Bei der Aufnahme war R. völlig verwirrt, ängstlich erregt, weinte, als er in's Bad gebracht wurde, verkannte die Umgebung. Das epileptische Delirium war nach 2 Tagen zu Ende und hinterliess abermals nur eine ganz verschwommene Erinnerung. Er konnte nicht angeben, ob er vor Ausbruch der Geistesstörung viel getrunken hatte. Der Bezirksarzt habe gesagt, er habe viel „gebechert"; er selbst wisse es nicht. R. war noch einige Tage lang unwirsch nnd verstimmt, wurde dann ruhig und freundlich.

Einige Wochen später trat, nachdem R. in kurzer Zeit 7 Pfund abgenommen hatte, ein 6 tägiger Erregungszustand auf, während dessen er über Staat und Regierung, Klinik, Aerzte und Wärter schimpfte, wenig ass und schlecht schlief. In der Folgezeit war er zwar geordnet, aber leicht erregbar; er querulierte häufig und wortreich, er werde schlechter als Dreyfuss behandelt, er habe aber einen Eid geleistet, nie mehr Alkohol zu trinken.

Am 4. August 1899 wurde bei R. morgens 5 Uhr, während er schlief, ein Krampfanfall beobachtet. Er hatte nachher keine Erinnerung daran, wusste nur, dass er sehr lange schlief und mit starkem Kopfschmerz erwachte. Er blieb nun einige Tage lang sehr verstimmt, klagte über Traurigkeit. Eine Woche später diktierte er eine Bittschrift, in der er mit vielen patriotischen und biblischen Phrasen seine volle Pension als sein Recht verlangte; sein Unglück sei eine Machination seiner Feinde. Er wurde nun allmählich wieder zugänglich und freundlich und arbeitete fleissig. Am 9. November wurde an ihm abermals eine Verstimmung beobachtet; er setzte sich in eine Ecke und weinte, ass nichts, sagte, er müsse über sein trauriges Geschick nachdenken. Die Verstimmung dauerte einige Tage; während ihrer hatte der Kranke um 6 Pfund abgenommen.

R. war nicht dauernd abnorm reizbar und explosiv; dies geht sehr anschaulich daraus hervor, dass er, als er in einer freien Zwischenzeit auf seine frühere Eingabe einen abschlägigen Ministerialbescheid erhielt, diesen ganz ruhig hinnahm, sich nur vorbehielt sich eventuell direkt an den Grossherzog zu wenden. Seine epileptische Umständlichkeit und Frömmelei wird durch einen Brief an Professor K., den er am 30. September 1899 im Beginn einer Verstimmung verfasste, gut veranschaulicht: „Mein lieber Herr Professor K. Ein herzliches Willkommen mit den besten Segenswünschen, welche ich in demutvoller tiefgebeugter Andacht im Gebet für Sie vom Himmel herab zu erflehen versuchte, wobei mir aus den edelsten Empfindungen meines Herzens die Bitte in's Gedächtnis drang: der allgütige Gott möchte Sie mit der Familie noch viele Jahre gesund und glücklich die Freuden des Erdenlebens geniessen lassen; Sie mit frischem Mut, neuer Stärke und hohen Kenntnissen bereichern, um damit in Ergebenheit zu dem Allmächtigen die Thätigkeit in dem schweren Beruf wieder aufnehmen und in gewissenhafter Pflichterfüllung zu noch Höherem, ja selbst zu den höchsterstrebten Zielen führen zu wollen. Das walte Gott." .   .

Am Tage nach Abfassung dieses Briefes klagte R., er fühle sich nicht wohl. Zwei Tage später war er matt, müde, appetitlos. Er habe gar keine Gedanken. Nachmittags legte er sich in's Bett, fand sich einige Zeit nachher in einem daneben stehenden Bett, ohne zu wissen, wie er dahingekommen war. In der folgenden Nacht trat schwere Angst ein, R. schrie sinnlos, geriet in heftigste Wut, als man sein Verlangen nach dem Geistlichen nicht erfüllte, drohte alles zusammenzuschlagen. Auf Brom und Hyoscin trat Beruhigung ein; am anderen Morgen war er traurig, er müsse sterben, man verweigere ihm in seiner Angst und Verzweiflung den Pfarrer. Die gereizte Stimmung machte allmählich einer mehr wehmütigen Platz. Wiederum hatte er in wenigen Tagen um 10 Pfund abgenommen.

Als er am 8. Oktober 1899 von seiner baldigen Verbringung in eine andere Anstalt erfuhr, wurde er sehr erregt, schimpfte, der Professor werde keine ruhige Stunde mehr haben.

Auch in X., wo sich R. nunmehr seit längerer Zeit befindet, zeigen sich bei ihm von Zeit zu Zeit Verstimmungen und Erregungszustände mit Schimpfen, Schreien, Verfolgungsideen gegen den Staat und seine Beamten, gegen die Anstalt und ihre Aerzte. Er wird als typisch epileptischer Charakter geschildert, seine Weitschweifigkeit, Umständlichkeit und Pedanterie, seine Frömmelei und Phrasenhaftigkeit, seine Selbstgerechtigkeit und Einsichtslosigkeit gegenüber seinem Leiden werden hervorgehoben. Bei einem freien Ausgang trank er nur Limonade, lobte sich nachher selbst sehr, er trinke nie mehr Bier. „Ich will dem Heidelberger Professor, der mich für einen Dipsomanen erklärt hat, zeigen, dass ich noch einen Willen habe und dass ich halten kann, was ich verspreche. Nicht die geistigen Getränke sind es, die mich in's Unglück gebracht haben, sondern böse Menschen, die mich verleumdet und angeschwärzt haben."

Bei dem eben geschilderten Kranken R. bilden dipsomanische Anfälle nur eines der mannigfachen Symptome der Epilepsie. Diese selbst besteht auch in der Anstalt bei völliger Alkoholenthaltsamkeit fort, äussert sich namentlich in Form periodischer Verstimmungen, bei denen jedoch allmählich das Verlangen nach geistigen Getränken mehr in den Hintergrund tritt.

Nur spärlich sind unsere Notizen über folgenden Fall:

5. W., Cigarrenmacher, 1856 geboren.

Angeblich keine erbliche Belastung. Pat. soll von Kindheit an zeitweise tiefsinnig sein. 1891 erlitt er eine Kopfverletzung, welche zu Gehirnerschütterung und Bewusstlosigkeit führte. Seither will er an Schwindelanfällen leiden. Diese sollen sich seit 1895 verschlimmert haben. Gleichzeitig stellten sich angeblich Anfälle von ängstlicher Erregung und Schwächegefühl ein, die zu Trinkausschweifungen führten. Infolgedessen erkrankte W. 1895 an einem sehr heftigen Delirium, das deutliche epileptische Züge trug. Er sah Gott, die Jungfrau Maria und den Teufel bei sich, wurde sehr erregt, äusserst gewaltthätig, ging in höchster Angst auf seine Umgebung los. In der Irrenanstalt A., wo er dieses Delir durchmachte, traten auch weiterhin wiederholt visionäre Zustände ein, in denen er bald ängstlich war, bald sich hochbeglückt fühlte. Kurz vor seiner Entlassung gab er, vom Anfall geheilt, an, er wisse wohl, worin seine Krankheit bestehe; er habe sish manchmal schon Monate lang gehalten; aber dann „kommt es mit Gewalt über mich". 1896 war er wegen akuter

Geistesstörung abermals in einer Irrenanstalt. Dann arbeitete er eine Zeit lang als Cigarrenmacher. Im Mai 1897 trat wieder ein Depressionszustand auf, W. liess die Arbeit liegen, fühlte sich schwindelig, schwach und ängstlich, trieb sich beschäftigungslos umher. Er bekam Gehörstäuschungen, sah „Bilder, ganze Panoramas" Anfang Juni berichtete er in der poliklinischen Sprechstunde der Heidelberger Irrenklinik, er sei seit einigen Wochen wieder „melancholisch", habe seither auch wieder viel getrunken, während er dies vor seinem Schwermutsanfall nicht gethan habe.

Ueber den weiteren Verlauf der Krankheit konnten wir nichts in Erfahrung bringen.

Typische Dipsomanie zeigen folgende zwei Epileptiker:

6. Z., Cigarrenmacher, 1844 geboren.

Der Vater des Pat. soll geistig gesund gewesen sein; seine Mutter litt an Krämpfen, ihre Schwester war jahrelang geisteskrank. Er selbst soll nach seinen und seiner Frau Aussagen in jungen Jahren gesund gewesen sein. 1870 bekam er einen grossen Karbunkel am Hinterkopf, der operativ behandelt wurde. Nachher klagte er zeitweise über Ohrenschmerzen, „die Ohren fahren ihm zu", rechts klinge es ihm im Ohr wie „ein Schellenwerk". Die Schmerzen konnten so heftig werden, dass er laut aufschrie. Solche Anfälle, welche 2—3 Stunden andauerten, kehrten bisweilen 14 Tage lang täglich wieder. Nach 4 Jahren verschwand dieses Leiden. Dann war er viele Jahre lang ganz gesund, arbeitete fleissig, trank wohl alkoholische Getränke, soll aber kein Säufer gewesen sein. 1893 fiel er an einem heissen Sommertage beim Heumachen plötzlich bewusstlos um. Als er wieder zu sich kam — wie lange er bewusstlos war, konnte nicht festgestellt werden — zitterte er stark. Nach einigen Tagen der Ruhe fühlte er sich wieder ganz gesund. Herbst 1893 erkrankte er angeblich an Influenza. Damals klagte er sehr über Kopfschmerzen, jammerte viel „ach Gott, mein Kopf, mein Hirn", schlief bei Nacht vor Schmerzen nicht. Anfallsweise traten Kopfschmerzen weiterhin wiederholt auf. Im Jahr 1894 fiel der Ehefrau auf, dass Z. oft dastand und „immer in ein Loch guckte". Frug sie ihn, was er mache, sagte er „ja nichts" Auch ging er nunmehr sehr häufig ins Wirtshaus und trank viel. Wenn er dann nach Haus kam, schimpfte er auf Frau und Kinder. Eines Tages brachte er ein geladenes Terzerol mit nach Hause und als er allein im Zimmer war, schoss er es ab. Als seine Angehörigen hinzukamen, fanden sie ihn in einer Ecke des Zimmers sitzen, ohne dass er sich regte; er starrte vor sich hin. Der Wegnahme des Terzerols widersetzte er sich mit Gewalt, gab aber keine Auskunft. Einige Tage später kaufte er ein neues Terzerol und sagte, er wolle sich erschiessen, wusste aber selbst nicht, warum. Auch lief er seiner Frau öfter nach, wollte ihr den Hals abschneiden oder sie mit der Mistgabel erstechen. Als er dann wieder ruhig wurde, sagte er: „ach Gott, ich kann nicht dafür." Nachts setzte er sich im Bett auf und sagte „Ich kann nichts dafür, dass Krieg ist; ja, es ist Krieg." Dann lachte er wieder hell hinaus. Oefter stand er auf und wollte fortgehen. Ein andermal erhob er sich, sprang im Zimmer umher und stiess fortwährend mit dem Kopf gegen den Schrank. War er erregt, so schimpfte er auch in der Cigarrenfabrik, in der er arbeitete, auf Alles. Derartige Zustände kamen stets nur periodenweise; in der Zwischenzeit war er ganz ruhig und geordnet. Ein vom 6. September 1885 datiertes ärztliches Attest schildert Z. als einen Mann, der bis vor mehreren Jahren geistig und körperlich gut beanlagt gewesen sei, unregelmässig gelebt habe und durch Trunksucht allmählich geisteskrank geworden sei. Er leide an Kopfschmerzen, Schlaflosigkeit, Exaltation, Neigung zu Selbstmord und Gewaltthätigkeiten. Der Bezirksarzt stellte am 12. September 1895 die Diagnose: Geistesstörung bei chronischem Alkoholismus und hielt irrenärztliche Behandlung für geboten. Z. kam daraufhin am 20. September 1895 erstmals in die Heidelberger Klinik. Er zeigte sich besonnen, war orientiert und machte über seine Krankheit folgende Angaben: Seit 2 Jahren sei er krank. Er habe es im Kopf. „Der Kopf ist schwer, im Kopf tobt's und tobt's halt fortwährend. Ich hab schon gemeint, es wär eine Maschine drin, wie wenn ein Schellenwerk drin wär“ Er sei auch ängstlich. „Manchmal ist es, wie wenn der Blitz durch den Kopf fahren würde. Ich hab Tage, wo es mir ganz leicht ist; heute ist es mir sehr schwindelig. Seit den letzten 2 Jahren bin ich halt nicht mehr so, wie es sein soll. Die Angst sitzt im Kopf“ Er wisse nicht, ob er manchmal die Besinnung verliere. Schon oft habe er Selbstmordgedanken gehabt. Auf die Frage, was er dann gethan habe, erwiderte er: „Das weiss ich nicht mehr so genau. Meine Leute werden es wissen.“ Früher sei er nie so verstimmt gewesen. In der letzten Zeit habe er viel getrunken. „Wie so ein Fall vorgekommen ist, dass ich mich hab' daheim ärgern müssen, bin ich fort ins Wirtshaus. Ich weiss nicht, wie mir ist.“ Er sei gerne hergekommen, um gesund zu werden; sein Gedächtnis, das früher vorzüglich gewesen sei, habe gelitten.

Z. war bei seiner Aufnahme am 20. September 1895 ängstlich, deprimiert, fasste langsam auf, hatte Krankheitseinsicht. Im Bett blieb er ruhig liegen. In der folgenden Nacht schlief er schlecht, war am 21. immer noch ängstlich, klagte über Schwindel, hörte Klingen und Läuten in den Ohren, besonders rechts. Er orientierte sich im Hause rasch, kannte bald die Namen aller Aerzte, der Wärter und der ihn umgebenden Kranken. Auch in den folgenden Tagen war er noch gedrückt. Am 24. September machte er die Bemerkung: „Die Muck an der Wand hat mich oft geärgert und ich hab nicht gewusst warum.“ Am 2. Oktober klagte er noch über Kopfweh, Schwindel, dumpfes Sausen im Kopf. Als er in der Nacht vom 3. bis 4. Oktober gut geschlafen hatte, war er am 4. morgens wie umgewandelt. Er war freudig gestimmt, fühlte sich sehr wohl, hatte kein Ohrensausen und Klingen mehr. (Eine eingehende ohrenärztliche Untersuchung von fachmännischer Seite ergab keine nachweisbare Ohrerkrankung).

Z. fühlte sich nun bis zum 29. Oktober ganz gesund. In der Nacht zum 30. schlief er schlecht, war am anderen Morgen verstimmt, schwindelig, hatte wieder Gehörstäuschungen. Bei Bettbehandlung und Paraldehyd ging der Anfall rasch vorüber. Als er sich dann 14 Tage lang ganz wohl gefühlt hatte, wurde er am 14. November nach Haus beurlaubt. Allein schon nach 4 Tagen kam er freiwillig wieder und berichtete, dass er schon am 16. wieder Angt, Schwindel und Missmut empfunden habe. Er sei zur Arbeit unfähig gewesen, habe sich auch über seinen Sohn geärgert. Dann habe sich am 17. das Klingen in Kopf und Ohr wieder eingestellt. Schwindel und Missmut seien dann immer „beisammen gekommen", Angst sei nicht immer dabei gewesen. Er werde so taumelig, als ob er fallen müsse. Die Angst habe er in der Herzgrube verspürt. Er sei ärgerlich gewesen, weil er schaffen wollte, aber nicht konnte vor „Schwindel und Dummelei". Der Anfall klang in der Klinik allmählich ab, am 3. Dezember fühlte sich Z. wieder ganz gesund, allein schon am 5. kam eine neue Verstimmung, die erst nach mehreren Tagen vorüberging. Am 16. Februar 1896 ist in der Krankengeschichte vermerkt: „Z. hat zweifellos Verstimmungen. Diese dauern manchmal nur einige Stunden nach dem Aufstehen, andere Male mehrere Tage bis zu 8 Tagen. Er ist dann missmutig, mutlos, es ist ihm Alles zuwider. Starkes Klingen und Schellen, besonders im rechten Ohr. In den Verstimmungen sehr deprimierter Gesichtsausdruck, Gramfurchen. Sonst vergnügt. Nach anstrengender Arbeit immer Klingen und Schellen und Kopfweh. Einmal (9. Februar), nachdem er zuviel im Garten gearbeitet und sich viel gebückt, wurde er sehr schwindelig, musste sich setzen. Ins Bett. Blass. Etwas cyanotisch. Leichte Zuckungen in der linken Hand, bald vorüber."

Am 16. Februar 1896 wurde Z. nach Haus entlassen. Ein halbes Jahr später, am 28. Juli 1896, kam er allein wieder zur Klinik, tief deprimiert und zweifellos benommen. Er gab nur mühsam Auskunft. Er wolle aufgenommen sein, er sei ja doch zu nichts nütze; jedem sei er zu viel; daheim wolle man nichts von ihm wissen. Er sah sehr vergrämt aus. Er stützte beide Ellbogen auf die Knie und stierte vor sich hin. Die tiefe Depression, während deren er auch über Schwindel und Ohrensausen klagte und sich über seine Angehörigen beschwerte, dauerte noch 2 Tage. Am 30. Juli wurde er freier. Er machte nun folgende charakteristische Angaben: „Es ist mir jetzt nicht mehr so leidmütig. Ich weiss nicht, ist die grosse Hitze dran schuld gewesen. Ich weiss nicht, wie es mir gewesen ist" Schon seit 8—14 Tagen sei er wieder so verstimmt. Auf einmal sei es gekommen, „wie angeflogen". In der ersten Zeit nach seiner Entlassung (16. Februar) sei es ihm gut gegangen. Allmählich aber habe sein Appetit abgenommen, er habe sich weniger wohl gefühlt. Von Zeit zu Zeit habe er stets kurzdauernde Verstimmungen gehabt. „Wenn es arg war, bin ich im Bett liegen geblieben." Stundenweise habe er in der Cigarrenfabrik gearbeitet, lieber sei er aufs Feld gegangen. „Nur der Schwindel und das Verdriessliche; ärgerlich halt und aufgeregt dabei." Mit seiner Frau habe er Verdruss gehabt; jetzt sei er nicht mehr gereizt gegen sie. Er sei sehr vergesslich geworden. „Manchen Tag ist es gar zu arg gewesen. Wenn ich eben was hingelegt hab', so hab' ich es 5 Minuten danach wieder suchen müssen." Er sei nicht mit der Absicht weggegangen, die Irren-klinik aufzusuchen, sondern er sei ganz planlos von daheim weggelaufen. „Ich bin halt recht leidmütig gewesen. Das Leben ist mir verleidet ge-wesen." Jetzt wolle er eine Zeit lang hier bleiben, bis es wieder besser gehe und er wieder essen könne. Gewöhnlich habe er nur morgens und abends einen Schoppen getrunken. Das sei ihm ganz gut bekommen. „Wenn ich aber 2, 3 Schoppen getrunken habe, dann hab' ich von nichts mehr gewusst. Wenn ich auch ganz schön hab' heimlaufen können, gewusst hab' ich von nichts mehr, wo ich gewesen bin. Mein Tochtermann hat mir Alles erst erzählen müssen." Schon am 9. August verliess er die Klinik wieder. Er wollte der Kosten halber nicht länger bleiben. Allein bereits am 28. August berichtete seine Frau, er sei wieder sehr erregt, trinke den ganzen Tag und bedrohe sie mit dem Messer. Er wurde am 8. September wieder aufgenommen. Die Frau erzählte, er habe viel getrunken, Eifersuchtsideen gegen sie geäussert, sie geschimpft und geschlagen; ferner habe er eine Thür zertrümmert, so dass sie selbst gezwungen gewesen sei, mit den Kindern das Haus zu verlassen und bei Verwandten Unterkunft zu suchen. Einmal sei er sogar mit dem Beil auf sie losgegangen. Z. selbst gab zu, viel getrunken zu haben, aber nur, weil man ihm zu Haus das Leben unerträglich gemacht habe. Die Thür habe er zertrümmert, weil man ihn eingeschlossen habe. Seine Frau, sein Schwiegersohn und ein Dritter haben ihn aus Aerger zu Boden geworfen und verprügelt. (Diese letzte Angabe erwies sich als richtig.)

Am 22. September 1896 wurde Z. in gutem Zustande entlassen. Es ging ihm nun längere Zeit gut und erst am 15. November 1898 kam er wieder freiwillig zur Klinik. Er war sehr deprimiert, fühlte sich sehr krank und unglücklich; beim Besprechen seines Leidens kamen ihm sofort die Thränen. Er war leicht benommen, gab oft keine Antwort. Seit 10 Tagen sei es fertig mit ihm. Schon seit der Ernte sei er zeitweise stark verstimmt gewesen. „8 Tage lang hab' ich dann kein Wort geschwätzt vor lauter Kummer und Sorgen." „Ich kann halt nicht mehr schaffen, wie ich hab' schaffen können." Schwindelig sei er fast den ganzen Tag. Sobald er sich überanstrenge, nehme es überhand. Dann komme die Verstimmung, dann sei es fertig mit ihm; dann wolle er nicht mehr auf der Welt sein. „Den einen Gedanken hab' ich, sonst nichts." „Was hat denn das Leben noch für einen Wert für mich." „Wenn ich aufgeregt werde, dann kann ich nicht mehr schlafen, dann muss ich aufstehen und fort; ich bin nachts herumgelaufen; wo ich gewesen bin, weiss ich nicht." In letzter Zeit sei er viel im Wirtshaus gewesen. Sonst arbeite er den ganzen Tag in einem Wirtshaus und es falle ihm nicht ein, ausser seinem Kaffee etwas zu trinken. „Jetzt gehe ich halt rein. Es wird mir grad nicht leichter durchs Trinken. Wenn ich getrunken habe und die erste Zeit ist vorbei, dann ist es mir 10 mal schwerer. Man wird viel leidmütiger." Er hüte sich, so gut es gehe, vor dem Trinken. Wenn er sich aber einmal erregt und geärgert habe, dann sei er fertig, dann könne er sich nicht mehr halten. „Da kann ich keine Auskunft mehr geben. Einmal bin ich daheim gewesen, dann bin ich wieder herumgelaufen." Gelegentlich äusserte er, nach Ohnmachten befragt: „Es ist schon vorgekommen, dass ich nicht mehr gewusst habe, wo ich bin, es ist aber rasch wieder vorbei gewesen." Die Verstimmung ging rasch vorüber. 3 Tage später verliess Z. die Klinik. Allein in den folgenden Wochen häuften sich die Anfälle von Schwindel und Depression, so dass er schon am 3. Januar 1899 wieder aufgenommen werden musste, nachdem er 8 Tage lang bei Tag und Nacht herumgelaufen war und sehr viel getrunken hatte. Hierüber sagte er bei seiner Aufnahme: „Ich weiss selbst nicht, warum; es ist mir so ein Kreuz gewesen, ich hab halt nichts dagegen machen gekonnt. Ich bin fest entschlossen gewesen, mir das Leben zu nehmen. Ich wollt' mir einen Revolver kaufen. Wenn ich nur weg wär." Nach dem ärztlichen Attest soll er in der Zeit vorher sehr viel gearbeitet haben, von morgens 7 Uhr bis abends 11 Uhr; auch habe er schon in aller Frühe viel Schnaps getrunken, sei ganze Nächte lang umhergelaufen und habe an Schlaflosigkeit gelitten. Bei seiner Aufnahme klagte er sehr: „Im Kopf da tobt's und räsonniert's, wie das Telephon klingelt's fortwährend. Ich mein' als, die Leute müssten es hören, die um mich herum sind. An der Stirn drückt's, ich meine, es bricht alles heraus, und nichts wie schwindelig und schwindelig." In der Klinik erholte er sich rasch und wurde dann am 10. Januar 1899 wieder entlassen. Die Besserung hielt jedoch abermals nicht lange an. Ein Streit in der Fabrik erregte ihn Ende März sehr, er lief weg, rannte ins Wirtshaus, trank einige Schoppen Bier, kam dann nach Haus, warf zu Hause Gegenstände an die Wand, trug ein scharf geladenes Terzerol mit sich herum. Abends wollte er sich auf die Schienen der Eisenbahn legen; er drohte, der erste, der ihn anrühre, sei unglücklich, schimpfte auf seine Frau in ordinären Ausdrücken (Sau etc.), rief „Feuer". Schlaflos lief er umher, trank sehr viel. 2 Tage später fiel er bewusstlos um und hatte Krämpfe. Nachher klagte er über Kopfschmerzen, Sausen und Klingen, der Kopf zerspringe ihm. In benommenem Zustand wurde er zur Klinik gebracht. Hier erholte er sich rasch, konnte sich an den Anfall, aber nicht an seine Verbringung in die Klinik erinnern. Die Verstimmung dauerte noch etwa 6 Tage lang, dann fühlte er sich wieder wohl und arbeitete in der Anstalt. Als er 14 Tage später entlassen wurde, versprach er, nunmehr völlig enthaltsam zu bleiben. Dieses Versprechen hat er, wie zu erwarten war, nicht gehalten. Einige Monate lang arbeitete er fleissig und regelmässig. Allein im Oktober 1899 wurde er wieder erregter, die Verstimmungen häuften sich, er trank sehr viel und namentlich auch viel Schnaps, fing schon morgens damit an, zog ruhelos von Wirtschaft zu Wirtschaft. Zweimal liess er sich vom Wirt nach Haus führen, da er fürchtete, einen Krampfanfall zu bekommen. Häufig empfand er Schwindel, einigemal stellte sich mit dem Schwindel auch Erbrechen ein. Die Erregungszustände in seiner Wohnung nahmen allmählich einen immer bedrohlicheren Charakter an. Die Familie zitterte vor ihm, flüchtete aus dem Hause; fremde Leute mussten ihn bewachen. Am 21. November 1899 schoss er in seiner Wohnung mehrmals mit einem doppelläufigen Terzerol, so dass die ganze Nachbarschaft zusammenlief. Tags darauf kam er abermals freiwillig und schwer deprimiert zur Anstalt. Anschaulich schilderte er unter Thränen die Leiden der letzten Wochen, in denen sich sein Zustand namentlich auch durch die Verständnislosigkeit seiner Frau immer mehr verschlechtert habe. Lange habe er dem Antrieb zum Trinken widerstanden. Erst seit 8 Tagen sei er wieder rückfällig. Er habe es morgens kaum abpassen können, bis er wieder etwas zu trinken bekommen habe. Eine Stunde lang sei es ihm leichter gewesen, nachher aber um so schlechter geworden; dann sei er erst recht niedergeschlagen und lebensüberdrüssig geworden, keinen Menschen habe er dann mehr um sich dulden können. Morgens habe er für 10—20 Pfennig Schnaps und unter Tags 3—4 Schoppen Bier getrunken. Dabei habe er fast nichts gegessen und nicht geschlafen. Aus den Angaben des Z. selbst und seiner Angehörigen und aus dem körperlichen Befund bei der Aufnahme (alkoholistische Symptome) ging hervor, dass er in letzter Zeit zur Bekämpfung seiner Verstimmungen mehr als früher zum Alkohol seine Zuflucht genommen hatte. Es war daher bei seiner am 10. Dezember 1899 erfolgenden Entlassung zu erwarten, dass sich sein Zustand rasch wieder verschlimmern werde. Und so kam er denn auch schon am 4. Februar 1900 abermals in die Klinik. Er hatte nur wenige Tage lang enthaltsam gelebt, dann sich bei einem Anfall von Depression wieder dem Trunk ergeben. Nach einem Trinkexcess wurde er bewusstlos unter der Hausthüre seiner Wohnung aufgefunden. Bei seiner Aufnahme in die Klinik bot er die ausgesprochenen körperlichen Zeichen des chronischen Alkoholismus (Tremor der Zunge und der Hände, gerötetes, gedunsenes Gesicht, schmieriger Belag der Zunge, gesteigerte Muskelerregbarkeit, Steigerung der Sehnenreflexe, starke Schmerzhaftigkeit bei Druck auf die Nervenstämme an Armen und Beinen). Z. blieb bis zum 10. März 1900 in der Klinik. Während dieser Zeit wurde er wegen Geistesschwäche entmündigt. Der begutachtende Arzt wies darauf hin, dass das Leiden des Z. in der letzten Zeit stark fortschreitenden Charakter gezeigt habe und dass nach dem bisherigen Verlauf Gefahr vorliege, dass bei Z. die periodische Trunksucht allmählich in dauernde übergehe. Diese Annahme schien sich durch den weiteren Verlauf zunächst nicht zu bestätigen. Z. hielt sich nach seiner Entlassung (10. März) 9 Monate lang recht gut. Obwohl die Verstimmungen von Zeit zu Zeit wiederkehrten, auch Absencen auftraten („manchmal stehe ich plötzlich einen Moment still, weiss nicht, wo ich bin; nach ein paar Sekunden ist alles vorüber"), so erlag er doch erst im Dezember nach einer heftigen mit Angst verbundenen Erregung wieder der Versuchung, sich durch Alkohol zu betäuben. Aengstlich und traurig suchte er, nachdem er 10 Tage lang Bier, Wein und Schnaps in grossen Mengen getrunken hatte, ohne betrunken zu werden, seine Zuflucht wieder in der Klinik, wo er am 18. Dezember 1900 zum 8. Mal aufgenommen wurde.

Z. ist ein jetzt 57 jähriger Mann von gesundem Aussehen und gutem Ernährungszustand. Er ist kräftig, zeigt keine körperlichen Symptome des chronischen Alkoholismus. Ausserhalb seiner Anfälle, die auch während seines diesmaligen Aufenthalts (18. Dez. 1900 bis 18. Febr. 1901) wiederholt auftraten, bietet er keine Geistesstörung. Er ist von normaler Intelligenz, hat ein gutes Gedächtnis, eine gute Merkfähigkeit, auch ein leidliches Verständnis für seine Krankheit, weiss wohl, dass seine Anfälle sich verschlimmern, wenn er dem Drang nach alkoholischen Getränken nachgiebt; allein er glaubt nicht recht daran, dass er diesem Drang je werde widerstehen. Er nimmt sich vor, abstinent zu leben, regelmässig zu arbeiten und beim Herannahen eines Anfalles sich ins Bett zu legen. Er sei ja jetzt gewitzigt. Er arbeitet regelmässig in der Klinik, verlangt nie nach alkoholischen Getränken. Nach einigen Wochen seines Aufenthalts hier fängt er an, auf Entlassung zu drängen. Er begründet sein Entlassungsverlangen mit dem Hinweis auf die grossen Kosten, die sein Verbleib in der Klinik mache. Ohne Erregung hört er die Aeusserung des Arztes an, dass seine Frau ihn noch länger hierlassen wolle. Nur während der Verstimmungen, bei denen er unruhig auf und abgeht, über Kopfschmerzen und „Unleidigkeit" klagt, wird sein Entlassungsverlangen ungestümer. Dann verliert er auch die Krankheitseinsicht, schiebt alle Schuld auf Frau und Kinder und stellt seine krankhaften Handlungen aus der Zeit der früheren Anfälle in Abrede. An die Verstimmungen besteht nachher gute Erinnerung. Sie werden von Z. selbst als etwas Fremdartiges empfunden; in der Regel konnte er nicht angeben, warum er so „masleidig" gewesen war.

Z. ist auch heute noch wegen Epilepsie und Trunksucht entmündigt. Er ist damit in ruhigen Zeiten ganz einverstanden.

Dieser Kranke Z. hat einige Male körperliche Symptome von Epilepsie (Krämpfe, Ohnmachten) gehabt, jedoch treten diese Vorkommnisse gegen die dipsomanischen Anfälle ganz zurück, denen regelmässig die von dem Patienten selbst anschaulich geschilderte Gemütsverstimmung vorausging. Ihm ähnlich ist folgender Kranke:

7. St., Bureaugehilfe, 1861 geboren.

Der Vater des Kranken war Potator und in den letzten fünf Jahren seines Lebens gelähmt. Die Mutter, eine erregbare Frau, litt an Brustbeklemmungen und hatte in späteren Jahren zur Bekämpfung ihrer Atemnot viel Wein und Schnaps getrunken. Eine Schwester litt ebenfalls an Atembeschwerden, war später geistesgestört. Ein Bruder hat einen Schlaganfall erlitten, war auch psychisch abnorm. Pat. selbst soll in jungen Jahren gesund gewesen sein und nicht viel getrunken haben. Nur im Sommer 1885 habe er im Manöver viel alkoholische Getränke zu sich genommen. Im März 1886 erkrankte er an Anfällen von Atemnot und Beklemmung, die er durch Trinken lindern wollte. Allein die Beklemmungen steigerten sich bei dieser Behandlung und mit ihnen nahm auch das Trinken zu. — St. trank alles, dessen er habhaft werden konnte, Bier, Wein, Schnaps, Champagner. Die Beklemmungen waren von Schwindel, Kopfschmerzen und Unfähigkeit zu gehen begleitet; manchmal geriet er auch in grosse Erregung, in der er zerstörte, sich selbst zum Fenster hinausstürzen wollte. Anfang Dezember 1886 führte ihn ein solcher Anfall zu schwersten Trinkexcessen, so dass er schon morgens früh 5 Uhr in den Keller ging, um Wein zu holen. Infolge dieser Ausschreitungen wurde er am 14. Dezember 1886 unter den Symptomen eines beginnenden Delirium tremens (heftiger Tremor der Hände und der Zunge, Hallucinationen des Gesichts und Gehörs, Angst) in die Heidelberger psychiatrische Klinik aufgenommen. Im ärztlichen Attest heisst es: „Es traten bei St. periodisch heftige Angstanfälle mit Beklemmung auf, die er durch neuen Spirituosengenuss zu bekämpfen suchte; dann wurde er schlaflos, hallucinierte, die Angst steigerte sich, Pat. irrte, von ihr getrieben, ohne Thätigkeit herum; im Krankenhause, wo er vor Kurzem schon einmal Aufnahme fand, wollte er sich aus dem Fenster stürzen."

Am 20. Dezember 1886 wurde St. wieder aus der Klinik entlassen.

St. hielt sich nun, obwohl er nicht gesund blieb, fast 12 Jahre lang ausserhalb der Anstalt, arbeitete und verdiente den Lebensunterhalt für sich und seine Familie selbst. Erst im September 1898 kam er wieder in einem deliriösen Zustand in die Klinik. Damals gab seine Frau an, ihr Mann bekomme mehrere Male im Jahr seine Anfälle. Er werde dann verstimmt, aufgeregt, ohne jede erkennbare Ursache und ohne dass er vorher getrunken habe. Dann gehe er zu jeder Stunde, selbst mitten in der Nacht, ins Wirtshaus, betrinke sich und wisse nicht mehr, was er thue. Derartige Zustände dauern 1—8 Wochen. Nachher könne er sich an das Vorgefallene wohl erinnern und empfinde Reue darüber. In der Zwischenzeit sei er immer nüchtern, arbeite fleissig, trinke höchstens am Sonntag ein paar Glas Bier. In den letzten Zeiten dauern die Anfälle länger.

Das ärztliche Gutachten vom 7. September 1898, in welchem St. als ein Trinker geschildert wird, der sich „zeitweise in einen mehrtägigen Rausch versetzt", enthält u. a. folgende Ausführungen: „In letzter Zeit nahm sein Laster zu und seit sechs Wochen hat sein Geisteszustand eine so krankhafte Veränderung erlitten, dass er seine Beschäftigung auf dem Bureau . . . aussetzen musste. Durch Fall auf das Gesicht ist dasselbe geschwollen und mit blauen Flecken bedeckt; er hat einen sehr starken Tremor der Hände und der Zunge, so dass er gefüttert werden muss, weil er keinen Gegenstand festhalten kann. Der Schlaf ist trotz Narcotica unruhig. Er ist ängstlich, sieht dunkle Gestalten vor sich stehen und an der Wand Tiere, welche sich beständig in andere Arten verwandeln. Zur Zeit besteht noch kein besonderer Bewegungsdrang, da das ausgebrochene Delirium tremens in dem ersten Beginn ist. In seinem Hause bedrohte er Frau und Kinder mit dem Messer, das er in letzter Zeit beständig bei sich trug, und mit Todschlagen und mit Anderem. In der letzten Zeit bestand Bettnässen, sobald er stark getrunken hatte. Dieses wurde auch in der Zelle bemerkt" . St. bot bei seiner Aufnahme die körperlichen Zeichen des chronischen Alkoholismus, dagegen nicht das typische Bild des Delirium tremens. Er war und blieb völlig orientiert, hatte Angst und schweres

Krankheitsgefühl. Nachts sah er Männer am Fenster, ferner Katzen, Ratten, die an den Wänden sassen und im Zimmer herumliefen. Er schlief nicht, wurde von einer inneren Unruhe gequält, hatte keinen Appetit, klagte über Schwarzwerden vor den Augen. Er fürchtete verrückt zu werden („so wie die da" meinte er, auf seine Mitpatienten deutend). Es konnten Druckvisionen („blau", „Sterne") ausgelöst werden. Der Zustand besserte sich allmählich, die Hallucinationen waren am vierten Tage (15. September) verschwunden, doch machte St. noch einen unfreien und benommenen Eindruck. Er klagte über dumpfes Gefühl im Kopf, war noch schreckhaft, fuhr bei Berührungen, zuckte bei Nadelstichen erschreckt zusammen. Der Zustand leichter Benommenheit mit depressiver Verstimmung und Denkerschwerung dauerte noch bis 21. September fort. Am 17. gab er an, er habe manchmal Krampfanfälle, bei denen er umfalle und bewusstlos sei; diese kommen nur während der Perioden vor, wenn er nicht ganz recht sei, wenn er „es habe" Dann gehe er auch nicht ins Geschäft. Wenn er aber zu Hause bleibe, so sei gleich der Teufel los. Da gehe er halt ins Wirtshaus. Solche Anfälle habe er etwa alle halbe Jahre einmal, meist dauern sie drei Wochen. Diesmal sei es besonders schlimm gewesen. Manchmal habe der Anfall auch nur ganz kurze Dauer. Wenn er morgens aufwache, sei er verstimmt; warum, wisse er nicht.

Am 19. September schrieb er in sehr gereiztem Ton an seine Frau, beschuldigte sie, sie halte es mit ihren Mietsherren, deshalb habe sie ihn in die Irrenklinik gebracht. Dies sei nicht nötig gewesen, er hätte auch daheim bleiben können. Er musste zugeben, er habe keine Beweise für die Untreue seiner Frau.

Am 21. September war er klar, vermochte sich aber nicht zu erinnern, wie er in die Klinik gekommen war. Aber schon am 25. September brach abermals ängstliche Erregung aus, er zitterte, klagte über Schmerzen in Kopf und Brust, war in gereizter Stimmung. Gegen andere Kranke zeigte er sich schon bei geringen Anlässen aufbrausend. Anfang Oktober wurde er ruhiger und einsichtiger; er erholte sich körperlich. Mit dem Versprechen, sich alkoholischer Getränke gänzlich zu enthalten, wurde er am 3. Oktober 1898 nach Haus entlassen. Er hielt sich nun 4 Wochen lang ganz abstinent und befand sich dabei wohl, arbeitete regelmässig. Dann geriet er in schlechter Stimmung wieder in häusliche Streitigkeiten und fing das Trinken von Neuem an. Bald stellte sich Schlaflosigkeit ein. St. geriet in Angst, glaubte sterben zu müssen, es wurde ihm „eng in seinem Kopf", er bekam Gesichtstäuschungen. So kam er denn am 19. November 1898 in Begleitung seiner Frau freiwillig wieder in die Klinik. Er bot abermals die körperlichen Zeichen des Alkoholismus, war ängstlich, unruhig, dabei gut orientiert. In der Nacht vom 19. zum 20. November liess er den Urin unter sich gehen. Am 20. gab er nur einsilbige Antworten. Es liess sich feststellen, dass er Tiervisionen hatte (Mäuse, Katzen, Ungeziefer, Löwen). Er gab an, Menschen seien da gewesen, die haben geschimpft und gedroht: „Du gehst uns nicht durch, Du Lump! Wir

kommen Dir nach. Wir kriegen Dich noch." Auch habe er Engel gesehen, sei im Himmel gewesen, dann seien Teufel gekommen; es sei ge-
schossen worden; er selbst sei mit Wasser angespritzt worden. Während
er dies erzählte, war er örtlich und auch zeitlich orientiert. Dann sagte er,
jetzt sehe er an der Wand eine Figur; sie gucke her, er glaube, es sei
seine Frau. Er berichtete, er habe zu Haus wieder Angst gehabt, ehe er
ins Trinken hineingekommen sei; auch sei er zu Haus geärgert worden.
Oefter leide er an Schwindelanfällen. Die Gesichtstäuschungen und
die beschimpfenden Stimmen liessen am 21. November nach, St. gewann
rasch Krankheitseinsicht. Die Angst verschwand, der Schlaf kehrte wieder.
Schon am 23. November schrieb er einen ganz geordneten Brief nach
Haus, es gehe ihm schon viel besser. Allein schon am 25. kehrte die
ängstliche Erregung nochmals wieder, St. zitterte am ganzen Körper, hatte
keine Ruhe im Bett, gab an, er habe in der Nacht seine verstorbene Frau
gesehen, sie habe ihm „Josef komm, Josef komm" mit leiser flüsternder
Stimme gerufen. Eine leichte Depression und gesteigerte Reizbarkeit,
während der er viel querulierte und einsichtlos war, blieb in den folgenden
Wochen bestehen und als St. am 10. Dezember 1898 von seiner Frau
nach Haus geholt wurde, war er noch nicht gesund und es war daher
vorauszusehen, dass es bald wieder schlimmer werde. So wurde er denn
auch schon am 9. Januar 1899 von seiner Frau wieder in die Klinik gebracht; er war bei der Aufnahme stark angetrunken, sprach fortwährend,
begrüsste den Arzt in sehr burschikoser Weise, war in heiterer Stimmung.
Ins Bett gebracht, zeigte er einen eigenartigen inhaltsarmen Rededrang; er
habe den Doktor so gern, aber den Wärter Z. habe er noch viel lieber;
derartige Aeusserungen wiederholte er häufig in gleicher Weise. Dann
wurde er gereizt, abweisend, warf sich im Bett herum, schlug um sich,
trat mit den Füssen, wenn man ihm nahe kam. Bald nachher schlief
er ein. Am Tag darauf zeigte er dasselbe Verhalten wie früher. Er
äusserte, er habe sich eine Zeit lang bei völliger Abstinenz wohl gefühlt,
habe dann in G. eine Stellung annehmen wollen, sei dorthin gegangen, habe
am 4. Januar auf dem Bureau gearbeitet. Dann sei die Angst wiedergekommen, er habe im Bett keine Ruhe mehr gehabt, sei in die Apotheke
gegangen, um sich etwas zur Beruhigung zu holen. Die Apotheke sei aber
geschlossen gewesen; dann sei er morgens ruhelos nach M. gefahren, habe
nicht liegen und nicht stehen können. In M. sei er umhergelaufen, habe
aber noch nicht getrunken. Allein es habe wieder Unzuträglichkeiten gegeben. Deshalb sei er, weil er das Unheil kommen sah, am 9. Januar
mit seiner Frau nach Heidelberg gefahren, sei erst auf den Friedhof und
dann in verschiedene Wirtschaften gegangen, habe rasch 8 Glas Bier hinter-
einander getrunken. Nunmehr sei er mit seiner Frau in die Klinik gegangen.

Am Tag nach seiner Aufnahme enthielt sein Urin etwas Eiweiss.
Am 11. Januar klagte er noch über beklommenes Gefühl auf der Brust; er
hatte in der Nacht wenig geschlafen. Es liessen sich Druckvisionen auslösen: eine Frau, ein Kopf, ein Kind von ein paar Jahren, ein Tier, ge-
streift wie eine Hyäne. Spontane Sinnestäuschungen bestanden nicht.

Auch diesmal erholte er sich rasch, wurde einsichtiger in der Beurteilung seines Leidens und konnte schon am 21. Januar 1899 nach Hause entlassen werden. Mehrere Monate lang ging es ihm gut. Er arbeitete ruhig und fleissig, trank wenig. Anfang Juni 1899 kam ein neuer Anfall. St. kam die ganze Nacht nicht nach Hause, sondern kehrte erst am andern Morgen schwer betrunken in seine Wohnung zurück. Er ging dann nicht ins Geschäft, lief bei Tag und Nacht herum, trank sehr viel. Dabei wurde er sehr erregt, zitterte stark. Bald traten auch wieder Sinnestäuschungen auf, er sah menschliche Gestalten, hatte viel Angst, schrie oft laut. In seinen Trinkexcessen gab er viel Geld aus. Wollte seine Frau ihm kein Geld geben, so bedrohte er sie, er werde sie aufhängen, ihr den Hals abschneiden. Sie solle ihm die Kinder aus dem Weg schaffen. 8 Tage nach Beginn des Anfalls ging er gutwillig mit in die Klinik, hatte selbst Krankheitseinsicht. Vor Beginn eines Anfalls soll er nach Angabe seiner Frau unwillkürliche Zuckungen im Arm gehabt haben. Am 1. Juni habe er auf der Strasse einen Anfall gehabt, bei dem er bewusstlos zu Boden gestürzt sei und Krämpfe bekommen habe. Er selbst habe nachher nichts davon gewusst; es sei ihm von einem Andern gesagt worden. Während St. am ersten Tage seines Aufenthalts noch hallucinierte und Angst hatte, erholte er sich dann rasch. Allein am 12. Juni trat abermals ein Anfall ein. Patient legte sich mittags zu Bett, weil er sich nicht wohl fühlte. Dann verlor er das Bewusstsein. Ein Wärter fand ihn dann schlafend vor. Krämpfe wurden nicht beobachtet. Am 19. Juni gab er an, er habe in seinem Leben etwa 10 mal Ohnmachtsanfälle gehabt, bei denen er zu Boden gefallen sei. Am 20. Juni wurde er nach Haus entlassen, um schon nach 4 Wochen freiwillig zurückzukommen. Er taumelte, als er kam, gab nur wenig Auskunft. Er habe nichts geschafft, aber viel getrunken. Er legte sich ins Bett, blieb ruhig liegen und reagierte nur langsam auf Anrufen; dabei fasste er Fragen nur sehr schwer auf. Ueber die letzten Tage konnte er keine genauen Angaben machen. Er bat um ein Schlafmittel. Auch am folgenden Tag war er noch schwer besinnlich, aber orientiert. Er zeigte Angst, glaubte sterben zu müssen, bat um den Geistlichen, klagte über starke Kopfschmerzen. Sein Zustand besserte sich in wenigen Tagen. Er gab nunmehr an, diesmal sei der Anfall im Anschluss an einen Aerger im Geschäft aufgetreten. Seine Erinnerung an die Tage vor der Aufnahme war eine sehr lückenhafte. Am 28. Juli wurde er mittags plötzlich verstimmt, verlangte ins Bett, er sei voll Unruhe, könne nicht stehen, liegen oder sitzen. Bald trat Besserung ein. Bei seiner Entlassung am 30. Juli äusserte er die Absicht, einem Abstinenzverein beizutreten. Thatsächlich blieb er auch bis zum 1. Oktober abstinent. Abermals trat dann im Anschluss an eine Erregung im Geschäft ein Rückfall ein. Er trank enorme Mengen alkoholischer Getränke, war bei Tag und Nacht unterwegs, war zu Haus nicht zu halten. Einmal fuhr er nachts ganz planlos nach Basel und gleich wieder zurück. Wenn er im Trinken war, wurde er auch durch grosse Mengen von Spirituosen nicht betrunken.

Die Angst trieb ihn umher; Anfang Oktober hatte er auch wieder einen Ohnmachtsanfall. Er wollte sich dann mit einem Strick aufhängen. Am 10. Oktober 1899 kam die Frau des St. in die Klinik und erzählte, ihr Mann sei heute mit ihr nach Heidelberg gefahren, um sich aufnehmen zu lassen; nun sitze er in der Bergheimer Strasse (in der Nähe der Irrenklinik) in einer Wirtschaft. Bald darauf kam er von selbst in die Klinik, roch stark nach Alkohol, war sehr heiter und vergnügt, begrüsste den Arzt in cordialem Ton als alten Bekannten. Lachenden Gesichtes erzählte er seine jüngsten Excesse; er habe auch Angst gehabt und stets gemeint, es sei Jemand hinter ihm her. Ins Geschäft bringe ihn kein Mensch mehr. Diese gehobene Stimmung machte schon am nächsten Tag einer schweren Depression Platz. Er wurde still, gedrückt, hatte Angst, zitterte sehr stark, war äusserst schreckhaft, fing an zu halluciniercn, hatte mehrfach Erbrechen. 4 Tage später berichtete er von eigentümlichen Sinnestäuschungen. Er habe in wachem Zustand „solch' dummes Zeug phantasiert" Es sei ihm vorgekommen, als ob er nur ganz klein sei, einen Bilderrahmen, den er zu zerreissen suchte, im Leib habe. Dabei habe er Angst gehabt. Trotz dieser traumhaften Zustände — sie erschienen ihm selbst als Träume im Wachen — war er imstande, über gleichzeitige Vorkommnisse auf der Krankenabteilung genau zu berichten. Am 15. Oktober war er abends wieder normaler Stimmung; am 19. Oktober wurde er nach Haus entlassen.

Die Anfälle von Verstimmung kamen in den folgenden Monaten sehr häufig, die freien Intervalle dauerten kaum 14 Tage; nicht immer trank St., wenn er verstimmt war. Von Zeit zu Zeit wurde es ihm schwarz vor den Augen. Mitte März 1900 trat ein sehr heftiger Anfall auf. St. fing an, unsinnig zu trinken, schüttete nach der Beschreibung Anderer fast unterbrochen Bier, Wein und Schnaps in sich hinein, verbrauchte in wenigen Tagen etwa 100 Mark. Zu Haus tobte er dann fürchterlich, bedrohte seine Familie, schlug Scheiben ein, Geschirr und Möbel zusammen, hallucinierte. Als er am 18. März 1900 von 2 Männern in die Klinik gebracht wurde, war er körperlich und geistig in schlechter Verfassung. Er fing bald an stark zu delirieren, sah Katzen, Schmetterlinge, weisse Mäuse, die einander beissen, schwarze Ratten, die er zu fangen suchte. Dann sah er menschliche Gestalten, Schutzleute; Gesichter und Fratzen sahen zum Fenster herein. Er hatte schwerste Angst, glaubte, Arme und Beine seien ihm fortgekommen, hatte das Gefühl, als ob seine Bettstatt im Kreis herumgehe. Dabei sah er bleich und elend aus, hatte häufig Erbrechen. Auf Hyoszin trat Beruhigung ein. Schon am folgenden Tag war er ruhig, besonnen und orientiert. Die ängstliche Erregung liess im Laufe der nächsten Tage immer mehr nach. Am 29. März konnte er wieder nach Hause entlassen werden. Abermals blieb er einige Wochen abstinent und fleissig, bis er anlässlich einer Reise nach Frankfurt von einem Freund überredet wurde, Wein zu trinken. Bald darauf trat abermals ein Trinkanfall ein, der den St. am 26. Juni 1900 von Neuem in die Klinik brachte. Hier machte er wieder ein den früheren ähnliches, ängstliches Delir von

mehrtägiger Dauer durch, erholte sich dann wieder mehr und mehr. Am
26. Juli 1900 kam er wieder zu seiner Familie zurück.

Abermals trat schon nach wenigen Wochen ein heftiger Rückfall ein.
In schwerer Depression machte St. am 11. September 1900 im Kranken-
haus zu M. einen Selbstmordversuch durch Erhängen. Er kam dann am
11. September wieder in die Klinik, wo er dasselbe Bild wie früher bot.
Nachdem er sich etwas erholt hatte, wurde er am 13. Oktober von seiner
Frau nach Hause genommen. Wie nach dem bisherigen Verlauf zu er-
warten war, verfiel er schon bei einem der nächsten Anfälle abermals der
Trunksucht.

Als er am 12. Dezember 1900 in die Klinik gebracht wurde, befand
er sich in einem äusserst elenden Zustande. Er sah bleich und verwahrlost
aus, war leicht benommen, aber orientiert. Seine Kleidung war schmutzig
und zerrissen. Er zitterte vor Angst und Verzweiflung. Er war Anfang
Dezember nach sinnlosen Alkoholexcessen „in seinem Rappel" nach Baden-
Baden, Mainz und Frankfurt gefahren, hatte, um sich Geld fürs Trinken
zu verschaffen, Möbel, Bilder, Kleider, kurz Alles, was er besass, versetzt,
einen Stuhl zertrümmert, schon in aller Frühe massenhaft Schnaps getrunken.
Aber man hatte ihm, wie seine Frau berichtete, nie angemerkt, dass er betrunken gewesen war. Der Zustand angstvoller hallucinatorischer Erregung
dauerte diesmal mehr als eine Woche. Auffällig war, dass trotz reichlicher
Sinnestäuschungen und heftigster Angst die örtliche Orientierung nicht verloren ging. St. hatte einen kleinen schwachen Puls, der in den ersten
Wochen selbst bei völliger Bettruhe nicht unter 100 herabging. Eine Vergrösserung der Herzdämpfung konnten wir nicht mit Sicherheit nachweisen.
Der Kranke war äusserst schreckhaft. Von Zeit zu Zeit traten bei gleichzeitiger starker Angst heftige Zitteranfälle mit Schreien auf. St. selbst
glaubte in den ersten 8 Tagen, er werde den Anfall diesmal nicht über-
stehen. Er zeigte Symptome von Polyneuritis, vor allem schlaffe atrophische,
äusserst druckempfindliche Muskulatur, Steigerung der Sehnenreflexe,
Hyperästhesien und Hypästhesien der Haut. Die Sinnestäuschungen trugen
teilweise alkoholistischen Charakter (Spinnen, Mäuse, Katzen; auch Druckvisionen bei Liepmann's Versuch), teils hatten sie mehr epileptische Färbung („Heilige, wie man sie auf Bildern sieht"). Meist wurden sie als
krankhaft erkannt („es macht mir das vor, das sind Täuschungen"), sie
nahmen bei Augenschluss zu, erschienen beim Abklingen der hallucinatorischen Erregung nur noch, wenn St. die Augen geschlossen hielt. Es bestand keine delirante Bewegungsunruhe, St. lag, von den zeitweiligen, hyste-
risch gefärbten Zitteranfällen abgesehen, ruhig in seinem Bett. Trotzdem
er Paraldehyd in grossen Dosen erhielt, bestand längere Zeit hartnäckige
Schlaflosigkeit. Die körperliche Erholung ging nur sehr langsam von statten.
Die Stimmung, welche in den ersten 3 Wochen stets eine sehr deprimierte
war, schwankte auch weiterhin sehr, St. wurde durch grosse Reizbarkeit
und Empfindlichkeit, durch brutales Aufbrausen bei Versagung unzweck-
mässiger Wünsche oft recht lästig. Erst Mitte Januar 1901 trat eine mehr
gleichmässige ruhige Stimmung ein. St. machte sich nunmehr durch schrift-

liche Arbeiten, namentlich Abschreiben, das er gut und pünktlich besorgte, im Haus nützlich.

Am 7. Januar 1901 konnte ein typischer Anfall von Verstimmung beobachtet werden. St. war morgens blass, zitterte, sah verstört aus, war ängstlich und ruhelos, lebensüberdrüssig, dabei reizbar, streitsüchtig, gegen den Arzt unhöflich und kurz ablehnend. Er zeigte einen kleinen raschen Puls. Eine Untersuchung seines Herzens liess er nicht zu. Während der Unterhaltung sagte er: „wenn ich jetzt draussen wäre, wüsste ich, was ich thäte"; er wolle aber nicht entlassen sein.

Während er in den ersten Wochen unter dem frischen Eindruck seiner grossen Qualen oft davon sprach, diesmal wolle er ein Jahr lang hier in der Klinik bleiben, sonst gehe er zu Grunde, fing er später, als er sich etwas wohler fühlte, an, auf baldige Entlassung zu drängen. Dieses Entlassungsverlangen wechselte mit seiner Stimmung. Sobald er verstimmt war, forderte er in barschem Ton, man solle ihn nach Hause lassen, schimpfte in ordinärer Weise auf seine Frau, wenn man ihm sagte, sie wolle ihn noch nicht nach Hause haben. War er ausserhalb der Verstimmungen, so nahm er diese Mitteilung ruhig hin. Einmal brachte er einen selbstgefertigten Grundriss seiner Wohnung und zeigte uns, wie er es einrichten wolle, damit seine Frau und die anderen Leute im Hause ihm das Entwischen unmöglich machen können, wenn er wieder zu trinken anfangen wolle. Auch sprach er wiederholt davon, er wolle nach seiner Entlassung dem Guttemplerorden beitreten. In sehr selbstgefälliger Weise renommierte er, es falle ihm sehr leicht, abstinent zu sein, wie er schon oft bewiesen habe; jetzt komme bei ihm nichts mehr vor. In seinen Angaben erwies er sich als unzuverlässig, lügenhaft; er liebte schöne Phrasen, schrieb Briefe, in denen ein frömmelndes Wesen und ein leeres Wortgeklingel zu Tage trat; bei seinen Schreibarbeiten, für die er sehr gelobt sein wollte, verfuhr er mit einer gewissen Pedanterie. Auf der Abteilung war er durch Unverträglichkeit, heimliches Aufhetzen, Selbstüberschätzung zeitweise ein recht störendes Element. Seine Krankheitseinsicht war keine vollkommen befriedigende, sie schwand mit jeder Verstimmung fast sofort, um einem rechthaberischen Wesen Platz zu machen. Eine erhebliche dauernde Urteilsschwäche war nicht nachzuweisen.

Am 8. Februar wollte St. zu einer dienstlichen Besprechung nach M. beurlaubt sein. Nachdem er sein Wort gegeben hatte, wieder in die Anstalt zurück zu kommen, wurde er für einen Tag beurlaubt. Wie zu erwarten war, hielt er sein Wort nicht, kam nicht wieder zurück. In einem phrasenhaften Schreiben entschuldigte er sein Wegbleiben mit nichtigen Gründen. Vermutlich wird ihn ein neuer Anfall in Bälde abermals der Anstalt zuführen[1]). Er hat zwar in richtiger Erkenntnis der Gefahr den Entschluss gefasst, abstinent zu bleiben und ist, um diesem Vorsatz eher treu bleiben zu können, in den Guttemplerorden eingetreten.

---

1) In der That ist er im Juni 1901 in einem schweren dipsomanischen Anfall wieder in die Klinik gebracht worden.

Weniger rein ist das Krankheitsbild der Dipsomanie bei folgendem Kranken, der die enge Verknüpfung von Wandertrieb und Trinktrieb gut veranschaulicht:

8. Q., Jurist, 1865 geboren.

Patient ist erblich schwer belastet. Die ganze Familie soll nervös sein. Die Grossmutter mütterlicherseits war 18 Jahre lang geisteskrank. Eine Grosstante wurde mit 21 Jahren blödsinnig; ein Sohn der Schwester der Mutter war ebenfalls viele Jahre lang geisteskrank. Ein Bruder der Mutter ist geistig abnorm. Vater und Mutter starben an Lungentuberkulose, ein Bruder leidet an Diabetes mellitus und Herzverfettung.

Q. war in seiner Kindheit schwächlich und kränklich, dabei sehr begabt, lernte in der Schule leicht. Als Kind litt er an Drüsenanschwellung; mit 13 Jahren machte er Scharlach durch. In seinen letzten Schuljahren überarbeitete er sich, da er viel Privatstunden erteilte. Mit 19 Jahren absolvierte er das Abiturientenexamen. 1885 traten erstmals psychische Störungen auf. Er wurde verstimmt, zog sich zurück, konnte zwar noch gut geistig arbeiten, war aber sehr reizbar, hatte Tage, an denen es ihm sehr schwer fiel, die Gedanken zusammenzuhalten. Er war ein halbes Jahr als Hofmeister bei einem Grafen thätig, fühlte sich aber aufs Aeusserste abgespannt und ging deshalb zu seiner Erholung nach Haus, wo er acht Monate blieb. Damals traten Anfälle von ängstlicher Verstimmung und Schlaflosigkeit auf. Er war nach seiner eigenen Aussage „unklar“, nicht recht orientiert, war morgens deprimiert, bei Anreden gereizt, hatte nachmittags manchmal gewaltthätige Anwandlungen, so dass er zeitweise abgesondert werden musste. Eines Tages fasste er ein Mädchen von etwa 16 Jahren aus der Nachbarschaft an und warf es ohne Veranlassung in einen Pfuhl. Bisweilen setzte er sich in eine Ecke, machte einen stumpfsinnigen Eindruck, wehrte jede Annäherung der Verwandten durch gewaltthätige Ausbrüche ab. Dabei fühlte er Blutandrang gegen den Kopf; seine Wangen zeigten rote Ringe, die rechte mehr als die linke. Zeitweise war es ihm, als ob die Achse des rechten Auges sich verschoben hätte und er schielen würde. Auch empfand er Tönen, Sausen und Brausen im rechten Ohr nach Art eines herannahenden, vorbeisausenden und wieder sich entfernenden Eisenbahnzugs. Sein Gedächtnis war nach seiner Ansicht damals schlecht. Eine Zeitung konnte er nicht mit Verständnis lesen. Er fühlte sich unfähig, „gebildete Gedanken“ auszusprechen, war aber wohl imstande, die Unrichtigkeit gefallener Aeusserungen zu konstatieren. Manchmal brauchte er für einen Begriff ein falsches Wort, hauptsächlich aber war ihm die Geläufigkeit der technischen Ausdrücke abhanden gekommen. Während seines nun folgenden achtmonatlichen Aufenthalts in N. zeigten sich anfänglich ähnliche und noch andere Symptome. Er wusch sich nicht, verweigerte auch zeitweise die Nahrung, hatte manchmal einzelne Vergiftungsideen, mit denen es ihm aber nach seiner eigenen Aussage nicht Ernst gewesen sei. Er zeigte damals grosse Willensschwäche. Beim Orgelspiel in der Kirche überkam ihn häufig ein eigentümliches Gefühl der Mattigkeit und Angst;

alles erschien ihm in mattgelber Farbe. Einfache Lieder brachten ihn zum Weinen.

Herbst 1886 bis Sommer 1888 studierte er in B. Theologie. Er belegte nur wenige Vorlesungen. Ein Professor nahm ihn wegen seiner gedrückten Stimmung in sein Haus auf. Damals quälte ihn das Gefühl der Verminderung seiner ursprünglichen Leistungsfähigkeit, die allerdings seiner Umgebung nicht aufgefallen sein soll. Er war (nach seiner Schilderung) genötigt, sein Material auswendig zu lernen, um es zu beherrschen; ein geistiges Durchdringen des Materials war ihm unmöglich. Im Juli 1887 hatte er besonders unter starkem Kopfdruck zu leiden, zeigte verzerrte Gesichtszüge, war unruhig und ängstlich. Nachts schlief er wenig. Er litt unter schmerzhaften Sensationen im Körper. So hatte er das Gefühl des Geschwollenseins seiner Wangen. Während eines Aufenthalts zu Hause schlief er nicht, bekämpfte seine Schlaflosigkert mit Bädern, Massage und Brom. Als er 1889 sein theologisches Examen machen sollte, versagten seine Kräfte. Er fing nun im Sommersemester 1889 an Jura zu studieren, ging aber nicht in die Vorlesungen. Darauf war er ein halbes Jahr lang wieder als Hofmeister thätig, dann wollte er in den Verwaltungsdienst eintreten, gab aber diesen Gedanken bald wieder auf, als er merkte, dass dies nichts für ihn sei. Er kehrte zur Jurisprudenz zurück und studierte einige Semester in M. Von 1894—1898 war er als Amtsanwalt thätig. Er hatte damals viel mit Zwangszuständen zu kämpfen. Es war ihm, als ob ihn gewisse Gefühle trieben, ein Verbrechen zu begehen, „damit er endlich mal Ruhe habe". Er konnte damals geistig arbeiten, passte nach seinen Angaben im Dienst gut auf, war aber in Gesellschaft „dösig". Während langer amtlicher Sitzungen trank er Bier und Cognac; auch sonst trank er damals mehr alkoholische Getränke. Er hörte dann öfters Geräusche. Es trieb ihn, wenn er im Bett lag, aufzustehen, um unter das Bett zu schauen oder die Treppen hinunterzuleuchten. Er sah seinen toten Vater neben sich. Bisweilen hatte er das Gefühl, als ob er selber neben sich läge.

Im Sommer 1898 nahmen die abnormen Zustände noch zu. Im Traum machte er amtliche Sitzungen mit solcher Lebhaftigkeit durch, dass er am folgenden Tage nicht wusste, ob die Sitzung thatsächlich stattgefunden hatte oder nicht; erst durch Einblick in die Akten vermochte er sich Gewissheit zu verschaffen. Das Gefühl der geistigen Leistungsunfähigkeit plagte ihn um jene Zeit weniger, dagegen fühlte er sich körperlich schwach und abgespannt. Wenn er die Federn der Schreiber so fliegen sah, so sagte er sich voll Neid: „Das bringst Du wohl niemals so fertig."

Von Juli 1898 bis April 1899 arbeitete er im Bureau seines Bruders. Er litt in dieser Zeit viel an innerer Unruhe und Angst. Diese trieb ihn oft fort ins Freie. So wanderte er eines Tages von E., wo er wohnte, nach G., wo er früher gewohnt hatte. Dort suchte er seine frühere Wohnung auf, ging in sein altes Zimmer, legte sich ins Bett und schlief ein. Da kam ein fremder Herr, der nunmehrige Mieter des Zimmers; Patient Q.

wurde geweckt und wusste nicht, wie er in das Bett geraten war. Er erinnerte sich nur an Ausgangs- und Endpunkt dieser unmotivierten Wanderung. Derartige Vorfälle waren nicht vereinzelt, sie waren ihm selbst unverständlich; sie verursachten ihm manche Ungelegenheiten. Im Herbst 1898 machte er einmal einen Selbstmordversuch, indem er sich auf die Eisenbahnschienen legte. Er hatte nachher keine Erinnerung an diese Handlung.

Im Mai 1899 begab er sich nach M., um seine juristischen Studien fortzusetzen. Er befand sich nach seiner Schilderung dort in gereizter Stimmung und litt an Blutandrang nach dem Kopf. Anfang November 1899 kam er nach Heidelberg. Hier machte sich alle 3—4 Wochen ein Wanderdrang geltend. Auch trank er häufiger wie früher. Während der Wandertrieb bestand (er dauerte 1—4 Tage), trank er etwa 6—7 Glas Bier täglich.

Seit 1886 hatte Q. öfter das Gefühl, dass eine Hand sich gegen sein Gesicht drückte, plötzlich dasselbe umfasste. Dies dauerte manchmal eine Viertelstunde. Nachher kam es ihm vor, als ob diese Hand sich unter der Schädeldecke aufs Gehirn legte. Er will nach seiner Aussage während dieser Zustände eine geschwächte Erinnerungskraft haben.

Den Anlass zur Aufnahme des Kranken in die Heidelberger Klinik gab ein akuter Dämmerzustand. Das bezirksärztliche Zeugnis, auf Grund dessen Q. in die Klinik gebracht wurde, sagt aus, Q. bekomme alle 5—6 Wochen Anfälle, in denen er ängstlich sei und sinnlos in der Welt herumlaufe. Während dieser Perioden habe er, obwohl er sonst nichts trinke, sehr viel getrunken. Anfang März 1900 sei Q., nachdem er mittags sich infolge eines Briefes seiner Mutter und seines Bruders aufgeregt hatte, abends früh zu Bett gegangen und sei dann nachts zwischen 1 und 2 Uhr in W. durch den Polizeidiener aufgegriffen worden. Was zwischen dieser Zeit vorgegangen war, sei ihm völlig unklar gewesen. Bei der ärztlichen Untersuchung sei Q. noch schwerbesinnlich gewesen, so dass er den Eindruck erweckte, als ob er aus dem Schlaf erwache. Bezüglich der jüngsten Vergangenheit habe er nur in einzelnen Punkten ein ungefähres Erinnerungsvermögen gehabt, während andere Vorkommnisse in seinem Gedächtnis gänzlich fehlten. Zeitliche und örtliche Orientierung sei bereits wieder eingetreten, wogegen die Stimmung noch eine abnorme sei.

Q. war nunmehr vom 2. März 1900 bis 9. April 1900 in der Klinik in Behandlung. Das Krankenjournal enthält nun ausser einer ausführlichen Anamnese, welche der obigen Schilderung zu Grunde liegt, noch folgende Bemerkungen:

15. März. Patient klagt über Müdigkeit, Vor-den-Kopf geschlagen sein, Parästhesien und Schmerzen in allen Körperteilen. Leichter Schlaf. Gefühl der geistigen Minderwertigkeit. Q. ist sehr eitel. Er steht stundenlang vor dem Spiegel, um die „temporären Störungen der Symmetrie seiner Gesichtsbildung" zu beobachten. Von Zeit zu Zeit soll nämlich die rechte Wange anschwellen. Zugleich meint er dann auch die Entstehung einer Hervorwölbung der Kopfhaut hinter dem Ohr wahrzunehmen.

20. März. Interpelliert den Arzt, er solle ihm aufrichtig sagen, ob er an Paranoia leide. Wünscht einen Anatomieatlas, um die Ursache seiner Missempfindungen zu ergründen.

Die Schreibstörung (Graphospasmus), mit der Patient eintrat und welche gleich am Anfang in drei Sitzungen durch Hypnose gehoben wurde, ist dauernd geschwunden und Patient schreibt jetzt ganz flottweg.

27. März. Patient ergeht sich in Ausfällen gegen seinen Bruder. Dieser wolle seine (des Pat.) Krankheit nicht einsehen. Er wolle ihn mit Gewalt zum Trinker stempeln. Er sei seinem Glück im Weg gestanden dadurch, dass er ihn verhindert habe, eine selbständige Position zu erringen. Dies sei um so schlechter von ihm, als er (Pat.) ihn doch auch längere Zeit unterstützt habe, bis er soweit gewesen sei, sein Brot zu verdienen.

30. März. Schreibt auf Wunsch folgende Schilderung seiner Missempfindungen etc.:

„Zustände der achtziger Jahre:

„In den achtziger Jahren (1885—1889 etwa) hatte ich monatelang beim Gehen auf gepflasterten Strassen die Empfindung, als ob die Pflastersteine vor mir auf und ab und seitwärts tanzten; auch bei Concentrierung der Willensthätigkeit war es mir nicht möglich, die Grenzlinien einzelner Steine länger als nur einen einzigen Moment mit dem Gesichtssinn festzuhalten; das Tanzen begann sofort.

„Besonders dann, wenn ich eilig einem bestimmten Ziel zustrebte, kam es mir vor, als ob die in Wirklichkeit ganz ebene horizontale Strasse eine schiefe Ebene darstellte, an deren unterem Rande stehend ich also aufwärts zu marschieren hatte. Ich hob bei den einzelnen Schritten unwillkürlich die Schenkel so hoch, dass ich beim Niedersetzen des Fusses jedesmal durch das mechanische Fallen des Fusses durch denjenigen Luftraum, der sich zwischen den wirklichen Punkt des Strassenpflasters, auf den ich niederzutreten hatte, und den Punkt der hallucinatorischen schiefen Ebene, den ich zuerst beim Senken passierte und auf dem ich zu ruhen gedachte, schon durch die mechanische Erschütterung des fallend aufschlagenden Fusses an das Dasein der Hallucination erinnert wurde. Quer über grössere Plätze zu gehen war mir am Ende der achtziger Jahre nicht möglich, ich befürchtete umzufallen ….“ (Folgt eine Schilderung von typischer Agoraphobie, die nichts Besonderes bietet.) „Ich liess mich in dieser Zeit wiederholt auf das Vorhandensein von Herzkrankheiten untersuchen von verschiedenen Aerzten, nur einer (Dr. H.) erklärte mir, es sei möglich, dass eine minimale Herzerweiterung vorliege; er gab mir jedoch die tröstliche Versicherung, nach einigen Jahren würde nach bestandenem Examen bei ruhiger gleichmässiger Arbeit mein Zustand ein normaler, zu frohem Schaffen anregender, in letzterem aber auch erhebenden Lebensgenuss und Zufriedenheit bietender sein. Ich selbst hatte bei diesen Herzaffektionen das verschwommene Bewusstsein, dass es sich nicht eigentlich um eine Störung des Blutlaufes handle, sondern nervöse, neurasthenische Dispositionen die Grundlage bildeten; Störungen der peripheren Nerven … rufen in dem Denkgeiste durch Vermittelung des Gehirns als Nerven-

unterlagen diejenigen sinnlichen Vorstellungen und körperlichen Gemein-
gefühle hervor, veranlassen den Intellekt zu Schlüssen über Vorhandensein
ausserhalb der Nerven liegenden Krankheitserscheinungen, die thatsächlich
nicht vorhanden, deren wirkliches Vorhandensein aber durch nicht krankhaft
affizierte Sensitivnerven in der von mir gefühlten Weise dem Centralorgan
notifiziert werde . . . .“ (In dieser weitschweifigen und etwas konfusen
Ausdrucksweise folgt noch eine Reihe ziemlich laienhafter Erörterungen,
aus denen jedenfalls das Eine klar hervorgeht, dass Q. für seine abnormen
Zustände völlige Krankheitseinsicht besass). Dann heisst es weiter: „Ich
war damals (1889) ein sehr mässiger Trinker, zum 11-Uhr-Frühstück ein
Glas Algierwein (Wein und Wasser im Verhältnis von 1 : 2 zusammen
0,2 l), zum Dejeuner 2 Glas Moselwein, zum Souper ½ l Münchener
Exportbier. Sekt und feurige Südweine habe ich damals als Hofmeister
aus pädagogischen Rücksichten, zur Wahrung der Autorität meinem Schüler
gegenüber, zurückgewiesen. Ein einmaliger Genuss von ¼ l reinem Faverge
brachte mich in rapide sinnlose Trunkenheit; die Art und Weise sowie die
Person, von der ich zu Bett gebracht worden war, ist mir als Thatsache
subjektiven Erinnerungsaktes nie — auch nach geschehener Mitteilung —
zum Bewusstsein gekommen.“

4. April. Patient hat X. als Heilanstalt gewählt, glaubt jedoch, dass
der Bruder, den er als knauserig und eigennützig schildert, zur Reise seine
Einwilligung nicht geben werde. Uebrigens sei es nach der Entziehungskur
dieselbe Sache wie vorher, indem sein Bruder, der von seiner Psychopathie
nichts wissen wolle, ihn als völlig geheilt betrachten und entsprechend
streng und rücksichtslos behandeln werde.

13. April. Patient befindet sich 1—2 Tage ganz wohl. Dann erscheinen Parästhesien, die rechte Backe „schwellt an,“ es reisst in den Beinen,
es ist ihm als ob das Gehirn für den Schädel zu gross wäre. Zeitweise
niedergeschlagen, müde, misstrauisch, hoffnungslos, wortkarg; dann wieder
lebhaft sprechend, nach Ausdruck für die vielgestaltigen Schmerzen und
Missempfindungen ringend, die ihn plagen, und sie mit gewissem Behagen
beschreibend.

16. April. Klagt wieder über Parästhesien an verschiedenen Stellen.
„Die Backe ist wieder geschwollen.“ „Das Schädeldach ist im rechten
Winkel gebogen“ etc. Patient schreibt wieder schlechter, hat schmerzhafte
Sensationen im Arm und in den Fingern.

19. April. Patient ist heute vormittag beim Ausgang dem Wärter
entwichen.

Später haben wir von dem Kranken trotz angestellter Nachforschungen
nichts mehr gehört.

Dieser Fall, bei dem sich epileptische Störungen mit degenerativen Zügen in eigenartiger Weise verbinden, erinnert sehr an
manche der von Magnan geschilderten Kranken.

Den bisher geschilderten Fällen wollen wir anhangsweise noch
eine Krankengeschichte beifügen, bei der es sich wohl nicht um

eigentliche Dipsomanie noch um Epilepsie handelt, die aber doch in mancher Richtung von Interesse ist. Ihre klinische Bedeutung erörtern wir weiter unten.

Ab., Schreiner, 1839 geboren.

Am 5. November 1893 wurde der Tags zuvor aus der Haft entlassene Schreiner Ab. schwer betrunken in einem fremden Hause liegend aufgefunden und, da er nicht mehr stehen und gehen konnte, auf einem Karren in's Amtsgefängnis gebracht, wo er noch 2 Tage lang die Zeichen der Trunkenheit geboten haben soll. Dann brach ein Delirium alcoholicum von kurzer Dauer aus. Ein Schutzmann bezeichnete den Ab. als arbeitsscheuen, dem Schnapstrunke völlig ergebenen Menschen, der sich durch freches Betteln ernähre. Einige Zeit nach Ablauf des Deliriums wurde Ab. nach einer Kreispflegeanstalt übergeführt. Dort gefiel es ihm nicht. Er ergab sich bald wieder dem Schnapsgenuss, machte einmal einen Selbstmordversuch und lief aus der Anstalt weg. Er kam in's Gefängnis und von da im Oktober 1894 in die Heidelberger Klinik. Das bezirksärztliche Gutachten schilderte ihn als einen leicht schwachsinnigen Alkoholisten und unverbesserlichen Schnapstrinker, der früher Morphinist gewesen sei, vor etwa 20 Jahren einen Schlaganfall erlitten habe und seither eine Lähmung des linken Beines zeige.

Ab. selbst hat über seine Vergangenheit folgende Angaben gemacht: Er stamme aus gesunder Familie, habe gut gelernt, sei Soldat gewesen, habe früher solide gelebt, sei nie geschlechtskrank gewesen. Er habe als Schreiner einen guten Verdienst gehabt. Im Jahre 1860 oder 1870 habe er, als er im Begriff war, zu einer militärischen Uebung einzurücken, einen schweren Schlaganfall erlitten. Er sei auf dem Heimweg von einem Spaziergang plötzlich ohne alle Vorboten umgefallen und lange bewusstlos liegen geblieben. Als er wieder zum Bewusstsein erwachte, habe er die Sprache ganz verloren gehabt und sei auf der linken Seite gelähmt gewesen. Er habe monatelang nicht sprechen können, sei wegen der Lähmung 2 Jahre lang an's Bett gefesselt gewesen. Es habe wohl 5 Jahre gedauert, bis er wieder als Polierer habe arbeiten können. Etwa $^1/_4$ Jahr nach dem Schlaganfall habe er erstmals Krämpfe bekommen. „Zuerst spüre ich ein sonderbares Gefühl im Hals an der Zungenwurzel. Dann kann ich mich gerade noch setzen. Dann wird der Kopf nach links verzogen, der linke Arm hebt sich, der Daumen wird eingeschlagen, dann werde ich bewusstlos, wenn die Krämpfe stärker werden." Er könne nicht angeben, ob auch die rechte — nicht gelähmte — Seite an den Krämpfen teilnehme, aber jedenfalls könne sie nur schwächer und im Anfall erst später betroffen werden. Derartige Krämpfe seien nun in den folgenden Jahren häufig wiedergekehrt, anfänglich alle paar Wochen, später nur noch alle paar Monate, um schliesslich nach vielen Jahren (wann, weiss er nicht anzugeben) ganz aufzuhören. 1872 habe er wegen hartnäckiger Schlaflosigkeit lange Zeit Morphium genommen. An dieses Gift habe er sich so gewöhnt, dass er es nicht mehr habe entbehren können.

„Wie ich dann kein Morphium mehr bekommen hab', hab' ich wieder das Fieber gekriegt, ich bin schier närrisch geworden; da hab' ich statt dessen oft ein Schnäpschen getrunken, um die Nerven zu beruhigen. So hab' ich die Leidenschaft mit dem Schnaps an mich gekriegt; jetzt (März 1901) schüttelt's mich vor dem Schnaps."

Es ging nun rasch mit ihm bergab. Da er Niemanden hatte, der sich um ihn kümmerte, und infolge seiner Lähmung schwer beweglich war, so brachte er mehrere Jahre im Armenhaus zu. Nachdem sich die Lähmung gebessert hatte, arbeitete er wieder zeitweise, führte aber im Ganzen ein unordentliches Leben.

Seit September 1894 befindet sich Ab., von kurzen Unterbrechungen abgesehen, in der Heidelberger Irrenklinik, wo sich sein körperlicher und geistiger Zustand allmählich bedeutend gebessert hat. Die linksseitige Lähmung verschwand zwar nicht vollständig, Ab. zeigt heute noch eine deutliche Hemiparese. Doch hat er sich körperlich so weit erholt, dass er als Schreiner in der Werkstatt arbeiten konnte; er hat im Laufe der Zeit manche wirklich gute Tischlerarbeit geliefert und zeigt auch heute noch in der Verwendung seiner halbgelähmten Hand ein grosses Geschick.

Ab. hat nun während seines Aufenthaltes in der Klinik anfangs häufiger, später immer seltener Zustände dargeboten, in denen er ein von seinem gewöhnlichen Wesen abweichendes Verhalten zeigte. Von Zeit zu Zeit bekam er die Neigung, seine Arbeit zu verlassen, im Freien herumzuvaagieren und Schnaps zu trinken. Im November 1895 fiel auf, dass er den Schellackspiritus in seiner Arbeitsstätte trank; gelegentlich entwich er aus der Anstalt und kam dann meist betrunken wieder zurück. Am 16. Mai 1896 bekam er, nachdem er Tags zuvor sich betrunken hatte, einen schweren epileptischen Krampfanfall mit plötzlichem Zusammenstürzen. Dieser Anfall trug nicht die Züge der Rindenepilepsie. Frug man ihn nach den Ursachen seiner zeitweiligen Wandersucht und Trinkexcesse, so gab er an, er habe sich in der Anstalt geärgert und wenn er sich ärgere, so komme ihn das Verlangen nach Freiheit an. Besonders schwerer Excesse machte er sich im April und Juni 1897 schuldig. Eines Tages war er plötzlich verschwunden, trieb sich in vielen Nachbarorten herum, trank, borgte sich dort von Angehörigen anderer Patienten Geld und soll dabei masslos über die Klinik geschimpft haben. Erst nach 6 Tagen kam er äusserst verwahrlost, nach Alkohol riechend, von selbst wieder zurück. Es liess sich in der That feststellen, dass sich diese Unregelmässigkeiten meistens dann einstellten, wenn er schon vorher in der Klinik aufgeregt und verärgert war. Befragt gab er an: wenn man ihn ärgere, so kriege er die Anstalt allemal satt, dann laufe er weg und dann trinke er halt auch im Aerger mehr. Man habe eben oft Anlass sich zu ärgern: „Wenn Sie, Herr Doktor, den ganzen Tag mit den Narren zusammen sein müssten, so thäten Sie sich auch oft ärgern, hätten es satt und liefen davon." Er gehe dann nicht immer zum Bier, „manchmal geht's auch mit Kaffee ab."

In seinen allgemeinen Charaktereigenschaften zeigt der jetzt 62jährige Mann die Merkmale der epileptischen Wesensveränderung. Er ist mässig

dement, reizbar, unverträglich, rechthaberisch, eigensinnig, in seinen Ausführungen weitschweifig und umständlich, in seinen Anforderungen an
Andere pedantisch. Von sich und seinen Leistungen ist er sehr ein-
genommen; er lobt sich selbst und will von Anderen gelobt sein. Er
ärgert sich oft über die „Narren" und wird dann bisweilen auch thätlich.
Der Sinn für Reinlichkeit und sauberes Aussehen ist ihm für seine Person
abhanden gekommen. — Die linksseitige Lähmung besteht noch fort; dagegen sind keinerlei aphasische Störungen mehr nachzuweisen.

Offenbar handelt es sich bei diesem Kranken Ab. nicht um
Dipsomanie, auch wohl nicht um eigentliche Epilepsie. Die früheren
Krampfanfälle waren wohl zweifellos cortikaler Entstehung und
Folgen einer organischen Gehirnerkrankung, welche auch die, noch
heute deutliche, linksseitige Hemiplegie erzeugt hat. Die Ursache
dieser Gehirnkrankheit ist unaufgeklärt; Ab. hat ein gesundes Herz
und war zur Zeit des Schlaganfalles noch ein junger Mann.

Der Fall bietet auch ein gewisses Interesse für die Frage der
epileptischen Dipsomanie. Ab. zeigt gewissermassen rudimentär
dipsomanische Züge. Er bekommt, wenn er verstimmt wird, Verlangen nach Alkohol und nach Herumschweifen im Freien. Er
selbst begründet seinen Aerger mit kleinen Unannehmlichkeiten, die
ihm gelegentlich im Anstaltsleben zustossen. Allein es ist fraglich,
ob dem wirklich so ist oder ob es sich nicht vielmehr um spontane
Anfälle von Gereiztheit handelt, in denen Ab. durch Kleinigkeiten
erregt wird, die ihn zu anderen Zeiten nicht aus der Ruhe bringen.
Auch bietet er in seinem Charakter viele Züge, welche sehr an die
Eigenart des Epileptikers erinnern, während er nicht die Geistesschwäche alter Hemiplegiker zeigt. Es scheint sich also bei ihm
im Gefolge der organischen Gehirnerkrankung eine allgemeine
Wesensänderung entwickelt zu haben, welche der epileptischen
jedenfalls sehr ähnlich ist.

Wir sind am Ende unserer Untersuchungen. Wir haben in
der Einleitung zunächst die geschichtliche Entwickelung der Lehre
von der Dipsomanie gegeben und dabei die Gründe erörtert, welche
bisher einer einheitlichen Auffassung der Krankheit im Wege standen.
Wir reihten daran eine kurze Schilderung der Wandlungen des Epilepsiebegriffes, suchten unter Hinweis auf die Ausführungen von

Kraepelin und Aschaffenburg das klinische Bild der periodischen Verstimmungen zu kennzeichnen. Dann schilderten wir eine Reihe von Fällen reiner Dipsomanie, bei denen die periodischen Trinkexcesse die einzige Aeusserungsform des Leidens darstellten. Die Betrachtung einer grösseren Anzahl geisteskranker Epileptiker lehrte uns weiterhin, dass periodische Verstimmungen ein häufiges und wichtiges Symptom der Epilepsie sind. Wir sahen, dass während dieser Verstimmungen oft kein Verlangen nach Alkohol besteht (II. Gruppe), während in anderen Fällen ein echter dipsomanischer Anfall der Verstimmung des Epileptikers folgt (III. Gruppe).

Das Studium dieser Formen, die untereinander alle Uebergänge zeigen, führt uns zu dem Ergebnis, dass ihnen allen ein Hauptsymptom gemeinsam ist: das periodische Auftreten von Verstimmungen, die plötzlich kommen, einige Stunden oder Tage dauern, meist plötzlich wieder verschwinden. Ihr Kommen und Gehen folgt inneren, uns unbekannten Gesetzen. Sie sind im Unterschied von hysterischen und neurasthenischen Stimmungsanomalien nicht psychologisch motiviert. Während der Dauer der Verstimmung kann jedes Krankheitgefühl fehlen (so namentlich bei dem anfallsweisen Querulieren); nach ihrem Verschwinden hat der Kranke Einsicht für das Pathologische seines Verhaltens; er korrigiert die im Anfall gemachten Aeusserungen bezw. Handlungen; die Verstimmung erscheint ihm selbst nachher fremdartig.

Die periodischen Verstimmungen stellen manchmal ein Frühsymptom der Krankheit Epilepsie dar, zeigen sich lange, bevor es zu schweren Symptomen dieses Leidens kommt; sie werden dann oft übersehen oder falsch gedeutet und man erfährt von ihnen bisweilen erst dann, wenn man die Kranken danach frägt.

Wir haben gesehen, dass die Verstimmungen der Dipsomanen in ihrer klinischen Erscheinung durchaus den epileptischen gleichen, dass sich ferner beim periodischen Trinker im Laufe der Zeit diejenigen Veränderungen seines geistigen Wesens ausbilden, in denen wir das bedeutungsvolle Symptom des epileptischen Charakters wiedererkennen.

So führt uns die Betrachtung der episodischen Störungen und der dauernden Krankheitssymptome des periodischen Trinkers zu dem Schlusse, dass die Dipsomanie als eine Aeusserungsform der Epilepsie angesehen werden muss.

Beispiele von Dipsomanie aus der Litteratur.

Die von uns mitgeteilten Krankengeschichten dürften in überzeugender Weise dargethan haben, dass periodische Verstimmungen das wesentlichste Symptom der Dipsomanie darstellen und dass diese Verstimmungen in ganz gleicher Weise bei anderen Epileptikern zu finden sind. Wir wollen nun unseren eigenen Beobachtungen eine Anzahl von Krankenberichten anreihen, welche zeigen sollen, dass auch die Litteratur eine Menge von Mitteilungen enthält, die geeignet erscheinen, unsere Auffassung der Krankheit zu stützen. Wir haben nachfolgend keineswegs eine vollständige Kasuistik gegeben; wir führen nur solche Fälle an, bei denen es sich nach unserer Ansicht um zweifellose Dipsomanie handelt und die so geschildert sind, dass wir imstande sind, sie auf ihre epileptische Grundlage zu prüfen.

Die Zahl der in der Litteratur mitgeteilten Krankengeschichten ist gross; sie wächst seit v. Brühl-Cramer's Monographie (1819) von Jahr zu Jahr. Es ist also wohl möglich, dass uns einzelne Abhandlungen entgangen sind, die verdient hätten, hier genannt zu werden. Immerhin glauben wir, das Wichtigste berücksichtigt zu haben. Auch werden wir weiter unten, bei Besprechung der Ursachen der Dipsomanie, noch auf manche Fälle eingehen, die hier nicht angeführt sind.

Die Beobachtungen von With, Prätorius haben wir als besonders wichtig wörtlich wiedergegeben, ebenso je einen Fall von Foville, Esquirol, Magnan, Cramer; sonst begnügten wir uns damit, den wesentlichen Inhalt der Berichte in abgekürzter Form mitzuteilen. Manche der ausführlichen und sehr interessanten Krankengeschichten von Rothamel, Magnan und Galangau liessen wir deshalb hier weg, weil wir die Anschauungen dieser Autoren und ihre Begründung an anderer Stelle ausführlich erörtert haben. Wir möchten jedoch nicht unterlassen, zu betonen, dass wir keinen Fall echter Dipsomanie auffinden konnten, der mit unserer Auffassung der Krankheit als einer epileptischen Geistesstörung unvereinbar wäre.

Die Reihenfolge, in der wir die Krankengeschichten geben, ist eine willkürliche, keine zeitliche. Wir beginnen mit den wichtigen Fällen von With und Prätorius.

1. Fall von With:

„Patient R., ein kräftiger Mann von 40 Jahren, war bis zu seinem 23. Jahre stets gesund; seitdem leidet er an zeitweise auftretenden Zuständen tiefer Depression, die sich zuerst infolge von Zerwürfnissen mit seiner Familie einstellten; er zog sich damals von Allem zurück, mied die Geselligkeit und wurde von seinen Freunden schon für krank gehalten; derselbe Zustand kehrte wieder; er gab seine Beschäftigung auf, lebte einsam, ohne Neigung zum Trinken zu spüren. Traf ihn jedoch ein Aerger, so erwachte plötzlich die unwiderstehliche Begierde zu trinken; Genaueres über die Genese derselben kann er nicht angeben; den vorangehenden Zustand schildert er als den qualvoller Angst; mit dem Beginn des Trinkens vergeht ihm das klare Bewusstsein. Fühlt er den Anfall nahen, so versucht er alles, ihm vorzubeugen; er schloss sich ein, warf den Schlüssel zum Fenster hinaus, aber war er ohne Aufsicht, so ging er selbst, wenn die Angst sich steigerte, zum Fenster davon, um nun förmliche Wanderungen durch die Kneipen zu machen; er trank früher nur Bier; in diesem Anfall trinkt er selbst Grog und Schnaps in grosser Menge. Dabei pflegt er enormen Heisshunger zu zeigen, so dass er nach einander fünf Portionen verzehrte. Dieser Zustand pflegte einige Tage zu dauern; wird er während dessen betrunken, fährt er, aus dem Rausch erwacht, zu trinken fort. Gehen ihm dabei die Mittel aus, so verschleudert er Kleidungsstücke und verschafft sich sogar dadurch Geld, dass er es Freunden etc. fortnimmt. Er hat dabei kein deutliches Bewusstsein; es ist ihm gleichgültig, in Schlafschuhen und Morgennegligé auf die Strasse zu gehen; nachher ist ihm die Erinnerung geschwunden. Dabei entwickelt er einen gewissen Instinkt, indem er z. B. Reisen nach Dessau etc. unternahm, ohne später zu wissen, wie und weshalb er hingekommen; einst hatte er ein Packet wichtiger Papiere verloren, ohne sich nach dem Anfall erinnern zu können, wo? — einige Zeit später, als er den nächsten Anfall überstanden hatte, kam er mit den Papieren nach Hause, ohne zu wissen, wo er sie gefunden. Seinen Freunden fällt er nur durch eine gewisse Hast auf; er unterhält sich gewandt und weiss Allen zu entgehen, die ihm nicht unbefangen nahen. — Aerztlicherseits bekam er in den ersten Jahren Digitalis, Opium etc., letzteres schützte ihn vor dem Schnapstrinken; er verschaffte sich dann selbst Opiumtinktur und nahm längere Zeit schluckweise davon, sobald die Begierde zu trinken ihn zu überwältigen drohte; er musste jedoch fortwährend mit der Dosis steigen und kam durch die grossen Mengen Opium allmählich in eine Verfassung äusserster Schlaffheit, magerte ab, vermochte nicht nach gewohnter Weise gründlich zu arbeiten. Er wandte sich deshalb an Romberg und dieser schickte ihn in eine Kaltwasserheilanstalt; hier, wo es gelang, alle psychischen Eindrücke von ihm fernzuhalten, war er 13 Monate frei und wurde als gesund entlassen. Alsbald aber, zu seinem Berufe zurückgekehrt, war er denselben Zuständen von Neuem unterworfen. Auch während der nun wiederholten Kaltwasserkur stellten sich zwei Anfälle ein, der erste, als er einen ihm unangenehmen Brief erhalten hatte; der Wärter merkte aber an seinem Gebahren, dass „ihm etwas sei“, er brachte den Kranken, der

schon fort war, zurück und schlug ihn in nasse Laken ein; als er nach
einer Stunde erwachte, hatte er von allem dem keine Erinnerung. Das
zweite Mal entkam er, ging in der benachbarten Stadt zum Apotheker und
wusste, unter dem Vorwande, experimentieren zu wollen, von dem ihm
fremden Manne eine ziemliche Dosis Morphium und Blausäure zu erlangen;
nach einigen Tagen wurde er ganz betrunken nach der Anstalt zurückgebracht. — Achnliche Anfälle kehrten in den nächsten Jahren wieder, die
er teils auf dem Gute eines Bruders, teils in Berlin verlebte, dagegen blieben
sie — mit einer Ausnahme — ganz aus während zwei Jahren, die er
darauf in der Schweiz und Oberitalien zubrachte; er schrieb von da Reise-
briefe für Zeitungen und fühlte sich durchaus frisch und gesund; diese
Immunität schreibt er der milden Luft Italiens zu. Einen Zufall anderer
Art hatte er aber in Genua, indem er, auf die Plattform eines Turmes
tretend, plötzlich das Bewusstsein verlor, umfiel und vom Turmwärter her-
untergetragen werden musste; auch auf dem Wege ins Hotel war er nicht
ganz bei Besinnung; er meint, dass die Freude über den grossartigen Anblick den Anfall herbeigeführt habe. Zufälle dieser Art will er sonst nie
gehabt haben. Nach Deutschland zurückgekehrt trat er in die Redaktion
eines politischen Blattes ein, musste diese Stellung indes bald aufgeben, da
er einen heftigen Trinkanfall bekam. Er ging nach Berlin und auf Rat
eines Arztes von hier nach G. in eine Privatirrenanstalt; hier war er wieder
ganz frei von jenen Zuständen, so dass er nach einem Jahr sich für gesund hielt und zu seinem Wirkungskreise zurückkehrte. Bald indes kehrte
er in dieselbe Anstalt wieder, da nach einen Familienzwist sich ein Anfall
eingestellt hatte. Er gründete nun in H. einen Konsumverein, hielt
nationalökonomische Vorträge, bekam aber bald, wegen eines Aergers in
dem Verein, einen Rückfall; er lief davon, nachdem er eine Geldsumme
aus der Vereinskasse genommen hatte, trank die Nacht hindurch und
wurde am Morgen durch einen Freund zurückgebracht. Von nun ab lebte
er bald hier bald dort, suchte sich überall zu beschäftigen — aber immer
kehrten die gefürchteten Anfälle wieder. Den letzten bestand er im Juni;
er trank acht Tage lang unaufhörlich und befand sich, zur Besinnung gekommen, mehrere Meilen von Berlin; er ging zu einem Freunde, der ihn
auf seinem Wunsch in die Charité brachte; hier brachte er sechs Wochen
zu, ohne dass die Begierde zu trinken über ihn kam. Die Eltern und
Geschwister des Kranken sind gesund; der Grossvater mütterlicherseits soll
im Alter an ähnlichen Zuständen gelitten haben, wie Patient, und in der
Irrenanstalt gestorben sein" ‚Von Zeit zu Zeit', sagt der Kranke,
‚werde ich von einem Zustande psychischer Verstimmung heimgesucht,
in welchem ich eine völlige Umwandlung meiner Anschauungen und Neigungen, meines Charakters und Wollens sich in mir entwickeln sehe. Ich
fliehe mein Geschäft, meinen geselligen Kreise und schliesse mich tagelang
ein; alles, was mir heilig ist, wird mir gleichgültig, was mir sonst Freude
macht, vergrössert meine Depression. Trifft mich in diesem Zustande ein
Aerger, und die geringste Affaire genügt, mich in Affekt zu setzen, so
steigert sich das Gefühl der Traurigkeit zu dem einer höchst qualvollen

Angst und Beklemmung, und bald darauf steigt in mir die Begierde zu trinken auf; wie dieser Trieb erwacht und es möglich ist, dass er im Nu mein ganzes Streben und Verhalten völlig beherrscht, das kann ich nicht schildern, weil sich mit dem Eintritt in dies Stadium mein Bewusstsein gleichsam umnebelt; gewiss ist es aber kein eigentliches bewusstes Wollen, sondern ein spontan auftretender, unwiderstehlicher Drang, dem ich mich rücksichtlos hingebe'"

2. Fall von Prätorius.

„Patient, ein junger Mann von mässig kräftigem Körperbau, Landwirt, stammt aus einer hereditär nicht belasteten Familie, nur der Grossvater mütterlicherseits ist 9 Jahre lang nervenkrank gewesen. Er ist stets gesund gewesen als Kind. Vor 8 Jahren hat er an Kopfrose und seitdem öfters an Kopfschmerzen gelitten.

Vor 4 Jahren auf dem Felde bekommt er ohne jede erklärende Veranlassung einen der Schilderung nach unzweifelhaft epileptischen Anfall. Hinter dem Pflug gehend fühlt er plötzlich ein eigentümliches ‚Schnurren im Herzen‘, dann ein sonderbares aufsteigendes Gefühl nach dem Kopf, Druck in der Stirne, Flimmern vor den Augen und bricht bewusstlos zusammen.

Hierauf folgten nach Angabe des Vaters Zuckungen in den Gliedern und Umsichschlagen mit Armen und Beinen. Der Anfall dauerte ca. 15 Minuten.

Hinterher fühlt Patient sich matt und wüst im Kopf, am folgenden Tage ist er indessen völlig wiederhergestellt.

Nach ungefähr $\frac{1}{2}$ Jahr wiederholte sich der Anfall in ähnlicher Weise, um dann nicht wiederzukehren.

Schon in der Zwischenzeit, hauptsächlich aber seit dem 2. Anfall traten nun Erscheinungen eigentümlicher Natur bei dem Patienten auf.

In Perioden von 3—4 Wochen befällt ihn plötzlich ein starkes Herzklopfen, das Blut ‚beginnt ihm nach oben zu steigen,‘ ein dumpfer Druck über die Brust, dann im Kopf quer über die Stirn sich ausbreitend, tritt ein und mit ihm eine starke innere Unruhe und Angst vor etwas Unbestimmtem, Undefinierbarem. Das klare Bewusstsein schwindet, ein dunkler Trieb führt ihn vom Felde oder vom Hause von der Arbeit fort, und gleichsam dem gepressten Innern durch einen äusseren Drang Erleichterung schaffend, stellt sich bei dem Patienten das unbezwingbare Verlangen nach Alkoholgenuss, nach Trinken überhaupt, ein. Von Angst gefoltert, von einem übermächtigen Gefühl getrieben, eilt er ins Wirtshaus. Beim hastigen Genuss von 4—6 Glas Bier verschwinden allmählich unter Wiederkehr des Bewusstseins die akuten Erscheinungen. Patient hat früher ‚flott gelebt‘ und kennt sehr wohl die anregende Wirkung des Alkohols, aber er spürt bei diesen Anfällen nichts von derselben. Körperlich und geistig deprimiert, kehrt er nach Hause zurück. Die Erinnerung an das Geschehene ist eine undeutliche. Eine Nachtruhe stellt den Patienten meist völlig her.

So verliefen die ersten Anfälle. Mit der Zahl derselben wuchs ihre Intensität, während die Periode die gleiche blieb. Die Furcht beim Beginn des Anfalls: ‚du wirst zusammenbrechen unter denselben‘, ein Gefühl ‚wie, wenn er verrückt werden müsste‘, das ihm durch den Kopf geht, bedrängen den Unglücklichen immer stärker. Ohne Genuss und Befriedigung muss er trinken bis zur völligen Berauschung. Am nächsten Morgen statt der durch die Alkoholintoxikation zu erwartenden allgemeinen Depression stellt sich von Neuem ängstliche Erregung ein, der Paroxysmus wiederholt sich in seinem ganzen Verlauf, und so dauert die Affektion schliesslich 4—5 Tage lang. Derselben folgt dann ein 10—12 Tage dauerndes Stadium der Erschlaffung. Unfähig sich aufzuraffen zu einer ernsten Thätigkeit, ‚drückt er sich im Hause umher‘, und erst nach besagter Zeit stellt sich ein normales Verhalten wieder ein. Patient ist tief betrübt über sein Leiden und die ihm schreckliche Art, wie er dasselbe bekämpft. Früher ein lebenslustiger junger Mann, hält er sich jetzt von seinen Altersgenossen fern. Trotzdem er die Unwiderstehlichkeit des Triebes zum Trinken kennt und schildert, enthält er sich während der freien Zeit in dem Glauben, denselben bezwingen zu können, des Alkoholgenusses fast absolut, um beim Wiedereintreten seines Leidens ihm unfehlbar wieder anheimzufallen.

Zugleich schreckte ihn das Stärkerwerden der Paroxysmen: die grössere Intensität der Angst und die längere Dauer derselben. Immer wieder treibt es ihn zum Spirituosengenuss, in immensen Quantitäten als Bier und Schnaps geniesst er dieselben.

Ein letzter heftiger Anfall führt den geängstigten Kranken in die Charité. Mit Thränen in den Augen und mit zuckenden Lippen schildert der Unglückliche sein Leiden, tief ergriffen von der ‚Schlechtigkeit seines Sauftriebes.‘ Dieser, nicht jene Angstzustände, ist es wesentlich, welcher ihn zum Arzt treibt, wie er ihn draussen schon zur völligen Entsagung des Alkoholgenusses in der freien Zeit gebracht hat.

Die ersten Tage ist Patient in der Anstalt ausserordentlich unruhig und erregbar. Ein Befragen über sein Leiden genügt, um das blasse Gesicht des Patienten hochrot zu machen, um fibrilläre Muskelzuckungen um die Lippen zu veranlassen und ihm Thränen in die Augen zu treiben. Seiner Umgebung gegenüber ist er sehr apathisch, sein Zusammensein mit Geisteskranken scheint ihn nicht zu rühren. Er steht zunächst offenbar noch unter dem mächtig deprimierenden Eindruck seines letzten Anfalls.

Von Zeichen eines Delirium tremens, von Verlangen nach Spirituosen, wie es der Säufer hat, war bei dem Patienten nichts zu bemerken.

Die angewandte Therapie, bestehend in Bädern und 4 Gramm Kal. brom. pro die, verbunden mit der Ruhe des Krankenhauses, bessert allmählig den körperlichen und geistigen Zustand des jungen Mannes. Er unterhält sich mit seinen Zimmergenossen, ist meist gut gelaunt und spricht in ruhiger und sachlicher Weise über seinen Zustand. Während dessen nähert sich die freie Zwischenzeit ihrem Ende. Eines Morgens gegen 8 Uhr tritt der Anfall ein. Starkes Herzklopfen mit bedeutender Pulsfrequenz machen den Anfang, dann folgen grosse innere Angst, allgemeine leichte Zuckungen des Körpers. Die Pupillen reagieren gut, das Gesicht ist blassgelb, die Conjunctiven sind injiziert. Dem Arzt erzählt er mit ängstlicher, hastiger, zitternder Sprache von seinem Anfall. Derselbe sei den früheren gleich, nur schwächer, auch steige ihm das Blut nicht so zu Kopfe, wie sonst. Der Anfall dauert circa 20 Minuten. Hinterher fühlt Patient sich matt und schläfrig, auch am folgenden Tage noch. Am 2. ‚packt es ihn wieder am Herzen‘, er ist ängstlich erregt und zeigt eine leichte Rötung des Gesichtes, namentlich beim Gespräch. Der Drang nach Alkoholicis trat nicht hervor. Trotzdem lässt sich mit Bestimmtheit sagen, dass das Ereignis den draussen stattfindenden Anfällen entsprach, und mehr als wahrscheinlich ist es, dass Patient draussen zum Alkohol gegriffen hätte. Die mannigfachen Modifikationen, wie das Klarbleiben des Sensoriums, die kürzere Dauer und geringere Intensität des Anfalls mag man wohl mit Recht auf die Bromkalidosen zurückführen, auf welche Patient sehr prompt reagiert, wie sich später zeigte. Die Anwendung derselben wird mit gutem Erfolg fortgesetzt. Die wenigen Anfälle sind leicht und kurzdauernd; schliesslich hören sie ganz auf. Beim weiteren Aufenthalt des Patienten in der Anstalt trat immer mehr ein psychischer Schwächezustand zu Tage. Hatte ihn anfangs die Sehnsucht nach Genesung an die Anstalt gefesselt, so war ihm der Aufenthalt in derselben allmählich mehr und mehr zu einer Gewohnheit geworden, der er sich völlig passiv fügte. Obwohl seit einer längeren Reihe von Wochen kein Anfall sich zeigte, kam ihm nicht der Gedanke, um seine Entlassung zu bitten. Das Verlangen nach ernstlicher Arbeit war in ihm nicht vorhanden, er vermisste nichts in dem engen Kreise der Anstalt, lebte ruhig und still für sich hin. Jener Drang nach Freiheit, der jeden wirklich geheilten Insassen der Anstalt beseelt, trat bei ihm nicht hervor. Er verliess, von seinem Vater geholt, die Anstalt im März 1882 und nahm sofort seine Beschäftigung als Landwirt wieder auf.

Mit dem Aussetzen der Bromkalikur, welches mit dem Verlassen der Anstalt zusammenfiel, begann von Neuem das alte Leiden sich zu zeigen. Drei heftige Anfälle überstand Patient, dann fing er an, auf eigene Faust, durch die Krankenhausbehandlung gewitzigt, BrK in Dosen von 3 Gramm — nach Aussage des Patienten — zu nehmen und ist seitdem, jetzt über 8 Wochen, verschont geblieben. Patient fühlt sich körperlich kräftig und wohl und arbeitet fleissig in der Ernte. Vielleicht deutet die geringe Freude, ja Teilnahmlosigkeit gegenüber den Resultaten seiner Arbeit, wie sie sich in seinen Reden kundgaben, auf einen gewissen geistigen Schwächezustand hin.“

3. Fall von Foville (cit. nach With's Uebersetzung):

Patient, aus wohlhabender Familie, glücklich verheiratet, hat stets nüchtern und ruhig gelebt. Er leidet nur an Anfällen von Schwindel und Kopfschmerzen. Vor zwei Jahren fiel er infolge eines solchen Anfalls vom Pferde, worauf sich Coma, Ausfluss aus den Ohren einstellte und sich der Charakter jener Anfälle veränderte; sie waren mit Krämpfen, Delirien,

Bewusstlosigkeit verbunden; auch sein Gemütszustand ist verändert; er tyrannisiert seine Frau, ist heftig, exaltiert. Nach einem Jahre verschwindet er eines Tages und nach 14 Tagen findet man ihn betrunken und völlig entkleidet in einer Kneipe, ohne dass er nachher weiss, wo seine Kleider geblieben sind etc. Die ganze Zeit hat er getrunken und durch tolle Orgien 4000 Francs vergeudet. Solche Trunkanfälle kehren wieder, Schwindelanfälle ebenfalls, während die ausgebildeten Krampfanfälle verschwinden. Einmal insultiert er während eines solches Zustandes seine Frau; diese entflicht; er begegnet ihr auf der Strasse, verwundet sie gefährlich; infolgedessen arretiert, wird er verurteilt ins Gefängnis gebracht. Hier stellen sich zwei Anfälle von Epilepsie ein; das dritte Mal weiss er sich Wein zu verschaffen, betrinkt sich vollkommen, erschlägt in der Trunkenheit einen Mitgefangenen. Bei scharfer Bewachung wiederholen sich die Trunkanfälle nicht, doch kehren die epileptischen Insulte noch mehrere Male wieder, dann fängt das Gedächtnis an abzunehmen — — — endlich wird er in die Irrenanstalt übergeführt."

4. Fall von Fuchs:

34 jähriger Tagelöhner. Vater Säufer, endigte durch Selbstmord. Zwei Brüder ebenfalls Alkoholisten, Patient selbst trank früher nur mässig Branntwein. Später anfallsweiser Trieb zum Trinken alle 3—4 Wochen; Dauer der Anfälle 8 Tage. Nach 7 Jahren Tod. In den Zwischenzeiten zwischen den Anfällen fleissig, arbeitsam, nüchtern.

Vorboten des Anfalls: Angst, Toben im Kopf, Schlaflosigkeit, Herumrennen im Haus. Patient läuft im Hemd aus dem Haus, rennt in Schnapsläden, trinkt bis zur Bewusstlosigkeit, wird bewusstlos nach Haus gebracht, wird angebunden und eingesperrt. „Ohne Bewusstsein liegt er nun einige Zeit hier mit halbgeschlossenen Augen, dann richtet er sich auf in eine sitzende Stellung, mit einem stieren Blick sich umschauend, mit aufgeschwollenen Adern im Gesicht wie an der Stirne, von starkem Schweiss triefend, mit ungeordneten, zum Teil über das Gesicht herunterhängenden Haaren, mit schnellem vollen Puls." Anfangs Drohungen, dann Bitten. Keine Nahrungsaufnahme. Wenn er keinen Schnaps bekommt, so „bringt ihn die Angst ums Leben". So trinkt er 8 Tage lang immerfort, selbst Wasser, das etwas Schnaps enthält. Nach dem Erwachen aus dem Anfall keine Erinnerung daran. Allgemeine Schwäche, Zittern. Nachher Abscheu gegen Branntwein.

„Gab man dem B. während eines solchen Anfalls so viel Schnaps, als er trinken konnte, so trank er so viel mit einer solchen Gier, dass er alsbald sich seiner ganz unbewusst dalag; minderte sich aber diese Bewusstlosigkeit einigermassen und kehrte die Sprachfähigkeit zurück, so forderte er auch sogleich wieder Branntwein. Schlaf stellte sich nach dem übermässigen Genuss nicht ein, sondern nur eine Art von Betäubung, die sich nur verlor, um von Neuem wieder zu erscheinen" . „War nun zufällig Jemand zur Hand, der das Schnapstrinken hinderte, so trat dennoch die Saufwut ein, in welcher er nicht arbeitete, unaufhörlich nach jenem Getränk seufzte, stöhnte und die Nacht schlaflos verbrachte" .... „Befand er sich in Freiheit, so ging er wohl halb entblösst umher und bettelte auf eine dumme Weise, welche eine Verwirrung seiner Seelenkräfte verriet." Allmählich kam es zu körperlichem und geistigem Siechtum, der Kranke wurde blödsinnig und ging in einem Alkoholexcess zu Grunde.

5. Prätorius erwähnt in seiner Arbeit einen Fall, den Dorien schon vor vielen Jahren beschrieben hat und der ebenfalls epileptische Züge zeigt.

Eine wohlhabende und wirtschaftliche Frau wird von Zeit zu Zeit von eigentümlichen Anfällen befallen. Sie wird schlaflos, unruhig, nachlässig, drängt in's Freie hinaus, streicht dann ziel- und zwecklos in der Gegend umher. Dabei trinkt sie viel Branntwein, verkauft ihre Kleidung bis auf's Hemd, führt 3 mal in ganz unüberlegter Weise Diebstähle aus, um für den Erlös der gestohlenen Sachen Branntwein zu kaufen. Nach einiger Zeit kehrt sie verwahrlost, über ihr „unsinniges Betragen" sehr verstimmt, nach Haus zurück. Die Erinnerung fehlt völlig für die ganze Zeit der Anfälle.

6. Fall von Esquirol (in der Uebersetzung von With):

„Frau B. verlor in ihrem 28. Jahr eine Tochter, geriet hierdurch in einen Zustand tiefer Trauer, erschrak über Alles, genass aber nach einigen Wochen. Im 36. Jahre kam das „Delirium" ohne nachweisbare Ursache wieder und zeigte folgende auffallende Erscheinung. Anfangs war die Kranke niedergeschlagen, unfähig, sich zu beschäftigen, und nach 6 Wochen trat eine allgemeine Aufregung, Beweglichkeit, Schlaflosigkeit ein, wobei sie das Bedürfnis empfand, Wein in enormer Menge zu trinken. Nach 2 Monaten vergingen diese Symptome, die Patientin wurde ruhig und mässig. Seitdem erschien jedes Jahr ein Anfall. Im letzten Jahr wurde sie im Anfang des Anfalls venäseciert – ohne Erfolg; nachdem der Anfall im Juni geendet, bekam sie im Oktober einen Anfall von Krämpfen. Im Dezember traten während eines Trinkanfalls Hallucinationen und Verfolgungsideen ein. Nach einem Monat hörte er auf, um bald wiederzukehren. Sie kam nach dem Aufhören des Trinkens nun nach Charenton, um der Rückkehr der Trunksucht zuvorzukommen, denn sie hatte einen wahren Abscheu vor sich selbst."

7. Erdmann schilderte 1823 die Lebensschicksale eines russischen Arbeiters, der für gewöhnlich nüchtern war, aber nach gewissen Zeiten trauriger Verstimmung sich durch mehrere Tage in Branntwein betrank.

8. Gräter beschreibt einen Epileptiker mit dipsomanischen Anfällen, bei dem es gelang, eine mehrtägige Amnesie durch Hypnose zu beseitigen.

H., 25 Jahre alt, Seidenfärber, erblich sehr schwer belastet, aus einer Trinkerfamilie stammend. Patient hatte als Knabe oft Visionen von Engeln und weissen Frauen. Als Färberlehrling Alkoholexcesse. Pathologische Räusche, in denen er sich „wie ein Verrückter geberdete", sehr gewaltthätig wurde; nachher Amnesie für diese Zustände. Anfälle von Bewusstlosigkeit und Schwindel, Dämmerzustände von mehrtägiger Dauer stellten sich ein. Auch in nüchternem Zustand Schwindelanfall mit völligem Bewusstseinsverlust, so dass Patient zu Boden stürzte. Selbstmordversuch im pathologischen Rausch. Jähzornig, oft schwermütig und dann wieder überlustig. Oft momentane Verstimmungen, welche Stellenwechsel zur Folge haben. Nach starken Trinkexcessen stets Erinnerungslosigkeit. Einlieferung des Kranken in die Irrenanstalt in schwerer epileptischer Psychose, nachdem er für seine Umgebung sehr gefährlich geworden war. Nach Abklingen der Erregung Amnesie für die letztvergangenen 7 Tage. Beseitigung dieser Amnesie in 7 hypnotischen Sitzungen. Es konnte festgestellt werden, dass Patient wiederholt dipsomanische Anfälle gehabt hat. „Nachdem Patient schon eine ganze Woche, angeblich infolge eines schweren Kummers, mehr als gewöhnlich getrunken hat, macht er sich eines Sonntag Morgens schon in aller Frühe auf die Beine, zieht den ganzen Tag von einem Wirtshaus in das andere, überall Schnaps, Wein, Bier in unglaublichen Mengen durch die Gurgel jagend. Im ersten Fall wurde er nachts um 11 Uhr bewusstlos mit blutendem Gesicht auf der Treppe des Hauses gefunden und hineingetragen; das zweite Mal war er glücklich zu Hause angekommen und eben im Begriff, sich das Messer in die entblösste Brust zu stossen, als ein Freund in sein Zimmer trat und ihm in den Arm fiel, so dass das Messer abglitt und Patient mit einer blossen Schürfung davon kam. Beide Male wusste er am folgenden Tage nichts von dem Vorfall. Der ganze vorhergehende Tag war überhaupt vollständig aus seiner Erinnerung geschwunden. . „Eine 3. Amnesie verdankte ihren Ursprung einem leichten Krampfanfall" . . In der Irrenanstalt hatte Patient typische periodische Verstimmungen; er zeigte auch im Uebrigen einen durchaus epileptischen Charakter, impulsive Gewaltthätigkeit und Brutalität, hartnäckigen, beschränkten Eigensinn, Umständlichkeit, förmliches Wesen, Wichtigthuerei, manirierte Bewegungen, grosse Reizbarkeit.

Der ausserordentlich interessante Fall giebt ein sehr anschauliches Bild von der verhängnisvollen Wirkung, welche der Alkohol auf den Epileptiker ausübt; er löste schwere pathologische Räusche und tiefe Bewusstseinstrübungen aus, im Verlauf derer Patient in heftigster Tobsucht sich und seine Umgebung zu vernichten suchte. Dabei handelte es sich zum Teil um pathologische Rauschzustände, zum Teil um dipsomanische Anfälle nach vorangegangener Depression.

9. Fall von Spielmann:

Periodische „Melancholie" von 8 tägiger Dauer. Die letzten Anfälle waren mit Trunksucht verbunden. Patient trank sonst nie geistige Getränke. Zunehmende Schwere der Anfälle, die schliesslich alle vier Wochen wiederkehren. Vor zwei Jahren sehr heftiger Anfall mit Angst, Unruhe, Sinnesdelirien, Reizbarkeit, Misshandlung der Ehefrau wegen Verdachts ehelicher Untreue, Verfolgungsideen. Patient schützte sich vor seinen vermeintlichen Feinden, indem er Waffen zu sich nahm. Er verschaffte sich mit Gewalt geistige Getränke, die er in grossen Mengen trank. Selbstmordversuch. Heilung der „Tobsucht" Seitdem (vier Monate) kein neuer Anfall.

10. Einen sonderbaren Fall von „periodischer Darmneurose" und Dipsomanie hat Mendel beschrieben.

Ein erblich belasteter, herzkranker Mann von 28 Jahren erkrankt alle 6—8 Wochen an Anfällen heftigsten Stuhldranges mit Angst und Verstimmung. Bekämpfung der Anfälle mit Cognac. Beim dritten Anfall Ausbruch des Delirium tremens. Besserung durch Anstaltsbehandlung, so dass die Anfälle neun Monate lang wegbleiben. Abermaliger Ausbruch bringt den Kranken in Verzweiflung; er nimmt sich selbst das Leben.

11. Wernicke hat in seinem Lehrbuch eine kurze Schilderung zweier Fälle von Dipsomanie gegeben; er nennt die Kranken „Quartalsäufer", die an sogenannten „Semmelwochen" leiden.

1. 44jähriger Kaufmann. Seit Jahren Dipsomane. Aufnahme in die Klinik 1. September 1896. Spuren des akuten Alkoholismus (Tremor, Schlaflosigkeit, leichte motorische Unruhe, Klage über Unruhe und Druck im Kopf.) Amnesie für die Zeit vom 18. August bis 1. September. Apathisch und gleichgültig. Auftreten des unwiderstehlichen Drangs nach Alkohol erst nach dem Genuss geistiger Getränke; nach eigener Aussage kein primäres Verlangen nach Spirituosen (also Pseudodipsomanie im Sinne von Marguliez.)

2. 47jähriger, erblich schwer belasteter Herr. Vor 16 Jahren Status epilepticus von mehrstündiger Dauer. Seit 5—6 Jahren zeitweilige Erregungszustände, beginnend mit Unruhe und Angstgefühl am Herzen, in denen Patient einige Tage vom Haus fortblieb, sich in verschiedenen Wirtshäusern herumtrieb, sich aufspielte, Skandal machte, in seiner Gesellschaft nicht wählerisch war. Nachher Amnesie für diese Episoden, die ihm selbst krankhaft erschienen. Wiederholung in unregelmässigen Zeiträumen. Erholungsaufenthalt an der Riviera bessert; ein Jahr lang bleiben die Anfälle weg. Dann ein halbes Jahr lang wieder sich häufende Excesse, zuweilen auch nächtliche Angstzustände in der Zwischenzeit. Systematische Brombehandlung. Kleine Sugillationen an der Zunge weisen auf nächtliche Krampfanfälle hin. Guter Erfolg der Bromkur.

12. Von Guislain stammen zwei Mitteilungen.

Ein Musiklehrer beging im dipsomanischen Anfall Selbstmord. Ein junges Mädchen erkrankte alle 3—4 Jahre an Dipsomanie. Von ihr macht Guislain die nicht unwichtige Bemerkung: „Wenn sie im Anfall nichts trank, dann zeigte sie viel Unruhe, eine ungewöhnliche Lebhaftigkeit, aber man bemerkte nichts von Delirien; er knüpft an seine Ausführungen das Urteil: „Man sieht manche epileptisch werden."

13. Magnish hat als periodische „Oenomonia" einen Dipsomanen geschildert, bei dem starke Angst dem Trinkexcess vorausging und von dem er annimmt, dass er sein Leiden der enormen Hitze der Tropen verdanke. Erbliche Belastung war in diesem Fall nicht vorhanden.

Ein Fall von Kirn, den der Verfasser selbst als periodische Melancholie bezeichnet, ist dadurch bemerkenswert, dass dem dipsomanischen Anfall „auraähnliche Erscheinungen" vorangingen und nachher Eifersuchtswahn vorübergehend vorhanden war.

14. Vallon schildert einen Offizier, der im Anschluss an ein schweres Schädeltrauma (Sturz vom Pferd, Basisfraktur), nachdem er 3 Tage bewusstlos war, eine allmähliche Veränderung seines Charakters erfuhr. Er ergab sich dem Trunke, besuchte verdächtige Häuser, hatte einmal einen „epileptoiden Anfall", warf eines Tages seinem Kommandeur eine Kaffeeschale ins Gesicht. Er wurde darauf entlassen, trat wieder als gemeiner Soldat in die Armee ein, machte die Feldzüge mit, betrug sich undiscipliniert, verfiel in Dipsomanie, äusserte oft Selbstmordideen. Er endete seine abwechslungsreiche Laufbahn in einer Anstalt.

15. Smith berichtet von zwei Kranken, deren einer im dipsomanischen Anfall epileptische Krämpfe bekam, bei einem späteren Anfall im Status epilepticus starb; der andere zeigte typisch epileptische Bewusstseinstrübung, in der er fortreiste, plötzlich im Eisenbahnwagen zu sich kam, umkehrte und freiwillig in die Anstalt zurückging, aus der er weggelaufen war.

16. Cramer hat in seiner gerichtlichen Psychiatrie einige lehrreiche Fälle mitgeteilt.

1. Arbeiter, erblich belastet. Seit dem 20. Lebensjahr kommen etwa alle halben Jahre Zustände von Angst und Unruhe mit Selbstmordneigung. Häufige Gewaltthätigkeiten (Sachbeschädigung, grober Unfug, schwere Körperverletzung an Verwandten und Freunden). Nach einer Brandstiftung Aufnahme in die Irrenanstalt. Er gab an, wenn die grosse Angst und Unruhe komme, dann fange er an zu trinken und wisse nachher nicht, was er thue. Manchmal habe er sogar während dieses schwermütigen Zustandes Teufelserscheinungen gehabt. In der Anstalt rasche Beruhigung; Entlassung nach einem halben Jahr. Drei Monate später plötzlich schwere Gewaltthat; er verletzte einen Mitknecht mit der Mistgabel, tobte „wie ein Wilder"

auf dem Hofe, drohte mit Totschlag und Totstechen, schlug Fenster ein, „zerbiss" in seiner Wut einige Stücke Holz. Verhaftet, zertrümmerte er im Gefängnis die Fenster, zerriss die ihm angelegte Zwangsjacke und machte einen Selbstmordversuch. Er gab nachher an, er habe sich nach seiner Entlassung aus der Irrenanstalt drei Wochen lang ganz wohl befunden, dann sei die furchtbare Angst wiedergekommen, er sei immer unruhiger geworden, habe schlecht geschlafen, ängstliche Träume gehabt, sei körperlich heruntergekommen. Er habe schon einige Wochen vor der That, um die Angst zu bekämpfen, zu trinken angefangen, auch am Tage der That verschiedentlich Schnaps getrunken. Was er begangen habe, wisse er nicht, erst im Gefängnis sei er wieder zu sich gekommen. In der Anstalt allmählicher Nachlass der Angst und Verstimmung; nachdem er fast ein Jahr psychisch normal geblieben war, wurde er nach $1^3/_4$jährigem Anstaltsaufenthalt wieder entlassen. Ein ganzes Jahr lang ging es gut. Dann abermals mehrere verbrecherische Handlungen nach Wiederkehr des Angstzustandes, der zu erneuten Trinkexcessen Veranlassung gab. Nachher Amnesie für die Strafthaten.

2. „Der 65jährige Leineweber M. hat sich bis zum Jahr 1881 durchaus solid und gut geführt und keinerlei Zeichen erkennen lassen, welche als krankhaft hätten gedeutet werden können. Im April 1881 wurde er wegen Betrugs, den er hauptsächlich unternommen hatte, um Schnaps zu bekommen, mit vier Tagen Gefängnis bestraft. In der Zeit vom 21. bis 28. Dezember 1888 trieb sich M. vagabondierend in der Gegend von L. herum und beging zahlreiche Zechprellereien. Er ging in verschiedene Wirtshäuser, trank Schnaps, versprach am nächsten Tag bezahlen zu wollen, kam aber nicht wieder, oder er schlich sich heimlich davon. Auch gebettelt hatte er wiederholt, dabei aber Kaffee nicht angenommen, sondern direkt Schnaps verlangt. Einem der Wirte kam es dabei vor, als ob er nicht recht bei Sinnen wäre. Bei einer Vernehmung über diese Vorfälle erinnerte sich M. nur zum Teil an dieselben, auch konnte er keinen bestimmten Grund angeben, weshalb er von zu Hause weggegangen sei. Der Gensdarm berichtete, dass M. ein periodischer Trinker sei, der, wenn „seine Tour" komme, auf jede Weise sich Schnaps zu verschaffen suche. Die Zeugen bei der Verhandlung vor dem Schöffengericht erklärten, dass die Zechschulden jetzt nachträglich bezahlt seien. M. wurde wegen Betrugs zu 10 Tagen Haft verurteilt. In der Zeit vom 10. bis 12. November 1889 beging M. wieder verschiedene Zechprellereien und einen Diebstahl. Er nahm einem Arbeiter einen Rock und eine Weste fort. Bei Gelegenheit der Verhandlung über diese Vorfälle wurde eine Bescheinigung des Bürgermeisters seines Heimatsortes vorgelegt, worinnen dieser bedeutete, dass die Vergehen des M. einer periodisch auftretenden Krankheit „zuzuschreiben" seien; wenn eine solche Periode vorüber sei, gehe M. wieder „in seine frühere Ehrlichkeit und Fleiss über" Die Tochter des M. bekundete, seit ungefähr 10 Jahren tritt im Jahr öfters bei ihm eine Periode ein, wo er sich dem Trunke ergiebt. Die Periode dauert manchmal 2—3 Wochen. Der Kreisphysikus erklärte ihn als einen Dipsomanen; es erfolgte Freisprechung.

Vom 15. bis 18. November 1890 hatte sich M. wieder, um Schnaps zu erlangen, eine Reihe von Zechprellereien zu Schulden kommen lassen. Im Verlauf des aufs Neue gegen ihn eingeleiteten Verfahrens wurde schliesslich seine Beobachtung in einer Irrenanstalt beschlossen. Hierbei zeigte sich, dass M. keinerlei Zeichen einer ausgeprägten Geistesstörung bot; auch Symptome einer senilen Erkrankung fehlen. Dagegen schilderte M. den Beginn der Periode, in der er trinkt, wie folgt:

‚Ich bin nicht so wie die Andern; wenn ich mich ein bischen ärgere, dann sitzt es fest, dann zittert alles so in mir, dann kriege ich so eine Angst und meine, wenn ich einen Schnaps tränke, würde es besser, ich habe dann nirgends Ruhe und werde ganz wirr im Kopfe. — Wenn ich mich geärgert habe, dann fängt das Herz an zu klopfen, der Kopf ist mir noch einmal so dick, ich kann mich dann nicht ausdehnen. Dann trinke ich Schnaps, weil ich meine, er würde mir leichter, wenn ich aber erst getrunken habe, dann ist es nachher um so schlimmer.‘

M. ist erblich direkt und indirekt schwer belastet.“

3. 51jähriger Dienstknecht, Sohn eines Trinkers, der durch Selbstmord endete. Früher fleissig und nüchtern. Seit dem Tod der Frau „Quartalsäufer“ Im dipsomanischen Anfall verschiedene Diebstähle, um Schnaps zu erlangen. Eigene Schilderung: „Vor dem Tode der Frau fing es an, alles wurde unruhig in mir, ich hatte innerliche Beängstigungen, ich konnte nicht sitzen, nicht stehen, nicht arbeiten, nicht schlafen, ich dachte, ich könnte es zwingen mit dem Trinken, wenn dann acht Tage rum waren, wurde es meistens besser, dann war ich ganz fertig, hatte Reue und Scham vor den Leuten, nachher war Alles wieder gut. Seitdem kriege ich es jedes Jahr, meist zu Weihnachen und Juli. Etliche Tage vorher merke ich es schon, dann kommt immer so eine Angst, ich weiss nicht, wie das ging, ohne Trinken konnte ich es dann nicht fertig bringen.“ Er erklärte, er könne nicht viel vertragen, werde schon beim zweiten Glas Schnaps „torkelig“ im Kopf. Während der Anfälle komme es ihm auf nichts an, wenn er nur Schnaps kriege. Von 1890 zunehmende Verschlimmerung, so dass schliesslich dauernde Anstaltspflege nötig wurde.

17. Grohmann berichtet von einem erblich belasteten Russen, der jahrelang von Zeit zu Zeit (2—4mal im Jahr) in Verstimmung und Grübelei verfiel, sich dann absonderte, Cognac trank. Dadurch wurde bei ihm eine solche Selbstmordwut ausgelöst, dass er mehrmals mit ganzer Kraft mit dem Kopfe voraus gegen die Wand rannte, um seinem Leben ein Ende zu machen. Man fand ihn dann später im Zustand völliger Bewusstlosigkeit oder schwerer Bewusstseinstrübung. Die Anfälle verliefen stets so ziemlich in der gleichen Weise. Bei völliger Alkoholabstinenz verschwanden die Anfälle von Selbstvernichtung. Es handelt sich hier offenbar um eine rudimentäre Dipsomanie.

18. Lykke hat die Krankengeschichte dreier Dipsomanen mitgeteilt. Er sieht in der periodischen Trunksucht eine der Epilepsie analoge schwere Neurose, die gewöhnlich aus erblicher Veranlagung hervorgehe und früher oder später zu allgemeiner geistiger Schwäche führe. Dipsomanie könne für Epilepsie vikariierend eintreten.

19. Ein Fall von Magnan lautet in der Uebersetzung von Möbius:

„Die jetzt 45jährige Marie D. ist seit dem vor 4 Jahren erfolgten Tode ihres Mannes melancholisch. Von Zeit zu Zeit, besonders aber seit 1½ Jahren empfindet sie ein heftiges Verlangen, zu trinken. Jedem solchen Anfalle gehen eine Steigerung ihrer Traurigkeit, Mutlosigkeit, ein Gefühl des Unvermögens voraus. Sie klagt über ein Zusammenschnüren im Magen und im Halse, welches jedesmal den Eintritt des Triebes ankündigt. Zunächst bemüht sie sich, ihr Verlangen niederzukämpfen und macht sich Vorwürfe. Aber bald giebt sie den Widerstand auf, läuft zum Weinhändler, bei dem sie verstohlen sogenanntes Wundwasser kauft, eilt in ihr Zimmer zurück und schliesst sich ein, um zu trinken. Ihre traurige Verstimmung nimmt zu und die Erscheinungen des Alkoholismus beginnen. Sie wird schlaflos, hat peinliche Sinnestäuschungen, sieht verzerrte Gesichter, Leichenköpfe, die die Augen bewegen, Funken, Flammen. Die Gegenstände der Umgebung bekommen einen roten, blauen oder grünen Schein und fangen an zu tanzen. Sie sieht überall buntfarbige Schmetterlinge, hört drohende und beleidigende Stimmen, fühlt auf der Haut ein Prickeln, als dessen Ursache sie Ungeziefer annimmt. Aber rasch nehmen all' diese Erscheinungen wieder ab und verschwinden allmählich ganz. Die Kranke bleibt dann 2—3 Monate nüchtern, sie denkt gar nicht daran, zu trinken, ja der Geruch des sogenannten Wundwassers oder anderer geistiger Getränke ist ihr so unangenehm, dass er ihr Uebelkeit erregt. Kaum kann sie Rotwein mit Wasser trinken. Wird auf ihre Ausschweifungen angespielt, so verteidigt sie sich lebhaft, sie trinke nicht aus Neigung, sondern gegen ihren Willen. Zur Zeit der Regel wird sie reizbar, empfindlich, fühlt fliegende Hitze im Kopfe, und wenn unter diesen Umständen der Anfall eintritt, soll der Trieb mächtiger, das Widerstreben kürzer als sonst sein.“

20. An anderer Stelle schildert Magnan eine Frau, „die erst als Melancholische mit Selbstmordneigung erschien, bei der dann Anfälle von mystischer Schwärmerei und von Nymphomanie auftraten, die während unserer Beobachtung an Dipsomanie litt und die später auch Mordtrieb verriet. In diesem merkwürdigen Falle folgten einander nicht verschiedene Krankheiten, sondern dasselbe krankhafte Wesen stellte sich nur in verschiedenen Formen dar. Der dipsomanische Anfall war bei dieser Kranken vollkommen ausgeprägt, nichts fehlte: traurige Verstimmung, Mutlosigkeit, Gefühl des Unvermögens, Abgeschlagenheit, Schlaflosigkeit, Appetitlosigkeit, Präcordialangst, Brennen im Schlunde, endlich der mächtige unwiderstehliche Trieb zum Trinken. Freilich war die Kranke zu ihrem Glücke in der

Anstalt verhindert, dem Triebe nachzugeben und infolgedessen ging der Anfall rascher und leichter als sonst vorüber. Es fehlte die tiefe Erschöpfung, die sonst dem alkoholischen Excesse zu folgen pflegt. Gerade dieser Anfall ohne Trinkausschweifung zeigt die Verwandschaft zwischen einem dipsomanischen und einem kurzen melancholischen Anfalle."

Eine andere Krankengeschichte, die wir Magnan verdanken, veranschaulicht die Bedeutung, welche die Schwangerschaft für die Auslösung der Anfälle hat.

32jährige Frau. Vater Dipsomane. Patientin wird im 28. Lebensjahr während ihrer ersten Schwangerschaft zeitweise traurig, kraftlos, suchte die Einsamkeit; es trat dann Schlaflosigkeit ein, der Appetit verlor sich, brennender Durst und Verlangen nach ungemischtem Weine stellte sich ein. Patientin trank 8 Tage lang täglich 3—4 Liter reinen Weines. Nächtliche Angstzustände. Dann wieder mässige Lebensweise. Nach der Schwangerschaft alle 2—3 Monate ein Anfall nach vorangegangener Depression mit Selbstmordtrieb. Nach den Anfällen Selbstvorwürfe. Sturz aus dem Fenster, um dem Leben ein Ende zu machen. Während späterer Anfälle Mordgedanken. Patientin sagt von ihrem Kind (während eines Anfalles): „Armes Kind, ich möchte dich gerne umbringen, damit du nicht weiter auf Erden zu leiden brauchst." Nach jedem Anfall Reue und gute Vorsätze.

21. Kraepelin erwähnt in seinem Lehrbuch der Psychiatrie einen Dipsomanen, der nach schweren Alkoholexcessen eine so starke Bewusstseinstrübung erfuhr, dass er schliesslich tief benommen irgendwo aufgefunden wurde, einmal auf dem Eise eines Flusses, wo er die Nacht zugebracht hatte. Dieser Kranke, ein gebildeter Mann, litt seit Jahren an heftigen Trunksuchtsanfällen; sie beginnen ziemlich plötzlich und verschwinden wieder ebenso rasch, dauern mehrere Tage; starke Angst führt zum unwiderstehlichen Drang nach Alkohol oder Chloral, die bis zu völliger Betäubung genossen werden. So wurde der Kranke im April 1892 in einem fast comatösen Zustand in die Heidelberger Klinik aufgenommen, konnte aber schon nach wenigen Tagen vom Anfall geheilt entlassen werden; ein neuer Anfall brachte ihn nochmals in die Anstalt. Auf Abstinenz trat erhebliche Besserung des Leidens ein. Weitere Schicksale unbekannt.

22. Leppmann hat 2 Periodentrinker, welche mit dem Strafgesetz in Konflikt gekommen waren, gerichtsärztlich untersucht und teilt die Geschichte dieser beiden Kranken mit. Während es sich im ersten Falle offenbar um Dipsomanie auf epileptischer Grundlage handelt, können wir im zweiten Gutachten die wesentlichen Züge

der Krankheit nicht mit Sicherheit herausfinden, sondern glauben, dass Imbecillität mit sekundärem schweren Alkoholismus vorliegt.

23. Hoppe veröffentlichte ein Gutachten über einen Dipsomanen, der in seinen Anfällen wiederholt Brandstiftungen begangen hatte. Es handelte sich insofern nicht um eigentliche Dipsomanie, als den Trinkexcessen keine merkbare Verstimmung vorausging; man kann also, wenn man will, hier vonPseudodipsomanie im Sinne von Marguliez reden. Doch zeigt gerade dieser Fall, dass von einer principiellen Verschiedenheit keine Rede sein kann; denn der Kranke Hoppe's benahm sich in seinen Anfällen im Uebrigen genau so, wie andere Dipsomanen.

Es wären noch eine Reihe anderer Fälle hier namhaft zu machen (Tamburini, Macouzet, Limann, Icard, Galangau u. A.), doch sehen wir von einer ausführlicheren Mitteilung dieser Fälle hier ab, weil sie im Ganzen ähnliche Bilder boten wie die schon geschilderten Kranken; auch sind sie zum Teil so wenig eingehend beschrieben, dass es schwer ist, sich beim Lesen ein Urteil über die Natur der vorliegenden Krankheit zu bilden.

24. Von Songues stammt die Beschreibung eines Dipsomanen mit typisch epileptischem Wandertrieb, den auch Donath, Schultze, Denommé geschildert haben; er nennt dies „automatisme ambulatoire".

Die Lehre von der Dipsomanie.

Zusammenfassende Darstellung.

Begriff und Wesen der Krankheit.

Die Dipsomanie oder periodische Trunksucht ist gekennzeichnet durch anfallsweises Auftreten eigentümlicher Zustände, in welchen nach Vorausgehen einer gemütlichen Verstimmung der unwiderstehliche Trieb nach Genuss berauschender Getränke erscheint, zu heftigen Ausschweifungen treibt, mit einer leichten oder tieferen Bewusstseinstrübung einhergeht oder zu einer solchen allmählich führt, bis nach wenigen Stunden oder Tagen, selten erst nach Wochen und Monaten der Anfall von selbst sein Ende findet und nun nach Ueberwindung der Vergiftungserscheinungen einem mehr weniger gesunden Zustande Platz macht. Die periodischen Verstimmungen, welche ohne erkennbare Ursache eintreten und die wichtigste Teilerscheinung der Dipsomanie darstellen, sind epileptischer Herkunft und treten in ganz gleicher Weise auch bei anderen Formen der Epilepsie auf. Die Dipsomanie ist also keine selbstständige Geistesstörung, sondern eine der Aeusserungsformen, unter denen die vielgestaltige Krankheit Epilepsie in die Erscheinung tritt. Sie hat die Neigung, allmählich sich zu verschlimmern und führt, namentlich, wenn gehäufte Excesse chronischen Alkoholismus bedingen, zu körperlichem und geistigem Siechtum; bei völliger und dauernder Abstinenz ist eine Besserung, vielleicht sogar eine Heilung möglich. Das Wesen der Krankheit ist unklar. Die krankhaften Veränderungen, deren klinischer Ausdruck die dipsomanischen Anfälle sind, kennen wir nicht, so wenig wie die Vorgänge, welche den anderen Zeichen der Epilepsie zu Grunde liegen.

Klinisches Bild.

Die periodische Trunksucht ist bei Männern häufiger als bei
Frauen. Magnan's gegenteilige Aufstellung widerspricht unseren
Erfahrungen und erklärt sich aus der von uns nicht geteilten Ansicht, dass auch die bei Menstruationsstörungen, Schwangerschaft,
Wochenbett und Klimakterium zu beobachtenden Trinkneigungen
der Frauen zur Dipsomanie zu rechnen seien. Das Leiden tritt
häufig im 3. oder 4. Lebensjahrzehnt auf, bisweilen noch später.
Moreau will schon bei Kindern dipsomanische Anfälle beobachtet
haben; auch in der Pubertät trete das Leiden nicht selten ein.
Icard, Cullerre und Tamburini haben solche Fälle beschrieben,
die freilich nicht alle einwandsfrei sind.

Von Zeit zu Zeit treten bei den an Dipsomanie leidenden
Kranken Anfälle eigentümlicher Art auf, welche mit anderen Aeusse-
rungsweisen der Epilepsie das gemeinsam haben, dass sie ohne
irgend welche erkennbare Veranlassung plötzlich da sind. Der bisher ruhige und fleissige Mann erwacht Morgens misslaunig, verstimmt, manchmal ängstlich, zur Arbeit unlustig, mit dem Gefühl
des eingenommenen Kopfes. Er ist reizbar, unverträglich, ärgert
sich über die nichtigsten Dinge; es wird ihm „heimwehartig", er
hat das Leben satt. Er queruliert über eine vor langer Zeit erlittene Unbill, an die er sonst gar nicht mehr denkt, oder streitet sich
mit seinen Familienangehörigen über Kleinigkeiten. Aengstliche
Unruhe, Lebensüberdruss, körperliche Missempfindungen treiben ihn
von der Arbeit und von Hause weg, er streift im Freien plan- und
ziellos herum, bis sich meist erst allmählich, selten gleich anfangs
der Drang nach berauschenden Getränken gebieterisch geltend
macht; ihm erliegt der Kranke fast stets, nur selten und wohl nur
bei leichteren Anfällen vermag Bettruhe oder ein Beruhigungsmittel
wie Brom oder Trional den Ausbruch der Excesse zu verhüten. Bis-

weilen ist die Verstimmung zunächst nur leise angedeutet, entwickelt sich erst während des Trinkens zu grösserer Stärke. Dann gewinnt es leicht den Anschein, als ob das Trinken primär aufgetreten und der Trinkraptus die Folge des einmal begonnenen Alkoholgenusses sei (sogenannte Pseudodipsomanie). Die schon in gesunden Tagen gemachte Erfahrung, dass ein Glas Bier oder Wein beruhigt und behagliche Stimmung schafft, zieht den Kranken ins Wirtshaus. Er trinkt, erzielt dadurch eine vorübergehende Abnahme der Angst und Unruhe; aber die gehoffte Erlösung von der qualvollen inneren Spannung bleibt aus. Er trinkt mehr und mehr, ruhelos von Wirtschaft zu Wirtschaft wandernd, am liebsten für sich allein oder jedenfalls ohne Freude und Behagen an geselliger Umgebung. Alles was er erreichen kann, auch schlechte Spirituosen sind ihm willkommen. Bisweilen besteht gleichzeitig Heisshunger, meist jedoch essen die Dipsomanen während ihrer Anfälle sehr wenig. Allmählich schwindet die Selbstbeherrschung, der Trieb nach alkoholischen Getränken wird immer mächtiger, unterdrückt alle anderen Vorstellungen und Gefühle. Die Erfahrungen aus früheren Anfällen sind vergessen, die Ermahnungen Anderer prallen wirkungslos ab oder lösen nur zornige Stimmung aus. Der Alkohol beruhigt nicht, der Schlaf bleibt aus, die innere Unruhe wächst. So geht es tagelang weiter. Bei schweren Anfällen kommt es zu stärkerer Bewusstseinstrübung, zu förmlichen Dämmerzuständen. Dann sehen wir auch die bei Epileptikern wohlbekannten unmotivierten Reisen, den Wandertrieb auftreten.

Die Schwierigkeiten, welche der Dipsomane bei Befriedigung seines Trinktriebes findet, sucht er in rücksichtslosester Weise zu beseitigen. Ermahnungen oder listige Zurückhaltung, mit der es die Familie versucht, führen zu Gewaltthätigkeiten; Mangel an Geld bedingt die Bevorzugung billiger und schlechter Spirituosen, veranlasst den Kranken zum Verkauf der Hausgeräte und Kleider, zu Diebstahl, Erpressung und jeder anderen verbrecherischen That, durch die dem Verlangen Genüge gethan werden kann; anständige Frauen prostituieren sich skrupellos (Magnan). Manche geben das Hemd vom eigenen Leibe her, um den Erlös in Schnaps umzusetzen. Oft wird heimliches Trinken bevorzugt; weil die erheiternde Wirkung des Alkohols ausbleibt, so fehlt auch in der Regel das Renommieren und Bramarbasieren, das Freihalten Anderer, das z. B. den Trinkexcess des Manischen zu begleiten pflegt. Man hat dem Umstand, dass Dipsomanen sich bei ihren Trink-Ausschweifungen oft verbergen, sich verstohlen ihr Getränk verschaffen, sich damit einschliessen, am liebsten still für sich allein trinken, grosse diagnostische Bedeutung zugeschrieben. Wir können dem nicht unbedingt zustimmen. Denn das heimliche Trinken ist keineswegs stets die Art, wie der Kranke seinen Trieb befriedigt, ist jedenfalls nicht so regelmässig zu finden, dass man es zur Differentialdiagnose verwerten könnte. Nicht selten begehen Dipsomanen im Anfall unsittliche Handlungen, Notzucht, Unzucht mit Kindern, Verbrechen, die ja überhaupt bei epileptischen Geistesstörungen besonders häufig vorkommen. Auch von unseren Kranken zeigten mehrere zu Beginn ihrer Anfälle starke geschlechtliche Erregung.

Nach tage- oder wochenlanger Dauer endet der Anfall, nachdem die gehäuften Alkoholexcesse zu ernsten Störungen des körperlichen Befindens und oft auch zu vorübergehenden psychischen Vergiftungssymptomen geführt haben. Der Grad der Erinnerungslosigkeit, die nach einem dipsomanischen Anfall selten ganz fehlt, hängt wesentlich davon ab, wie tief die Bewusstseinstrübung gewesen war; diese hinwiederum scheint mit der Zunahme der Alkoholexcesse zu wachsen. In manchen Fällen ist die Erinnerung für die ersten Tage gut erhalten, sie ist nur für den Höhepunkt des Anfalls eine verschwommene; ein andermal sehen wir nach dem Anfall Amnesieen von tage- bis wochenlanger Dauer.

Nicht alle Anfälle verlaufen so, wie wir sie oben schilderten. Die Mitteilungen in der Litteratur sowie unsere eigenen Beobachtungen zeigen uns, wie mannigfaltig das klinische Bild sein kann; die dem Trinkanfall vorangehende Verstimmung kann sehr verschieden aussehen; bald ist es mehr eine ängstliche Erregung, bald mehr ein körperliches Unbehagen, bald ein Zustand von Gereiztheit und Unverträglichkeit. Die Häufigkeit, in der sich im Beginn der Anfälle Missempfindungen am Herzen und vasomotorische Störungen geltend machen, ruft den Gedanken an die Ausführungen von Smith wach und scheint dafür zu sprechen, dass die Thätigkeit des Herzens und der Blutgefässe schon zu Beginn der Anfälle eine veränderte ist.

Es ist von einzelnen Autoren behauptet worden, der Dipsomane habe während seines Anfalles den unwiderstehlichen Trieb nach einem ganz bestimmten Getränk und nur nach diesem. In einzelnen Fällen scheint es sich in der That so zu verhalten;

namentlich Aetherdipsomanen pflegen sich im Anfall immer des Aethers zu bemächtigen. Meist jedoch besteht, wie Magnan mit Recht betont, keine Vorliebe für eine bestimmte Form von Spirituosen, sondern der Kranke trinkt, was ihm erreichbar ist. Höchstens lässt sich sagen, dass allmählich mit der zunehmenden Schwere des Leidens immer stärkere Getränke gesucht werden. Wenn die Patienten schliesslich zu den gemeinsten Schnäpsen, ja selbst zum denaturierten Spiritus und zum Petroleum greifen, so dürfte daran weniger eine besondere Triebrichtung als vielmehr der äussere Umstand schuld sein, dass mit der Abnahme der Geldmittel und der Zunahme der Sucht nach berauschenden Getränken die billigsten und dabei stärksten Alcoholica gewählt werden. Kranke der besseren Stände fangen häufig mit Wein oder Bier an, dann kommt, solange das Geld reicht, der Champagner an die Reihe; mit zunehmender Bewusstseinstrübung schwindet die frühere Abneigung gegen den Schnaps; er ist billiger und ermöglicht in kürzerer Zeit die gewünschte Betäubung der inneren Unruhe und Angst. Dass der Zweck des dipsomanischen Trinkens diese Betäubung ist, das sehen wir recht deutlich, wenn wir die verschiedenen Getränke betrachten, zu denen die Kranken ihre Zuflucht nehmen. Am häufigsten werden die bekannten Genussmittel genommen: Bier, Wein, Branntwein, Absinth, Liqueure jeder Art, Sekt. Manche lieben auch kölnisches Wasser, Eau de Botot, Krausemünze, Wundwasser; seltener ist der Genuss von Essig (meist bei gleichzeitigem Durst?), Brennspiritus und Petroleum. Den Aether geniessen einzelne auf Zucker oder selbst im Clystier. Chloroform und Chloral, Opium und Morphium werden ebenfalls bisweilen genommen. Dass die Kranken eine bestimmte Reihenfolge einhalten: Bier — Wein — Schnaps, wie Pilcz sagt, ist zwar nicht selten, kann aber nicht als regelmässige Erscheinung gelten. Der Zweck ist eben nur der, der krankhaften Verstimmung Herr zu werden; wie dies erreicht wird, das hängt von den Verhältnissen im einzelnen Falle ab. Es ist möglich, dass es für die Wahl des Getränks von Belang ist, ob im Anfall ein heftiges Durstgefühl, ein Verlangen nach Flüssigkeit überhaupt besteht, das ja bisweilen angegeben wird. Es ist viel darüber geschrieben worden, ob ein krankhaft gesteigerter Durst eine wesentliche Teilerscheinung des dipsomanischen Anfalls darstellt. Die Bezeichnungen Dipsomanie, Polydipsie sprechen dafür, dass man dies früher annahm. Es ist auch nicht zu leugnen, dass in der That bisweilen ein solcher unstillbarer Durst in jedem Anfall wiederkehrt, also ein regelmässiges Symptom des Leidens ausmacht. Allein wenn wir sehen, dass in typischen Fällen von Dipsomanie, die sich sonst in nichts von anderen unterscheiden, die krankhafte Sucht mit Opium oder Chloral, mit Aetherinhalationen oder Chloroform zu stillen gesucht wird, und wenn wir von manchen Patienten vernehmen, dass sie nicht aus Durst trinken, sondern nur um Ruhe zu bekommen, so werden wir Bedenken tragen, ein gesteigertes Durstgefühl als einen wesentlichen Bestandteil des Anfalls zu betrachten. Freilich wissen wir nicht, warum es im einen Fall da ist, im anderen nicht.

Wiederholt findet sich in der Litteratur die Behauptung, dass der Dipsomane dann, wenn er im Beginn seines Anfalles am Trinken gehindert werde, in „Raserei" oder „Wahnsinn" verfalle. Das Gegenteil trifft nach unseren Erfahrungen zu; dies beweist der Verlauf der Anfälle im Schutze der Irrenanstalt.

Vielfache Mitteilungen in der Litteratur und namentlich auch die Schilderung der von uns selbst beobachteten Kranken lassen es als zweifellos erscheinen, dass der Dipsomane im Anfall selbst nach enormen Mengen von Alkohol nicht eigentlich betrunken wird und namentlich nach aussen hin nicht den Eindruck eines Trunkenen macht; vor Allem fehlen die körperlichen Begleiterscheinungen des gewöhnlichen schweren Rausches. Der Kranke behält seine Sprache, schwankt nicht, ist Herr seiner Bewegungen; wenigstens ist dieses Verhalten die Regel, die freilich nicht ohne Ausnahme ist. Dabei sind die Mengen der genossenen Spirituosen ganz ungeheure. Ein Kranker von Skae trank im Anfall literweise Eau de Cologne und Eau de Botot und Liqueure, ein von Esquirol geschilderter Patient brachte es an einem Tage auf 171 Glas Branntwein; With's Kranker will in 2 Tagen 15 Flaschen Wein zu sich genommen haben. Cramer betont, dass Dipsomanen häufig intolerant gegen Alkohol seien. Angesichts der enormen Excesse, um die es sich meist handelt, erscheint diese Ansicht nicht hinreichend begründet; doch ist zuzugeben, dass einzelne Kranke ausserhalb ihrer Anfälle nur wenig Spirituosen vertragen können. Die Art, wie der Dipsomane im Anfall auf grössere Alkoholmengen reagiert, gleicht derjenigen, welche wir im pathologischen Rausch finden: die körperlichen Lähmungssymptome bleiben aus, es kommt zu einer tieferen Bewusstseinstrübung mit gleichzeitiger psychomotorischer Erregung. Vielleicht dass das psychologische Experiment uns dereinst in Stand setzen wird, diese verschiedene Reaktionsweise in ihre einzelnen Komponenten zu zerlegen und es uns verständlich zu machen, warum der Epileptiker auf das Gift Alkohol psychologisch anders reagiert als der gesunde Mensch. Wir wissen, dass der Alkohol die Auffassungsfähigkeit erschwert, den Gedankengang verlangsamt (zwei Teilerscheinungen, die bei der Bewusstseinstrübung sich ebenfalls finden), die Auslösung von Bewegungsantrieben erleichtert. Wir haben Grund zu der Annahme, dass bei der Epilepsie eine meist latente Steigerung der psychomotorischen Erregbarkeit besteht, die nur zeitweise in den „Anfällen" und den Erregungszuständen, sowie in der erhöhten Reizbarkeit der Kranken zum Ausdruck kommt. Es erscheint danach verständlich, dass der psychologisch so geartete Epileptiker durch Alkohol derart beeinflusst wird, dass seine psychomotorische Erregbarkeit nur eine Steigerung, keine Lähmung (wie beim schweren Rausch des Gesunden) erfährt, während sein Bewusstsein in erhöhtem Masse diejenige Trübung erleidet, welche ja schon an sich eine wichtige Komponente der epileptischen Krankheitserscheinungen darstellt. Darum wirkt — so kann man versuchen, sich ein Bild der Vorgänge zu machen — der Alkohol so verhängnisvoll auf den Epileptiker und darum gerät der Dipsomane, dessen anfängliche Verstimmung nur leicht ist und ohne tiefere Bewusstseinstrübung von statten geht, im Anfall alsbald, wenn er seinem Trieb unterlegen ist, in einen schweren Dämmerzustand, der in allen seinen Aeusserungen sich als ein epileptischer kennzeichnet und auch dieselben Arten von Erinnerungslosigkeit bezw. -schwäche hinterlässt, welche von Alters her als wichtige Bestandteile der epileptischen Geistesstörung gelten. Der dipsomanische Anfall ist bis zu dem Zeitpunkt, wo der Kranke Alkohol trinkt, eine einfache epileptische Verstimmung; durch den Alkohol wird er rasch in einen epileptischen Dämmerzustand übergeführt. (Vergl. die Ausführungen Kraepelin's in seinem Lehrbuch der Psychiatrie, 6. Aufl., Bd. II, S. 476 ff.). Gross hat in der Kraepelin'schen Klinik den Versuch gemacht, durch das psychologische Experiment ein tieferes Verständnis für das Wesen der epileptischen Verstimmung zu gewinnen (Psycholog. Arbeiten, herausgegeben von E. Kraepelin, III, S. 385 ff., 1900); er konnte zweimal eine deutliche Erschwerung der Auffassung während der Verstimmung nachweisen; einmal fand er auch eine Erschwerung der Willensauslösung, eine Hemmung, die zeitweise, namentlich

gegen das Ende der Verstimmung einer Erleichterung der Willensauslösung, einem Zustand gesteigerter Erregung Platz machte
Weitere Untersuchungen, die bereits im Gang sind, werden uns
wohl noch mehr Klarheit bringen. Als ein „Dämmerzustand" muss
— darin stimmen wir mit Wernicke völlig überein — auch der
pathologische Rausch, die „convulsivische Trunkenheit" im
Sinn von Percy und Laurent betrachtet werden. Das Kenn-
zeichnende solcher Zustände sieht Wernicke in dem unvermittelten
Auftreten einer veränderten, immer minderwertigen Persönlichkeit
infolge innerer krankhafter Vorgänge während des zweiten Zustandes
(„second état"). Der pathologische Rausch ist unseres Erachtens
die besondere Art, in ·welcher ein epileptisches Gehirn auf eine
akute Alkoholvergiftung zu reagieren pflegt. Es ist das psychische
Aequivalent des durch einen Excess ausgelösten epileptischen
Krampfanfalls. Von der Berechtigung, einen „alkoholischen Automatismus" vom epileptischen abzugrenzen, wie dies Koutznietzow
thut, können wir uns nicht überzeugen.

Einige Autoren haben die Ansicht ausgesprochen, dass bei
echter Dipsomanie Delirium tremens nicht vorkomme (Lasègues,
Thomsen). Dies ist nach unseren Erfahrungen nicht richtig. Lebt
der Kranke zwischen den Anfällen nicht mässig oder enthaltsam
und hat der Anfall durch Tage und Wochen zu starkem Alkoholgenuss Anlass gegeben, so sehen wir gar nicht selten Delirium
tremens auftreten. Freilich zeigt uns eine genauere Betrachtung,
dass es sich dann meist um kein einfaches Alkoholdelirium handelt,
sondern dass ihm epileptische Züge beigemischt sind. Der Affekt
ist in der Regel ein angstvoller, nicht der gewöhnliche, mehr humoristische, die Sinnestäuschungen haben einen vorwiegend bedroh-
lichen, schreckhaften Inhalt, das Bewusstsein erscheint tiefer gestört,
die Erinnerung nach dem Anfall ist undeutlicher. Magnan's Fälle
zeigen dies besonders anschaulich. Auch pflegen diese epileptischen
Delirien länger zu dauern als ein gewöhnliches Alkoholdelirium.
Bei denjenigen Dipsomanen, die zwischen den Anfällen nüchtern
lebten und bald nach Wiederausbruch der Krankheit in klinische
Behandlung kamen, sahen wir niemals ein eigentliches Delirium
alcoholicum ausbrechen. Wir haben schon oben bei der Besprechung der Magnan'schen Lehren ausdrücklich betont, dass wir das
Delirium tremens nur bei chronischem Alkoholismus, niemals nach kurzdauernden Excessen bei sonstiger Enthaltsamkeit

auftreten sehen; und deshalb wird auch der Dipsomane nur dann
am Alkoholdelirium erkranken, wenn er nebenbei auch Alkoholist
ist. Wir glauben uns berechtigt, die hallucinatorischen Erregungszustände der Dipsomanen, die nach wenigen Excessen oder gar
während des Anstaltsaufenthaltes (Magnan) sich einstellen, als epileptische Delirien anzusehen; sie sind übrigens nach unseren Erfahrungen selten; häufig zeigen sich (auch während der periodischen
Verstimmungen) vereinzelte, in jedem Anfalle wiederkehrende Ge-
sichts- oder Gehörstäuschungen, für deren krankhafte Natur manchmal eine gewisse Einsicht besteht.

Eine grosse Zahl der körperlichen und psychischen Störungen,
die sich nach Abklingen des dipsomanischen Anfalls bemerkbar
machen, sind zweifellos nur die Folge der Alkoholvergiftung; sie
fehlen, wenn dem Trieb nicht Folge geleistet worden ist (z. B. in
der Anstalt). Zu diesen Störungen gehören: Appetitlosigkeit, Magen-
schmerzen, Erbrechen, Durchfälle, Anomalieen der Schweisssekretion,
Tremor im Gesicht und an den Händen, Sprachstörung, Druckem-
pfindlichkeit der Nerven und Muskeln, Schwächegefühl in den
Beinen; ferner Müdigkeit, unruhiger Schlaf, ängstliche Träume. In
der Regel haben die Kranken nach dem Anfall eine heftige Abneigung gegen alle alkoholischen Getränke. Gemütliche Depression
ist in manchen Fällen die begreifliche und oft nur zu berechtigte
Reaktion auf das äussere und innere Elend, das der Anfall über
den Kranken und seine Familie gebracht hat (vergl. namentlich
Magnan's Fälle); bisweilen jedoch muss sie auch als eine Fortdauer
der periodischen Verstimmung betrachtet werden, welche den Excess
veranlasst hatte; dann erlebt man mitunter einen ganz verblüffend
raschen Umschlag in eine normale Stimmung, sobald der Anfall
sein Ende gefunden hat. Einen besonders hohen Grad erreichen
die alkoholistischen Nachwehen stets bei einem Kranken unserer
Beobachtung. Er befand sich bei seiner Einlieferung in die Klinik
immer in einem jammerwürdigen Zustand, so dass man anfänglich
wohl Zweifel an seiner Wiederherstellung bekommen konnte; eine
Reihe von Wochen verging, ehe er sich auch nur einigermassen
erholte. Bei manchen Dipsomanen finden sich hysterische Züge.

Ausserhalb des Anfalls zeigt der Dipsomane ein sehr verschiedenes Verhalten. Es gibt zweifellos manche Kranke, welche
in den Zwischenzeiten den Eindruck geistig Gesunder machen. Leben
sie während dieser Zeiten nüchtern und kommen die Anfälle nur

selten, so brauchen Verstand und Charakter nicht wesentlich zu leiden, namentlich wenn keine anderen Zeichen epileptischer Erkrankung daneben bestehen. Es handelt sich dann um eine leichte Form der Epilepsie, von der wir ja auch sonst wissen, dass sie mit geistiger Leistungsfähigkeit und gutem Charakter vereinbar ist. Freilich wird man bei genauerer Untersuchung fast stets gewisse Andeutungen einer epileptischen Veränderung der Persönlichkeit nachweisen können.

Meist ist das Bild ein ganz anderes. Die verhängnisvolle Wirkung, die das Grundleiden in der Regel auf die Persönlichkeit auszuüben pflegt, summiert sich in der Mehrzahl der Fälle mit dem Schaden, den gehäufte und oft wiederkehrende Alkoholexcesse an Körper und Geist dieser Kranken anrichten. Und wenn wir auch bei Dipsomanen nur selten jene hohen Grade epileptischer Verblödung beobachten, so sehen wir sie doch häufig allmählich an geistiger Regsamkeit einbüssen und gleichzeitig gemütlich verarmen. Der epileptische Charakter macht sich bemerkbar; vor Allem finden wir auch die Zeichen ethischer Minderwertigkeit: Egoismus, Lügenhaftigkeit, alberne Selbstüberhebung, Beschönigung der im Anfall verübten Unthaten; „une franche canaille" wurde ein Kranker, den Legrand du Saulle schildert, von seiner eigenen Mutter genannt. Allein, wenn von mancher Seite (z. B. von Skae) der Dipsomane als der Auswurf der Menschheit, als moralisch verkommenes Subjekt beschrieben wurde, so liegt einer derartigen Uebertreibung offenbar eine falsche Beurteilung der Krankheit zu Grunde, insofern die Handlungen während des Anfalles von dem Verhalten ausserhalb der Anfälle nicht streng geschieden wurden. Im Anfall können sich Dipsomanen wie die verworfensten Verbrecher benehmen: ehrbare Frauen prostituiren sich, verbrecherische Handlungen sind häufig, während dieselben Personen in den freien Zwischenzeiten sich durchaus anständig und geordnet benehmen und sich keiner Gesetzesübertretung schuldig machen. Wir wollen auch nicht vergessen, dass einer unserer besten neueren Dichter, Fritz Reuter, Dipsomane war, gewiss ein Beispiel dafür, dass hervorragende Gaben des Geistes und Charakters mit dem Leiden gar wohl vereinbar sind.

Magnan hat sich viel Mühe gegeben, glaubhaft zu machen, dass jeder Dipsomane auch ausserhalb seiner Anfälle psychisch verändert, ein dégénéré ist und dass die abnorme Neigung zum Alkohol aus der allgemeinen abnormen Beschaffenheit der Kranken erwachse;

er nennt den Kranken ein Triebwesen mit allen möglichen schlechten Eigenschaften. Allein so viel Richtiges auch seine Ausführungen enthalten, so können wir doch seinem Versuche einer gewissermassen psychologischen Erklärung der dipsomanischen Anfälle nicht zustimmen. Die Instabilität, die manche (aber keineswegs alle) Kranke zeigen, erklärt die aus innerer Ursache entstehenden periodischen Verstimmungen in keiner Weise, noch weniger die schweren Dämmerzustände, die sich im Gefolge der Trinkexcesse einzustellen pflegen. Wohl betont Magnan mit Recht, dass die Dipsomanen auch häufig andere krankhafte Impulse (zum Mord, Diebstahl, Selbstmord, Sittlichkeitsverbrechen) zeigen, aber er verkennt, dass es sich hierbei nicht um schlechte Charaktereigenschaften, sondern um dieselben Begleiterscheinungen handelt, die wir auch sonst im epileptischen Dämmerzustand auftreten sehen. Wir möchten daher Magnan's Ausspruch, dass Dipsomanen „Neigung zum Diebstahl, zum Mord" haben, mindestens für sehr missverständlich halten. Ein grosser Teil unserer Kranken ist kriminell geworden, aber stets nur in den Zeiten der Anfälle; was sie in ihnen gethan haben, das pflegte ihnen nachher selbst völlig fremdartig und unverständlich zu sein, solange nicht Urteil und Charakter durch das Leiden dauernd stark geschwächt waren. Wir können uns der Vermutung nicht erwehren, dass Magnan nur deshalb zu einer abweichenden Auffassung der Persönlichkeit des Dipsomanen gelangt ist, weil er bisweilen die durch Epilepsie und oft auch durch Alkoholismus geschaffenen Veränderungen von Intelligenz und Charakter — seien sie dauernd oder vorübergehend — nicht als Folgen der Krankheit, sondern als Grundeigenschaften der Patienten aufgefasst hat. Damit soll nicht gesagt sein, dass es sich nicht in einzelnen Fällen wirklich so verhält, wie Magnan annimmt.

Zeigen die Kranken auch noch längere Zeit nach Abklingen des Anfalls wahnhafte Verfälschung ihres Bewusstseinsinhaltes, z. B. den Wahn ehelicher Untreue der Frau, so müssen diese Störungen in der Regel als Folgen der Alkoholvergiftung betrachtet werden; sie verschwinden dann allmählich bei völliger Enthaltsamkeit, werden als krankhaft erkannt, kehren aber gerne nach neuen Anfällen in gleicher Weise wieder. Einer unserer Kranken hatte diesen rudimentären Eifersuchtswahn wiederholt in den ersten Wochen seines Anstaltsaufenthalts, ohne ihn je sehr lange festzuhalten.

Diagnose.

Die Erkennung der Dipsomanie ist, wenn der Arzt die Krankheit überhaupt kennt, meist leicht, sie kann nur beim Fehlen einer zuverlässigen Anamnese und dann, wenn sich das Leiden mit chronischem Alkoholismus kompliciert, erschwert sein. Plötzliche Trinkexcesse kommen bei der Manie und bei der Paralyse vor (Lasègue, Magnan); sie sind von den dipsomanischen Anfällen so grundverschieden, dass eine Verwechslung nicht möglich ist. Der Manische trinkt in gehobener Stimmung aus Thatendrang, der Dipsomane aus innerer Unruhe und Angst, um sich zu betäuben. Delbrück's Ansicht, dass es bei der Dipsomanie „mannigfache Uebergangsformen zu periodischen Manieen" gebe, vermögen wir nicht zu teilen. Der Paralytiker ist als solcher durch körperliche und geistige Krankheitszeichen kenntlich; auch er trinkt vorwiegend in expansiver Stimmung. Dass Melancholische ihre Depression mit Spirituosen bekämpfen, ist oft und viel behauptet worden, aber trotzdem vermochten wir uns von der Richtigkeit dieser Ansicht nicht zu überzeugen; sie ist wohl nur die Folge der für die Klinik verhängnisvollen Gepflogenheit, jeden Depressionszustand als Melancholie zu bezeichnen. Weder bei der circulären Depression, noch bei der Melancholie im Sinne Kraepelin's sehen wir einen plötzlich auftauchenden unwiderstehlichen Drang nach Alkohol oder anderen Berauschungsmitteln auftreten. Eine „periodische Psychose", deren Kardinalsymptom die Sucht nach Spirituosen sein soll (v. Krafft-Ebing), können wir nicht anerkennen. Die Gelüste der Hysterischen und Schwangeren sind bei genauer Beobachtung mit der Dipsomanie nicht zu verwechseln. Die Trinkexcesse bei schmerzhafter Menstruation und bei klimakteriellen Beschwerden sind meist anderer Art, dienen der Bekämpfung organisch begründeter körperlicher Störungen, haben also denselben Zweck wie der Genuss des Morphiums bei schmerzhaften Leiden; sie sind psychologisch motiviert; nur in einzelnen Fällen handelt es sich um echte Dipsomanie, deren Anfälle mit den Geschlechtsvorgängen des Weibes zeitlich zusammenfallen, wie dies bekanntlich auch andere Formen der Epilepsie bisweilen thun. Eine sorgfältige Beobachtung wird meist rasch zu einem bestimmten Urteil führen.

Die Unterscheidung von chronischem Alkoholismus und Dipsomanie ist im historischen Teil unserer Ausführungen bereits so eingehend erörtert, dass wir auf das früher Gesagte verweisen können. Sie wird nur dann schwierig, wenn der Dipsomane allmählich zum Alkoholisten geworden ist und vielleicht auch manchmal dann, wenn jahrelanges Potatorium mit seinen schädlichen Folgen dem Ausbruch der Epilepsie vorangegangen ist. Eine genaue Anamnese schafft bald Klarheit.

Der Nachweis der Epilepsie ist für die Klärung des einzelnen Falles zwar sehr wertvoll und darum stets zu versuchen; doch wird uns der Mangel anderer epileptischer Krankheitszeichen an der Diagnose nicht irre machen können. Einige Patienten unserer Beobachtung, die typische Dipsomanen sind, haben bis jetzt niemals andere epileptische Anfälle gehabt.

Eine gewisse äussere Aehnlichkeit mit der Dipsomanie haben manche Fälle von Trunksucht, in denen die Kranken nach freiwilliger oder erzwungener Abstinenz infolge irgend einer Veranlassung rückfällig und nunmehr halt- und willenlos von Neuem eine Beute des Alkohols werden. Allein auch hier wird die Analyse des Krankheitsbildes stets rasch zum Ziel führen.

Dagegen erscheint es uns nicht zweckmässig, von der eigentlichen Dipsomanie eine Pseudodipsomanie nach den Gesichtspunkten abzugrenzen, die Marguliecz angegeben hat. Wie schon früher erwähnt, nennt er den einen Pseudodipsomanen, dessen Anfall durch eine Gelegenheit zum Trinken zur Auslösung kommt. Allein entweder handelt es sich um die eben erwähnten Fälle von chronischem Alkoholismus, die nach scheinbarer Rettung wieder rückfällig werden — und diese haben mit Dipsomanie überhaupt nichts zu thun — oder aber es liegt echte Dipsomanie vor. Zweifellos kommt es vor, dass ein dipsomanischer Anfall ausbricht, nachdem der Kranke Spirituosen zu sich genommen hat; wir sehen jedoch, dass derselbe Mann zu anderen Zeiten die gleiche Menge von Alkohol geniessen kann, ohne einen Trinkanfall zu bekommen, und dass er ganz denselben Anfall erleiden kann, ohne vorher Alcoholica zu sich genommen zu haben. Ein Patient B. unserer Beobachtung ist hierfür ein Beispiel. Nur wenn die Zeit des Anfalls gekommen war, geriet er im Anschluss an den Genuss von Wein oder Bier in seine Trinkperiode, während er in der Zwischenzeit ganz wohl mässige Mengen von Spirituosen geniessen konnte, ohne die Herrschaft über sich selbst zu verlieren. Wäre dem nicht so, so würden die meisten Dipsomanen sehr rasch zu Grunde gehen; denn nur

Wenige sind in den Zwischenzeiten gänzlich enthaltsam. Wochen- und monatelang können sie geringe oder mässige Alkoholmengen regelmässig zu sich nehmen, ohne den krankhaften Trieb zum Excess zu verspüren. Dann kommt plötzlich aus unbekannter innerer Ursache die Verstimmung; anfänglich mag der Dipsomane noch ihrer Herr werden; nimmt sie an Stärke zu, dann hat die Selbstbeherrschung ihr Ende; der Trinkanfall beginnt; er mag sich rascher entwickeln, wenn in der kritischen Zeit Alkohol genossen wird, weil sich dann, wie schon oben ausgeführt, zwei Schädlichkeiten zu erhöhter Wirkung summieren.

Aetiologie.

Die wahre Ursache der Dipsomanie ist nicht bekannt; wir wissen nicht, warum die Epilepsie in manchen Fällen in der Form der periodischen Trunksucht auftritt. Wir kennen die Ursachen der Epilepsie überhaupt nur sehr ungenügend. Doch sind eine Reihe von Faktoren namhaft zu machen, welche für Entstehung und Auslösung des Leidens bedeutungsvoll erscheinen.

In erster Linie ist die erbliche Belastung für Trunksucht, Nerven- und Geisteskrankheiten zu nennen. Es ist zweifellos, dass Dipsomanen wie überhaupt Epileptiker häufig, vielleicht sogar meistens aus Familien stammen, in denen einzelne Mitglieder nerven- oder geisteskrank waren. Gleichartige Vererbung ist seltener als ungleichartige. Die Kinder von Säufern sind häufig Epileptiker, manchmal Dipsomanen. Manche Erfahrungen sprechen für die Annahme, dass der Säufer auf seine Nachkommen die Trinkneigung vererben kann. Legrain spricht von einem lawinenartigen Anschwellen der hereditär-alkoholischen Degeneration. Magnan berichtet von seinen Fällen, dass sie alle von ihren Vorfahren die Anlage zum Irresein überkommen haben. Erblichkeit und Gelegenheitsursache erzeugen nach seiner Ansicht zusammen die Dipsomanie; sie ist ein Symptom des Irreseins der Entarteten. Legrain sagt dasselbe. Ball will eine ererbte und eine erworbene Dipsomanie unterscheiden. Die meisten französischen Autoren sprechen sich ähnlich wie Magnan aus. Taguet redet einer gleichartigen Vererbung der Trunksucht das Wort. Moreau will beobachtet haben, dass Kinder von Säufern schon in frühen Jahren trunksüchtig werden können. Parrish sieht in dem Drang nach erregenden Genussmitteln eine Teilerscheinung der erblich nervösen Belastung.

Thomsen sagt, dass Dipsomanen oft von Dipsomanen stammen. Auch v. Krafft-Ebing teilt die Anschauung Magnan's, dass die periodische Trunksucht nur bei Hereditariern vorkomme. Pilcz kennt überhaupt in der ganzen Litteratur nur zwei Fälle, bei denen erbliche Belastung nicht erwiesen sei (Fall von Kirn und von Lykke). Das ist nun zwar nicht ganz richtig, es sind noch vereinzelte Beobachtungen in der Litteratur zu finden, bei denen hereditäre Belastung nicht genannt ist; aber jedenfalls ist das Eine ganz unverkennbar, dass in der Mehrzahl der Fälle geistige Störungen oder Alkoholismus bei den Vorfahren vorhanden sind. Häufig ist auch Selbstmord, gewissermassen als ein Aequivalent der psychischen Störung, wofern er nicht als ihr Zeichen zu gelten hat. Trunksucht in der Ascendenz scheint bei Dipsomanen häufiger zu sein als bei anderen Geistes- und Nervenkranken; ob auch häufiger als bei anderen Formen der Epilepsie, muss dahingestellt bleiben; darüber könnte nur eine zuverlässige Statistik Auskunft geben; eine solche gibt es aber für die vorliegenden Fragen zur Zeit noch nicht.

Auch in unseren Krankheitsfällen bestand meist erbliche Belastung, aber sie war nicht immer nachzuweisen. So stammt z. B. der Kranke B., ein typischer Dipsomane, angeblich aus ganz gesunder Familie. Auch bei D. und A. ist nichts von Heredität zu ermitteln gewesen. Eine gesetzmässige Abhängigkeit der Schwere des Leidens von der Schwere der Belastung lässt sich nicht feststellen. Man wird sich bei objektiver Würdigung der vorliegenden Thatsachen mit der Behauptung begnügen müssen: Dipsomanen stammen meistens von geistig abnormen Menschen, sehr häufig von Trinkern ab.

Einzelne Autoren haben betont, dass die Dipsomanen von Jugend auf Zeichen einer krankhaften Veranlagung darbieten. Sie werden als reizbar, launisch, manchmal als leichtsinnig, unstät, phantastisch, als impulsive Naturen geschildert; bisweilen wird hervorgehoben, dass sie stets alkoholintolerant gewesen seien. Zweifellos zeigen viele Dipsomanen schon von früh auf manche Symptome geistiger Instabilität, allein es gilt von ihnen, was überhaupt von den Epileptikern gilt; es gibt einzelne Fälle, bei denen die Krankheit bei bisher anscheinend ganz gesunden Menschen ohne nachweisbare Ursache hereinbricht. Alle die Momente, welche in der Aetiologie der Epilepsie eine Rolle spielen, werden auch für die Entstehung

der Dipsomanie verantwortlich gemacht: körperliche Ueberan-
strengungen, Sonnenstich (Ball), starke Gemütsbewegungen, Sorgen,
Kummer, Blutverluste, schlechte Ernährung. Auch das Trauma
ist nicht ohne Bedeutung (z. B. Fall von Foville, Vallon, vielleicht auch Fall von Pilcz). Merkwürdig und nach mancher
Richtung hin schwer verständlich ist der Fall, den Westphal 1874
beschrieben hat.

    51jährige erblich belastete Witwe. „Aus ihrer Kindheit gibt Pat. an,
dass sie abends beim Zubettgehen häufig Angstzustände bekommen habe,
sie habe geschrieen, sei aus dem Bette aufgefahren, habe sonderbare Erscheinungen gehabt, vor denen sie sich fürchtete". In der Schulzeit oft
Angstzustände mit folgendem Erbrechen. Heirat mit 20 Jahren. Von
Zeit zu Zeit Beängstigungen mit Druckgefühl auf der Brust. „Diese
Anfälle von Beklemmung waren hin und wieder auch mit Bewusstlosigkeit verbunden". Zwei Totgeburten. Kopfschmerzen. Manchmal, namentlich nach Gemütsbewegungen, plötzlich Trieb nach Spirituosen nach Voran-
gehen eines grossen Angstgefühls. Dipsomanische Anfälle von 2—3tägiger Dauer.
Dann Mattigkeit, Schlaf. Ausserdem zeitweise Anfälle von Schwindel und Zustände,
die sie selbst als „Strahlungen" bezeichnete. Dipsomanische Anfälle bringen sie
in die Charité. Dort am 15. Oktober 1874 ein Anfall: „Sie läuft um den
Tisch herum, sieht die übrigen starr an, klagt über Unruhe. Abends bei
der Arbeit plötzlich ein ausgebildeter epileptischer Anfall; vollkommene Bewusstlosigkeit, Zuckungen in den Oberextremitäten, starke Cyanose. Nach
dem Anfall etwa $^1/_4$ Stunde lang ganz verwirrt; während der Nacht unruhiger Schlaf, lebhafte Träume. Am nächsten Morgen gesteigertes Angstgefühl und Unruhe, Klagen über heftigen Kopfschmerz. Dann fängt Patientin an, über heftigen Durst zu klagen, warme und kalte Getränke in
unmässigen Mengen zu sich zu nehmen. Dieser Durst steigerte sich im
Laufe des Tages; abends wünschte Patientin einen Urlaub zu haben, während sie sonst immer darauf gedrungen, hier zu bleiben. Sie klagt ferner
darüber, dass sie nicht ordentlich sprechen könne und macht dabei den
Eindruck grosser Unruhe und Angst" . Allmählicher Rückgang
dieser Symptome. Anfang November wieder normales Verhalten. Vom
11. November 1894 ab heftige Hinterkopfschmerzen, Durst, Gefühl von
Unruhe. Sprachstörung. Allmählich zunehmende Benommenheit, delirante
Unruhe. Fleckweise Rötung im Gesicht. Unregelmässiger Puls. Atem-
behinderung. Cyanose. Atemstillstand, Greifbewegung mit den Fingern,
unregelmässige Bewegungen mit den Beinen. Dann Exitus letalis.
    Sektion: Multiple Hirntumoren an der Oberfläche des Gehirns und
im Pons. „Eine genaue Sonderung der dem Tode vorangehenden Symptome
in solche, welche den durch die Herderkrankungen bedingten Veränderungen,
und solche, welche der Neurose zuzuschreiben sind, ist indes nicht durchführbar."

Es ist wohl zweifellos, dass es sich hier um Epilepsie mit dipsomanischen Anfällen handelt. Das organische Gehirnleiden, an dem

die Kranke zu Grunde ging, möchten wir als eine Komplikation, aber nicht als Ursache der Epilepsie betrachten.

Es ist heute eine gesicherte Thatsache, dass chronischer Alkoholismus für den Ausbruch der Epilepsie von grösster Bedeutung ist. Eine grosse Litteratur besteht über den Zusammenhang von Trunksucht und Epilepsie. Neumann hat in einer wertvollen Monographie die herrschenden Anschauungen kritisch beleuchtet. Allseits anerkannt ist, dass Trinker epileptische Krampfanfälle erleiden können. Darüber aber, ob es sich hierbei um echte Epilepsie handelt, also um ein Nervenleiden, das auch nach Wegfall der ursächlichen Schädlichkeit, des alkoholischen Giftes, als selbstständige Krankheit weiterbesteht, darüber sind die Meinungen noch sehr geteilt. Manche unterscheiden Alkoholepilepsie und genuine, durch Alkoholismus nur ausgelöste, aber nicht erzeugte Epilepsie. Namentlich die sogenannte Spätepilepsie wird vielerorts auf Alkoholismus zurückgeführt. Magnan glaubt, dass der chronische Alkoholismus die organischen Hirnveränderungen erzeugt, welche das Entstehen epileptischer Anfälle vorbereiten. Neumann nimmt an, dass es sich bei der Alkoholepilepsie oft um die „Reaktion eines schon an und für sich minderwertigen Gehirnes auf ein die Funktion der Nervencentren stark beeinflussendes Agens" handle; in anderen Fällen könne aber der Alkohol die epileptische Veränderung selbst erzeugen durch lang wiederholte schädigende Einwirkung auf die Hemmungscentren der motorischen Sphäre des Gehirns. Eine Menge theoretischer Ausführungen und klinischer Beobachtungen haben jedenfalls der Ansicht von den engen Beziehungen zwischen Epilepsie und Alkoholismus Geltung verschafft; namentlich hat auch die Hereditäts- und Degenerationslehre ein wertvolles Material für die Lösung der Frage nach der Verwandtschaft von Trunksucht und Fallsucht beigebracht. Trinker haben häufig epileptische Kinder und wir haben schon oben berichtet, dass auch die Dipsomanen auffallend häufig von Trinkern abstammen.

Die Urheber der Lehre von der Dipsomanie sind, wie schon in der Einleitung erwähnt, auf Grund ihrer Erfahrungen zu der Ansicht gekommen, dass nur eingefleischte Trinker Dipsomanen werden können (v. Brühl-Cramer, Erdmann, Clarus, Henke u. A.). v. Brühl-Cramer sagt ausdrücklich, dass nur auf der Basis langjähriger Excesse in baccho sich die Veränderungen ausbilden können, welche das physische Leiden der Dipsomanie ausmachen. Obgleich bereits Hohnbaum und Esquirol auf Grund eigener Beobachtungen die alkohologene Natur der Dipsomanie bestritten und diese auch bei Mässigen vorkommen liessen, so hat doch auch noch Magnus Huss in ihr eine Form des chronischen Alkoholismus gesehen und seine Ansicht auf einige Fälle gestützt, in welchen der Dipsomanie jahrelange hochgradige Trunksucht vorangegangen war. Huss sagt direkt, Dipsomanie finde sich nur bei alten Säufern, welche jahrelang den Branntwein missbrauchten. Es sind namentlich französiche Forscher gewesen, welche mit diesen Anschauungen brachen und dem Alkoholismus jede ursächliche Bedeutung für die Dipsomanie absprachen (Trélat, Foville, Lasègues, Magnan, Legrain). Die Wahrheit dürfte in der Mitte liegen. Von französischer Seite wurden wiederholt einzelne Dipsomanen beschrieben, welche vor ihrer Erkrankung ein sehr mässiges Leben führten, zweifellos keine Trinker waren. Seither hat die Litteratur eine grosse Zahl von Fällen gebracht, bei denen man ebenfalls mit Sicherheit sagen kann, dass die Krankheit nicht die Folge der Unmässigkeit sein kann. Allein trotzdem ist es doch durch eine Reihe zuverlässiger Beobachtungen festgestellt, dass sehr oft starker chronischer Alkoholismus dem Ausbruch der Dipsomanie vorangeht. Es seien hier nur die Fälle von Clarus, Limann, M. Huss, Brühl-Cramer genannt; auch einige Kranke unserer eigenen Beobachtung waren früher Trinker gewesen. Sieht man sich nun diese Gruppe etwas genauer an, so entdeckt man in der Regel, dass der Alkoholismus schon vor Beginn der Dipsomanie gewisse Erscheinungen ausgelöst hat, welche als epileptische zu deuten sind. Der Säufer wird also in diesen Fällen Epileptiker und als solcher zeigt er dipsomanische Anfälle. Ein Beispiel soll veranschaulichen, wie dies gemeint ist:

Magnus Huss schildert einen Alkoholisten, der lange Jahre sehr unmässig lebte, infolge Ausbruchs eines epileptoiden Deliriums in Anstaltsbehandlung kam, geheilt entlassen wurde, sich dann zwei Jahre lang gut hielt. Im Anschluss an eine ängstliche Erregung lebhafter Drang nach Alkohol, erneute Excesse, epileptische Anfälle, wiederholt Selbstmordversuche. Die dipsomanischen Zustände traten erst zu einer Zeit auf, als auch andere epileptische Störungen sich bemerkbar machten.

Schüle hat, wie schon oben erwähnt, die Ansicht ausgesprochen, dass die epileptischen Transformationen der Alkoholepilepsie nach Art des anderen epileptischen Irreseins verlaufen. Ist diese Auffassung richtig, so würde uns die Entstehung der Dipsomanie aus schwerem Alkoholismus leicht verständlich sein. Allein es mag dahingestellt bleiben, ob es sich in solchen Fällen um „echte Epilepsie", bei der der Alkohol nur auslösend wirkt, oder um „Alkoholepilepsie", bei der er die Ursache sein soll, handelt. Magnan hat bebekanntlich behauptet, der Alkohol an sich wirke nicht epileptogen, es gebe also keine eigentliche Alkoholepilepsie, während es z. B. eine Absinthepilepsie gebe, da der Absinth ein krampfmachendes Gift sei, das bei jedem Menschen, auch bei gesunden, in genügend starker Menge Epilepsie erzeuge. Auf die Mängel dieser Magnan'schen Lehre hat schon Neumann hingewiesen.

Wir halten es für eine Thatsache, dass Menschen, welche früher anscheinend gesund, jedenfalls frei von epileptischen Erscheinungen waren, nach langem und schwerem Alkoholmissbrauch körperliche wie psychische Zeichen der Epilepsie bieten können, welche von der „genuin" auftretenden Krankheit sich nicht unterscheiden, aber doch vielleicht insofern eine andere klinische Bedeutung haben, als völlige Alkoholabstinenz eine weitgehendere Besserung zur Folge hat, als bei der „genuinen" Epilepsie. Auch bei dieser mildert sich das Leiden, wenn der Kranke das Trinken lässt, meist; immerhin gibt es doch manche Fälle, welche in ihrem bösartigen Verlauf durch nichts aufgehalten werden können, vielmehr eine fortschreitende Demenz zeigen. Wenn jedoch der Alkohol die Epilepsie ausgelöst und verschlimmert hat — oder vielleicht gar erzeugt? — so bringt die Enthaltsamkeit oft überraschend grossen Vorteil für den Kranken.

Manche Autoren haben den Geschlechtsvorgängen der Frau eine gewisse ursächliche Bedeutung für den Ausbruch der Dipsomanie zugeschrieben. Schon Hohnbaum, Royer-Collard, Pariset kannten eine menstruelle Dipsomanie; Esquirol machte das Klimakterium mit seinen Beschwerden und Stimmungsschwankungen für manche Fälle verantwortlich. Leidesdorf sah eine Frau im Wochenbett Dipsomanin werden; ebenso Ball. Eine Reihe von Mitteilungen (v. Krafft-Ebing, Wollenberg, Macouzet u. A.) sind seither veröffentlicht worden und haben dazu geführt, dass die ursächliche Bedeutung der Geschlechtsvorgänge immer mehr in den Vordergrund geschoben wurde. v. Krafft-Ebing spricht von einer Dipsomania menstrualis periodica als einer besonderen Form der periodischen Geistesstörung. Er hat in seinem Lehrbuch der Psychiatrie einen Fall beschrieben, der unseres Erachtens deutliche epileptische Züge zeigt.

Eine 47jährige, erblich belastete Frau, die von Jugend auf zornmütig und reizbar war, hatte im 15. Lebensjahre eine achtmonatliche Psychose durchgemacht. „Seit dieser Zeit kam es zu periodischem Irresein in Form von Dipsomanie, das anfangs nur in Pausen von $\frac{1}{2}$ Jahr, später vierteljährlich, seit 17 Jahren zur Zeit der Menses sich einstellte. Im 17. Jahre hatte sie vorübergehend Ohnmachtsanfälle, jedoch ohne alle Krampferscheinungen, gezeigt. Die Dauer der dipsomanischen Anfälle betrug 4 bis 12 Tage. Sie traten meist prämenstrual ein, seltener postmenstrual. Im ersten Fall fanden sie gewöhnlich mit dem Eintritt des menstrualen Blutflusses ihren Abschluss. Die ersten Zeichen des nahenden Anfalls waren heftige Congestionen zum Kopf. Patientin wurde dann hochgradig reizbar, zornig, brutal, entwickelte einen vorzugsweise in unangenehmen Reproduktionen sich bewegenden Gedankendrang, unwiderstehlichen Drang zum Saufen, wurde unhaltbar, schlaflos, im Bewusstsein tief gestört, stürzte gierig, was sie nur von alkoholischen Getränken bekommen konnte, hinunter, tobte, schäumte vor Wut, wälzte sich am Boden, wenn man sie an der Befriedigung ihres Dranges zu hindern versuchte. Es soll dann vorgekommen sein, dass sie sogar zur Petroleumflasche griff. Wenn sie einige Tage fortgetrunken hatte, stellten sich dann Visionen ein (Männer mit Messern, schreckhafte Fratzen etc.), so dass Patientin in heftigste Angst geriet und zitterte. Die Lösung des Anfalles war immer eine plötzliche. Patientin bekam Erbrechen, verfiel in tiefen Schlaf und erwachte aus diesem lucid, mit nur ganz summarischer Erinnerung für die Anfallserlebnisse. Sie bedurfte dann noch einiger Tage, um sich von den Folgen des Anfalls und der Alkoholintoxikation zu erholen. Intervallär war sie hochgradig reizbar, zeigte grossen Stimmungswechsel, perhorreszierte den Genuss von Spirituosen. In den letzten Jahren, wo nur selten ein Menstrualtermin ohne dipsomanischen Anfall vorübergegangen war, hatten sich mit dadurch bedingter Häufung der Alkoholexcesse immer deutlicher die somatischen und psychischen Erscheinungen des Alcoholismus chronicus (speziell intellektuelle und ethische Defekte, chronischer Magenkatarrh, Vomitus matutinus) eingestellt. Am 25. Mai 1877 trat ein Anfall auf, der Patientin am 30. zum ersten Male der Klinik zuführte. Sie bot bei der Aufnahme das Bild einer zornigen Tobsucht, aber mit heftiger Congestion und schwerer Bewusstseinsstörung. Sie erbrach sich und schlief abends ein, erwachte am 31. früh lucid mit sehr defekter Erinnerung und tiefem Bedauern über ihre fatale Krankheit. Pat. bietet Habitus und Erscheinungen des Alcohol. chron.: an den unteren Extremitäten Krampfadern, am linken Unterschenkel handgrosses atonisches Fussgeschwür und vorgeschrittene Elephantiasis. Uterus ohne Befund. Am 2. Juni 1877 von den Angehörigen abgeholt, kam sie schon am 29. Juni wieder zur Aufnahme. Der Anfall war diesmal prämenstrual am 18. Juni aufgetreten, die Menses am 23. Sie war wieder in zorniger Tobsucht, total betrunken, brüllte nach Schnaps. Am 30. plötzliche Lösung des Anfalls. Pat. wurde im Spital behalten, erhielt vom

10. Juli an täglich 8,0 Bromkali. Die Menses am 19. verlaufen bei dieser Medikation zum ersten Mal ohne psychische Störung. Unter Fortgebrauch des Bromkali zur Zeit der Menses kommt es nicht mehr zu Anfällen, ausser einem abortiven im November. Die Menses werden nun auch profus und unregelmässig (Pat. offenbar im Klimakterium). Vom Januar 1878 an nimmt Pat. kein Bromkali mehr. Am 8. Tage nach den am 1. März aufgetretenen Menses stellt sich wieder ein dipsomanischer Anfall ein, der bei Wiederversetzung ins Spital und Entziehung des Getränkes als zornige Tobsucht verläuft und am 16. vorüber ist; die Pat. nimmt wieder Bromkali und bleibt von Anfällen verschont." Tod an Phlebitis und Pyämie.

Auch andere Autoren schreiben der Menstruation eine gewisse Bedeutung als Ursache zu, so **Möli, Smith, Lentz, Morel, Legrain, Galangau;** in dem Falle, den **Macouzet** beschrieben hat, ist mit Eintritt der Menopause die Dipsomanie angeblich geheilt. **Hohnbaum** berichtet von einer Frau, welche für die Regel den Branntwein verabscheute, aber jedesmal während der Zeit der Menstruation, die schmerzhaft und beschwerlich war, 3 Tage lang viel Branntwein zu sich nahm; er schliesst daran die Meinung an, dass gewisse Krankheiten, welche mit Missbehagen und Mattigkeit einhergehen, zum Trinkexcess verleiten können.

Wollenberg hat 1891 einen Fall von „Menstrualpsychose" beschrieben, bei dem dipsomanische Anfälle aufgetreten waren. Obwohl eine Reihe von epileptoiden Zeichen vorhanden waren, so spricht sich **Wollenberg** doch gegen die Annahme der Epilepsie aus, weil das Bewusstsein während der Anfälle wenig oder gar nicht getrübt gewesen sei und nachher gute Erinnerung an die Erlebnisse der Psychose bestanden habe. Er fasst das Wesentliche des eingehend geschilderten Falles in folgenden Ausführungen zusammen:

„Nach der vorstehenden Krankengeschichte haben wir es mit einer 38jährigen Frau zu thun, bei der eine hereditäre Belastung insofern vorhanden ist, als die (übertrieben religiöse) Mutter sowie der Vater und ein Bruder derselben an Schlaganfall gestorben sind und die Grossmutter väterlicherseits getrunken hat".

„Pat. selbst ist früher nie ernstlich krank gewesen; man hat ihr aber erzählt, dass sie aus der Schule öfter nach Hause geschickt worden ist, weil sie von der Bank fiel. Ferner hat sie angeblich ziemlich lange an nächtlichem Bettnässen gelitten. — Diese Erscheinungen sind mit dem Eintreten der Menses (13. Lebensjahr) verschwunden.

„Sie hat sich dann mit Schneiderarbeiten, Hausieren etc. ernährt, war zeitweise auch Kellnerin und hat zweifellos in dieser Zeit schon getrunken.

„Vor ihrer Verheiratung, als sie 20 Jahre alt war, bekam sie infolge von Aerger Schreikrämpfe.

„Mit 24 Jahren heiratete sie. Die Ehe, welche kinderlos blieb, war zunächst glücklich. — Schon im zweiten Jahre fiel dem Manne aber an ihr zeitweise eine gewisse Unruhe und Unstätheit auf. Sie machte ihre Verrichtungen flüchtig und hastig und hatte keine rechte Ausdauer, während sie sonst sehr gründlich war und die Wirtschaft gut in Ordnung hielt. Diese Veränderung ihres Wesens machte sich besonders zur Zeit der Menses bemerkbar, welche spärlich, aber regelmässig waren. Patientin empfand diesen Zustand selbst als eine quälende innere Unruhe, welche sie von Hause forttrieb. In dieser Zeit machte sich nun eine sehr ausgesprochene Neigung zu geistigen Getränken, speziell Bier, geltend, welche ihr sonst seit der Verheiratung fremd geworden waren. Sie befriedigte diese Neigung ausser dem Hause, in Kneipen, wo sie das einkassierte Geld vertrank. Sie versetzte auch Sachen, um sich Geld zu verschaffen, und kam schliesslich ganz betrunken nach Hause. Wenn sie wieder zu sich kam, äusserte sie heftige Reue und gelobte Besserung.

„Neben diesen geschilderten Zuständen litt Patientin auch häufig an Kopfschmerz und Schwindel. Sie selbst erzählte, dass es ihr zuweilen anfallsweise schlecht wurde; sie hatte dann zunächst ein vom Magen aufsteigendes Gefühl von Uebelkeit, an das sich Erbrechen anschloss. Es wurde ihr schwarz vor den Augen und sie fiel auch zuweilen um.

„In der folgenden Zeit besserte sich der Zustand vorübergehend, um sich seit 1882 wieder zu verschlimmern. Zu Hause trank sie gar nichts, obwohl sie Gelegenheit dazu hatte; auch wenn sie mit ihrem Manne ausging, rührte sie ihr Glas nur eben an. Im Ganzen konnte sie sich besser beherrschen, wenn sie mit ihrem Manne zusammen war; sie war aber infolge seiner Beschäftigung sehr viel allein.

„Nach wie vor kam also in der Zeit, wo die Menstruation eintreten musste, gleichgültig, ob diese wirklich kam oder ausblieb, anfallsweise ein Gefühl der Unruhe und unbestimmten Angst über sie, sie verlor alle Macht über sich, ging aus dem Haus und trieb sich trinkend herum.

„Vor 4 Jahren (1886) fiel Patientin auf der Strasse schwer auf den Hinterkopf. Sie wurde bewusstlos nach einem Krankenhause gebracht, wo sie im Laufe von 6 Wochen wiederhergestellt wurde. Die Diagnose lautete auf Schädelbruch.

„Seit dieser Zeit, besonders aber seit 2 Jahren, hat sich der nervöse Zustand nun noch wesentlich verschlimmert. Irgend welche direkt auf das Trauma zu beziehenden Folge-Erscheinungen in der nervösen Sphäre haben sich zwar nicht gezeigt, die oben erwähnten periodisch auftretenden psychischen Veränderungen wurden aber häufiger und schwerer. In der kritischen Zeit ging sie, wie sie gerade ging und stand, im Hauskleide von Hause fort; sie liess das Fleisch auf dem Feuer und nahm sich im Weggehen vor, gleich nach Hause zu kommen. Dann trank sie ein Glas Bier, kam in's Gespräch, erzählte unwahre Geschichten, verlor Geld, liess Gegenstände liegen, blieb die Zeche schuldig. — Seit 2 Jahren machte sie auch noch andere Verkehrtheiten: sie fuhr meilenweit auf der Bahn fort und machte mehrere ganz ernsthafte Selbstmordversuche. Dann wurde sie in der Regel aufgegriffen und nach Hause gebracht. Auf die Vorwürfe ihres Mannes erwiderte sie, sie könne nichts dafür und wollte nicht wissen, wo sie gewesen sei, wofür sie das Geld ausgegeben habe etc.

„Diese Anfälle fielen also anscheinend ziemlich mit der Menstruation zusammen, welche seit 2 Jahren unregelmässig, alle 6—8 Wochen, auftrat. In der Zeit vorher erwartete sie selbst den Anfall mit Sicherheit. Sie liess sich, um dem verhängnisvollen Trieb nicht nachzugeben, in die Wohnung einschliessen. Dann legte sie sich ins Bett und kam manches Mal über die kritischen Tage fort. Zu anderen Zeiten erbrach sie aber die Thür und ging dann fort. Mehrfach liess sie sich auch von ihrer Mutter aus dem ersten Lokal, wo sie einkehrte, abrufen. Dann ging sie gutwillig mit nach Hause. — Wenn sie aber erst etwas mehr im Zuge war, dann halfen weder eigene noch fremde Vorstellungen mehr etwas. — In neuerer Zeit soll sie auch angefangen haben Schnaps zu trinken. — Zwischen den einzelnen abnormen Perioden lagen nun immer Intervalle von 2—6 Wochen, in denen sie sich tadellos benahm.

„In der Charité, in welcher Patientin vom 20. Januar 1891 bis 15. April 1891 beobachtet wurde, ergab die körperliche Untersuchung, abgesehen von leichten Sensibilitätsstörungen am Kopfe und einer dauernden beiderseitigen hochgradigen konzentrischen Gesichtsfeldeinengung keine wesentlichen Anomalien.“

Das geistige Verhalten in seiner Beziehung zu den Menstruationsterminen sucht Wollenberg an einer Tabelle anschaulich zu machen. Da die einzelnen Anfälle einander sehr ähnlich waren, so genügt es vielleicht, den Verlauf eines Anfalls zu schildern.

„Menses 2. bis 8. Februar 1891.

„11 Tage vorher erste Prodromalerscheinungen. (Häufiges Zusammenschrecken, gestörter Schlaf; Beklemmungen, Beängstigung, zeitweise Depression.)

„1 Tag vorher beginnende Erregung. Pulsfrequenz etwas vermehrt. Während der Menses leicht maniakalisch. — Aeusserlich gerötete Wangen, glänzende Augen, heiterer Ausdruck. Puls etwas beschleunigt. Psychisch: heiter. — Keine Lust zur Arbeit. Unternehmungslustig, dreist. Häufiges Verlangen nach Bier. — Zeitweise querulierend.

„Einmal nachts Uebelkeit und Schwindel.

„2 Tage vor Beendigung der Menses beginnende Beruhigung, Reizbarkeit, Gefühl innerer Unruhe, Stimmungswechsel. Am letzten Tage der Menses relativ normales Verhalten.

„Intervall 8. bis 28. Februar. Psychisch ruhig und normal, nur zuweilen in der Stimmung etwas wechselnd. — Häufig starkes Durstgefühl, aber kein Verlangen nach geistigen Getränken. Puls schwankt morgens zwischen 72 und 88, abends zwischen 80 und 96.“

Wollenberg selbst fasst, wie schon erwähnt, dieses Krankheitsbild nicht als epileptische Dipsomanie auf, meint sogar, die dipsomanischen Züge seien hier nur ein unwesentliches Nebensymptom einer wohlcharakterisierten Menstrualpsychose. Wir können ihm hierin nicht beistimmen, halten vielmehr echte epileptische Dipsomanie für vorliegend.

Interessant ist auch eine Mitteilung von Cullerre: Eine 35jährige, erblich belastete Frau erkrankte in der Pubertät an Dipsomanie; der erste Anfall trat während der Menstruation auf, ebenso alle folgenden. Plötzliches, ganz unvermitteltes Erscheinen einer mürrischen gereizten Stimmung mit gewatthätigen Ausbrüchen ging voraus. Mit Eintritt der menstruellen Blutung heilt der Anfall. Heirat mit 18 Jahren. Während der Schwangerschaften keine Anfälle, die bald nach der Niederkunft wiederkehrten.

Auch die Schwangerschaft soll nach der Ansicht mancher — namentlich französischer — Autoren die Dipsomanie auslösen können und es wurde von Magnan auf die Aehnlichkeit der Krankheit mit den verkehrten Geschmacksrichtungen der Schwangeren und Hysterischen hingewiesen. Noch häufiger soll die Menopause den Ausbruch der periodischen Trunksucht bewirken können. Esquirol und nach ihm manche andere haben hierfür Beispiele angeführt. Wenn man sich die in der Literatur niedergelegten Mitteilungen über den Einfluss der weiblichen Geschlechtsvorgänge auf die Entstehung des Leidens etwas genauer ansieht, so erkennt man leicht, dass Vieles zu Unrecht Dipsomanie genannt worden ist. Wenn Frauen zur Beseitigung heftiger Menstruationsbeschwerden oder peinlicher klimakterieller Störungen den Alkohol als schmerzstillendes Mittel wählen, so hat das mit der Dipsomanie nichts zu thun; ebensowenig, wenn Schwangere neben anderen Gelüsten auch Verlangen nach Alkohol empfinden. In den wenigen Fällen aber, in denen es sich um wirkliche menstruelle oder klimakterielle Dipsomanie handelt, dürfen wir wohl annehmen, dass hier die Geschlechtsvorgänge dieselbe auslösende Rolle spielen wie bei anderen Aeusserungsformen der Epilepsie. Giebt es ja doch viele epileptische Frauen und Mädchen, bei denen Menstruation oder Klimakterium mit den Zeiten der Anfälle zusammenfallen. Wir halten daher mit Magnan die Aufstellung einer menstruellen oder klimakteriellen Dipsomanie für überflüssig.

Fassen wir also das Wesentliche, was uns die bisherigen ätiologischen Betrachtungen gelehrt haben, zusammen, so können wir etwa sagen: Die wahre Ursache der Dipsomanie ist noch nicht bekannt. Dipsomanen stammen meist aus psychopathischen Familien, sehr häufig von trunksüchtigen Eltern. Erbliche Belastung spielt gerade bei dieser Form der Epilepsie eine besonders grosse Rolle. Aber auch alle anderen Ursachen der Epilepsie sehen wir bei der Dipsomanie bedeutungsvoll. Es scheint, als ob sich die psychischen Störungen der durch Alkohol ausgelösten und verschlimmerten Epilepsie mit besonderer Vorliebe in der Form dipsomanischer Anfälle äussern. Vereinzelte Beobachtungen lassen es als möglich erscheinen, dass auch die symptomatische Epilepsie, welche wir z. B. bei organischen Gehirnleiden auftreten sehen, gelegentlich einmal als psychisches Aequivalent in Gestalt des dipsomanischen Anfalls auftreten kann. Bei Frauen spielen die Geschlechtsvorgänge eine gewisse Rolle für die Auslösungen der einzelnen Anfälle; doch liegt zur Aufstellung besonderer Formen keine Veranlassung vor.

Die Pathogenese des epileptischen Anfalls ist trotz der grossen Bemühungen vieler Forscher noch völlig unaufgeklärt. Die mannigfachen Hypothesen, vermittelst deren man versucht hat, die epileptische Veränderung und die periodischen Entladungen dem Verständnis näher zu bringen, sind noch sämmtlich wenig befriedigend. Der grosse Formenreichtum, welchen die Epilepsie in ihrer klinischen Erscheinung zeigt, setzt jeder Erklärung nach dem üblichen Schema von Erregung und Hemmung grosse Schwierigkeiten entgegen. So fehlt uns auch noch jedes tiefere Verständnis für das Wesen der Dipsomanie. Wir wissen nur so viel, dass nicht der Trinkexcess, sondern die ihm vorangehende Verstimmung den Kern der Störung bildet. Die periodische Verstimmung selbst ist nach Ursache und Wesen völlig unbekannt.

Eine pathologische Anatomie der Dipsomanie giebt es nicht. Wenn der Dipsomane, wie dies ja meistens sein Loos ist, mit Häufung der Anfälle allmählich dem chronischen Alkoholismus verfällt, so erleidet er die diesen charakterisierenden Organveränderungen; man wird daher bei Verwertung etwaiger Obduktionsbefunde besondere Vorsicht walten lassen müssen.

Verlauf und Prognose.

Die Dauer der einzelnen Anfälle ist verschieden; sie schwankt zwischen wenigen Stunden und mehreren Wochen; sie nimmt in der Regel zu, wenn die Trinkausschweifungen sehr stark sind; bei Alkoholenthaltsamkeit ist sie am geringsten. Die Anfälle kehren bei manchen Kranken nur selten wieder, alle paar Jahre, oder jedes Jahr einmal; bei anderen kommt es jedes Vierteljahr, ja selbst jeden Monat zu einem Anfall. Strenge Periodicität ist bisweilen vorhanden; meistens jedoch sind die Zwischenzeiten verschieden lang. In der Regel ist der Verlauf derart, dass die Anfälle allmählich häufiger und schwerer werden. Freiwillige oder erzwungene Abstinenz vermag diese Entwicklung zu verhindern. Je schwerer die Krankheit auftritt, um so rascher kommt es zu körperlichem und geistigem Siechtum; hochgradige Verblödung kann das Ende des Leidens bilden. Manche Kranke enden durch Selbstmord; in wenigen Fällen erfolgte der Tod im schweren Alkoholexcess. Hat die Dipsomanie chronischen Alkoholismus im Gefolge, so wirkt dieser lebensverkürzend.

Die Prognose der Dipsomanie muss wohl als ungünstiger bezeichnet werden, wie die der gewöhnlichen Epilepsie, weil das Leiden häufig, man kann wohl sagen meist, zum Alkoholismus führt. Auch birgt der Anfall selbst eine Reihe von Gefahren. Die Angst führt manchmal zum Suicidium, die unsinnigen Trinkexcesse richten den Körper zu Grunde, vernichten nicht selten Ehre und guten Namen des Kranken, lassen ihn seiner Stellung verlustig gehen. Hat die Dipsomanie bei allmählicher Häufung der Anfälle Alkoholismus herbeigeführt, so gefährden Delirium tremens, schwere Dämmerzustände mit sinnlosen Handlungen das Leben des Dipsomanen; auch pflegt sich dann ein deutlicher intellektueller und moralischer Schwachsinn auszubilden. In solchen Fällen kann dauernde Anstaltsbehandlung notwendig werden. Sie ist oft die letzte Rettung für den Kranken, der sonst leicht ein trauriges Ende nimmt. Das Elend, das Dipsomanen über sich und ihre Familie zu bringen pflegen, ist schon oft, am packendsten wohl von Magnan geschildert worden. Dazu kommt, dass der Dipsomane meist nur als ein willensschwacher unmoralischer Säufer betrachtet wird und deshalb häufig die Verachtung seiner Umgebung zu ertragen hat. Kein Wunder, wenn er in dem Gefühl, sich selbst und Anderen eine

Qual zu sein, im Selbstmord die beste Lösung seiner Lebensfrage erblickt.

In den Fällen, in denen es dank besonders günstiger Umstände gelingt, den Kranken dauernd abstinent zu halten, kann das Leiden seine verhängnisvolle Bedeutung verlieren und ein thätiges und nützliches Leben ermöglichen. Ob es bei Enthaltsamkeit völlig und dauernd heilen kann, wie Smith sagt, erscheint uns noch fraglich; aber welch erhebliche Besserung eintreten kann, das lehrt in unzweideutiger Weise ein Patient C. unserer Beobachtung, der, früher schwerer Dipsomane, bei völliger Abstinenz nur noch in grossen Zwischenräumen von leichten Verstimmungen heimgesucht wird, sich im Uebrigen wohl befindet und seinem Berufe nachgeht. Jedenfalls lässt sich bestimmt sagen, dass bei der Dipsomanie wie vielleicht bei keiner andern Krankheit die Prognose des Leidens davon abhängt, ob der Patient zur Alkoholabstinenz gebracht werden kann. Ist schon für den gewöhnlichen Epileptiker der Alkohol eine grosse Gefahr, so ist er für den Dipsomanen der tödliche Feind.

Daraus geht hervor, dass das Mass von Einsicht und Willenskraft des Kranken, welches beim Eingreifen der Behandlung vorhanden ist, für den Verlauf des Leidens von grösster Bedeutung ist. Ist die Veranlagung zur Epilepsie oder zur Trunksucht eine starke, haben Verstand und Wille durch chronischen Alkoholismus bereits Not gelitten, so trübt sich die Prognose. Wichtig sind auch die äusseren Verhältnisse. Eine verständige Ehefrau, rücksichtsvolle Angehörige können viel Unglück verhüten. Die Art des Berufes ist nicht gleichgültig; wer Gastwirt oder Weinhändler, Kellner oder Brauer ist, thut schwer, sich vom Alkoholgenuss ganz fern zu halten. Ein Berufswechsel kann hier zweckmässig sein. Einer unserer Kranken, der Apotheker war, ist aus solchen Erwägungen zur Mineralwasser-Fabrikation übergegangen. Die soziale Stellung des Dipsomanen ist von grosser Bedeutung, da in ihr viele Ursachen des Trinkens gelegen sein können. Je grösser die Verführung zum Alkoholgenuss, desto leichter der Rückfall. Der übergrosse Einfluss, welchen heute die Trinksitten auf die Gestaltung des geselligen Lebens ausüben, erschwert die Abstimmung für den, der ihrer dringend bedarf. Je früher Neuropathen und namentlich Epileptiker ihr zugeführt werden, desto sicherer werden sie vor der Gefahr bewahrt, durch den Alkohol zu Grunde gerichtet zu werden. Tritt die Epilepsie schon in jungen Jahren in Form periodischer

Verstimmungen auf, so wird viel darauf ankommen, dass der Kranke die trügerische Augenblickswirkung des Alkohols nicht kennen lernt. Wir glauben nicht, dass Epileptiker, die von Kindheit an alkoholabstinent gelebt haben, Dipsomanen werden können.

Behandlung.

Man hat zu verschiedenen Zeiten die Dipsomanie mit verschiedenen Mitteln bekämpft. Die Mode hat auch auf diesem Gebiet der Therapie ihre Macht bewiesen. Es dürfte sich kaum verlohnen, alle die Arzneimittel namhaft zu machen, mit denen man die Kranken behandelt hat. Bald war es die Schwefelsäure oder die Ipecacuanha, bald das Strychnin oder andere Amara; Arsenik wurde empfohlen, Narcotica von Manchen reichlich gegeben (Chloral, Opium, Morphium). Prätorius und Magnan haben von Brom gute Wirkung gesehen. Bei der epileptischen Grundlage des Leidens erscheint dieses Mittel a priori als das geeignetste; es mag in manchen Fällen auch wohl Nutzen bringen; oft wird es aber auch, gerade so wie bei den anderen Formen psychischer Epilepsie, im Stiche lassen. Eine wirklich wertvolle Hülfe dürfte von Arzneimitteln überhaupt nicht zu erwarten sein. Das Gleiche gilt wohl von der Hypnose, von heissen und kalten Bädern, die auch schon gerühmt wurden; sie mögen manchmal von Nutzen sein, doch ist kein Verlass darauf.

Vernünftige Lebensweise ist das erste Erfordernis. Völlige und dauernde Alkoholenthaltsamkeit ist unbedingt notwendig; sonst geht der Dipsomane früher oder später zu Grunde.

Wie ist die Abstinenz des Kranken zu erreichen? Er muss, solange er ausserhalb des Anfalls steht, kraft eigenen Willens und eigener Einsicht enthaltsam sein. Gelingt dies, dann wird das Leiden nicht progressiv. auch wenn er im Anfall selbst in Trinkexcesse gerät. Allein besser ist, wenn der Dipsomane lange Zeit hindurch gar nicht die Möglichkeit hat, Spirituosen zu sich zu nehmen. Darum ist schon seit langer Zeit die Wichtigkeit der Anstaltsbehandlung betont worden (Skae). Der Kranke soll eine Reihe von Monaten, am besten etwa ein Jahr lang, in einer Anstalt verpflegt werden, in der er niemals Alcoholica bekommt und aus der er nicht entweichen kann, wenn er in einer epileptischen Verstimmung fortdrängt. Allein, obwohl der Dipsomane ein für sich und andere recht gefährlicher Patient ist, so ist es doch nach Lage der heutigen Rechtsverhältnisse meist nicht möglich, ihn in wirksame Behandlung zu nehmen. Periodisch Trunksüchtige sind in den freien Zwischenzeiten zwar in der Regel nicht ganz gesund, aber auch nicht so krank, dass ihre zwangsweise Internierung heute gesetzlich zulässig wäre. Solange der Dipsomane nicht entmündigt ist, kann er, wenn der Anfall selbst sein Ende gefunden hat, nicht gegen seinen Willen in der Anstalt festgehalten werden. Also gerade im Beginn der Krankheit, wenn diese noch leicht und die Heilungsaussichten noch gut sind, stehen wir dem Leiden ziemlich ohnmächtig gegenüber. Hat dieses erst einmal einen solchen Grad erreicht, dass die Entmündigung notwendig geworden ist, dann ist es oft schon zu spät, weil mit Eintritt des geistigen Verfalls die Aussicht auf Wiederherstellung geschwunden ist.

Wir Aerzte haben also darauf zu dringen, dass der Dipsomane möglichst früh und möglichst lange in Anstaltsbehandlung komme. Wir haben zu versuchen, dies bei der heutigen Rechtslage dadurch zu erreichen, dass wir die Kranken zum freiwilligen Verbleib in der Anstalt überreden; wenn thunlich, haben wir frühzeitige Entmündigung der Patienten anzuraten, damit die Dauer der Internierung nicht von ihrem freien Willen, sondern von der besseren Einsicht des Vormundes abhängig sei. Wir haben ferner — und das wird das Wichtigste sein — bei gegebener Gelegenheit immer und immer wieder die Forderung eines Trunksuchtsgesetzes vorzubringen, das es ermöglicht, auch nicht entmündigte Dipsomanen so lange zwangsweise vom Alkohol fernzuhalten, bis das Leiden sich gebessert hat und der Kranke auch in der epileptischen Verstimmung den Trieb zum Alkohol zu unterdrücken vermag.

Solange der Verbleib in der Anstalt vom freien Willen des Kranken abhängt, ist es doppelt wichtig, dass ihm diese selbst als eine Stätte erscheine, wo er sich wohl fühlen kann. Trinkerheilstätten sind deshalb für Dipsomanen wohl meist geeigneter als Irrenanstalten. Arbeit in Haus und Feld, zusammen mit Anderen, die ein gleiches Ziel vor Augen haben, kürzt die Zeit und erleichtert den Verzicht auf die frühere Ungebundenheit. Skae hat schon 1858 die Errichtung ländlicher Heilstätten für Dipsomanen empfohlen. Die moderne Antialkoholbewegung ist der weiteren Entwicklung dieser Heilstättenfrage günstig. Der Vorschlag Kahlbaum's, die Dipsomanen aller Länder auf einer „Temperanzinsel" im Ocean zu vereinen, ist mehr historisch interessant als praktisch bedeutungsvoll.

Die Wirkungslosigkeit des sogenannten „Wirtshausverbots" ist wohl ausser Zweifel.

Die Dauer der Anstaltsbehandlung hängt von der Schwere des Leidens ab. Jedenfalls ist es zweckmässig, dass der Kranke die Erfahrung mache, dass seine Verstimmungen bei völliger Abstinenz rascher und milder verlaufen, als nach Alkoholgenuss; er muss sich selbst davon überzeugen, dass ihm das Trinken von Spirituosen nur schadet, dass Angst und Unruhe nicht schlimmer werden, wenn er dem Trinktrieb nicht nachgeben kann. Deshalb wird auch in den leichtesten Fällen ein mehrmonatlicher Aufenthalt in der Heilstätte ratsam sein.

Ist es gelungen, auf diese Weise den Dipsomanen alkoholabstinent zu machen, so kommt viel darauf an, dass er vor Rückfällen bewahrt bleibe. Eine friedliche Häuslichkeit, regelmässige Arbeit in einem Beruf, der keine Veranlassung zum Trinken gibt, Anschluss an Gleichgesinnte, Eintritt in einen Abstinenzverein, das sind ja wohl die wichtigsten Faktoren, von denen die Dauer der Besserung abhängt. Die Kranken sollen für ihr Leiden ein gutes Verständnis bekommen, das Pathologische der dem Trinktrieb vorangehenden Verstimmung richtig erkennen. Dann werden sie lernen, sich beim ersten Beginn einer solchen Verstimmung vorzusehen.

Behandlung des Anfalls selbst: In leichten Fällen gelingt es den Kranken selbst aus eigener Kraft, dem Alkohol fern zu bleiben; verständige Angehörige können hier mithelfen. Der Dipsomane muss während seiner Verstimmung als schonungsbedürftiger Kranker rücksichtsvoll behandelt werden, zumal seine gesteigerte Reizbarkeit schon bei geringem Anlass zu Erregungszuständen führt, mit denen der Drang nach Alkohol wächst. Bettruhe ist ratsam. Die Angst und Unruhe, sowie manche körperliche Missempfindungen können durch Bäder, Brom, Sulfonal, Trional, Opium gemildert werden. Vor Morphium und Chloral ist zu warnen. Einer unserer Dipsomanen verschlief mehrere Anfälle mit Hülfe von Sulfonal.

Schwerere Anfälle lassen sich mit diesen Mitteln in der Regel nicht coupieren. Ein dunkles Krankheitsgefühl treibt dann manche Kranke in die Anstalt, die ihnen Schutz gewährt. „Ich hab's gemerkt, es geht nicht mehr", sagte einer unserer Patienten, der freiwillig zur Klinik kam. Die Versuche mancher Dipsomanen, sich durch allerlei prophylaktische Massnahmen vor dem Unterliegen bei dem periodisch wiederkehrenden Drange zu schützen, sind mehr psychologisch interessant als praktisch wirksam. So z. B. verekeln sich Manche vorher ihre Getränke mit stinkenden Substanzen, selbst mit Exkrementen (Trélat), geben ihre Schlüssel ab, lassen sich einschliessen. Einer unserer Kranken zeichnete in der Klinik einen Plan, nach dem er seine Wohnung so umändern wollte, dass er im Fall eines Recidives gar keine Möglichkeit habe, sein Haus zu verlassen. Allein alle diese gutgemeinten, von Ekel und Reue diktierten Versuche der Selbsthülfe pflegen wirkungslos zu sein, wenn der Anfall eine gewisse Höhe erreicht hat. Dann ist eine möglichst rasche Verbringung in ein Krankenhaus die beste und meist allein wirksame Behandlung. Das Erste ist dort die völlige Entziehung des Alkohols. Geschieht sie, ehe es zu sehr heftigen Excessen gekommen ist, dann pflegt der Anfall ziemlich rasch vorüberzugehen. In der Regel kommen jedoch Dipsomanen erst nach schweren Trinkausschweifungen zur Aufnahme. Dann wird eine lange, oft nicht leichte Nachbehandlung der Folgen dieser Excesse notwendig.

Die Therapie dieser Folgezustände (akuter und chronischer Alkoholismus, Delirien, epileptische Dämmerzustände etc.) soll hier nicht erörtert werden.

Wenn sich Smith's Ansicht, dass es sich bei der Dipsomanie um eine periodische Herzerweiterung handle, als zutreffend erweisen sollte, so würden sich natürlich hieraus gewisse therapeutische Aufgaben ableiten lassen, wie denn auch Smith heute schon eine entsprechende Behandlung (Kräftigung des Herzens bei völliger Alkoholabstinenz) bei seinen Kranken einschlägt.

Forenses.

Die gerichtsärztliche Bedeutung der Dipsomanie ist
schon oft Gegenstand besonderer Abhandlungen gewesen. Die
Literatur enthält eine Anzahl ärztlicher Gutachten über Dipsomanen,
welche mit dem Strafgesetz in Konflikt gekommen sind, und auch
die Lehrbücher der gerichtlichen Psychiatrie enthalten mehr oder
weniger ausführliche Erörterungen über die forense Beurteilung
solcher Kranken. In der That giebt es ja vielleicht kaum eine
Geistesstörung, welche die von ihr Betroffenen so leicht und so
häufig zu Handlungen hinreisst, welche strafrechtliche oder auch
üble civilrechtliche Konsequenzen haben. Auch unsere Kranken
sind grossenteils kriminell geworden; einige mussten wegen der
ungünstigen Folgen, welche ihr Leiden für ihre bürgerliche Stellung,
vor Allem für ihre Vermögenslage hatte, entmündigt werden. Nachdem man in ärztlichen Kreisen darüber einig geworden ist, in der
Dipsomanie eine Geisteskrankheit, kein selbstverschuldetes Laster
zu sehen, liegt die Sache meist einfach. Der Arzt wird selten im
Zweifel sein, wie er im einzelnen Falle zu urteilen hat, wenn ihm
eine genaue Krankengeschichte zu Gebote steht; aber er wird oft
Schwierigkeiten haben, den Richter vom Bestehen einer geistigen
Störung zu überzeugen, namentlich dann, wenn der Dipsomanie
jahrelanger Alkoholismus vorangegangen war. Der von Foville
geschilderte Fall zeigt dies sehr anschaulich. Ein von Jugend auf
an Epilepsie leidender Dipsomane, bei dem epileptische Krämpfe
mit heftigen dipsomanischen Anfällen abwechselten, hatte seine
Frau in tobsüchtiger Erregung verletzt. Er wurde zu einer langen
Gefängnisstrafe verurteilt, erschlug im Gefängnis einen Anderen
und wurde erst später in eine Irrenanstalt übergeführt, nachdem

er auch in der Haft Krämpfe und fortschreitende Demenz gezeigt hatte.

Bei guter Kenntnis der epileptischen Geistesstörungen und des klinischen Bildes der Dipsomanie wird die Dauer des jeweiligen Anfalls fast immer abzugrenzen sein, sobald eine zuverlässige Anamnese zu erhalten ist. Damit ist aber auch der Zeitraum gegeben, in welchem der Angeschuldigte geisteskrank war und für den er auf den Schutz des § 51 des Str.G.B. Anspruch hat. Ob das Leiden sich auf dem Boden des jahrelangen schweren Alkoholismus aufbaut oder ohne frühere Unmässigkeit als einfaches Symptom der konstitutionellen Epilepsie auftritt, ist gerichtsärztlich belanglos, so wichtig es ist, wenn es gilt, eine Prognose zu stellen oder bestimmte Vorschläge einer künftigen Behandlung zu machen.

Die Strafthaten, deren sich Dipsomanen während ihrer Anfälle vorzugsweise schuldig machen, sind dieselben, welche wir überhaupt bei Epileptikern sehen: Mord, Totschlag, Körperverletzung, Bedrohung, Beleidigung, Diebstahl, Zechprellerei, Sachbeschädigung, Sittlichkeitsverbrechen. Es verdient vielleicht besonders hervorgehoben zu werden, dass Dipsomanen bei Befriedigung ihres unwiderstehlichen Trinktriebes häufig zu Diebstahl und Unterschlagung, Raub und Erpressung geführt werden; wir verweisen hier z. B. auf die interessanten Fälle von Cramer. Je mehr jene Verbrechen in einem rätselhaften Widerspruch mit der sonstigen Lebensführung der Kranken stehen, desto leichter gelingt es, bei ihnen in foro die krankhafte Grundlage nachzuweisen, während es weit schwerer ist, Sittlichkeitsdelikte, deren häufiges Vorkommen man nachgerade gewohnt ist, in allen Gesellschaftsschichten zu beobachten, als Folgen vorübergehender geistiger Erkrankung glaubhaft zu machen.

Die Frage, ob ein Dipsomane auf Grund des § 6 Abs. 1 oder 3 des B.G.B. zu entmündigen ist, kann nur von Fall zu Fall beantwortet werden. Ist der Kranke allmählich in Trunksucht verfallen oder kehren die Anfälle sehr häufig wieder, so wird die Entmündigung meist dringend ratsam sein; es pflegt dann auch nicht schwierig zu sein, den Nachweis zu erbringen, dass der Patient seine Angelegenheiten nicht zu besorgen vermag oder sich oder seine Familie der Gefahr des Notstandes aussetzt oder endlich die Sicherheit Anderer gefährdet. In leichteren Fällen, namentlich dann, wenn sich die Kranken zwischen den nur seltenen Anfällen des Alkohols enthalten, kann von der Entmündigung Abstand genommen werden, falls nicht besonders schwierige civilrechtliche Verhältnisse vorliegen.

Besteht neben der Dipsomanie ein höherer Grad geistiger Schwäche — sei es infolge besonderer Schwere des epileptischen Grundleidens, sei es, dass sich ein alkoholistischer Blödsinn ausgebildet hat — so erscheint die Entmündigung nach § 6 Abs. 1 des B.G.B. geboten.

Während der Anfälle ist der Dipsomane geschäftsunfähig, auch wenn er nicht entmündigt ist (§ 105 Abs. 2 des B.G.B.). Die Bedeutung, welche diese Rechtslage manchmal gewinnen kann, ist in einem unserer Fälle (Vertrag eines Kranken mit einem Löwenbändiger während eines längerdauernden Dämmerzustandes) anschaulich geworden.

Zur Klage auf Ehescheidung kann die Dipsomanie an sich wohl nur in den seltensten Fällen berechtigen, weil die Bedingungen des § 1569 des B.G.B. nur ausnahmsweise erfüllt sein dürften. Anders liegt die Sache natürlich, wenn das epileptische Grundleiden oder der sekundäre Alkoholismus zu unheilbarer hochgradiger Verblödung und zu dauernder Anstaltspflegebedürftigkeit geführt haben. Solche Fälle scheinen jedoch sehr selten zu sein.

Litteraturverzeichnis.

1. A m e l u n g, Zur Lehre von der Zurechnungsfähigkeit Trunksüchtiger. Zeitschr. f. Staatsarzneikunde, XVII, Ergänzungsheft.

2. A r d i n - D e l t e i l, L'épilepsie psychique, ses rapports dans l'aliénation mentale et la criminitalité. Paris 1898. (Wertvolle Monographie.)

3. A s c h a f f e n b u r g, Ueber gewisse Formen der Epilepsie. XX. Wanderversammlung der Südwestdeutschen Neurologen und Irrenärzte. Bericht im Archiv für Psychiatrie, XXVII, 3. (Wichtig; Beschreibung der periodischen Verstimmungen.)

4. B a e r, Der Alkoholismus, 1878.

5. B a l l, De la dipsomanie. L'encéphale 1882, Nr. 3. Rel.: Neurol. Centralblatt 1882, Nr. 23. (Original nicht zugänglich.)

6. v. B e c h t e r e w, Epileptische und epileptoide Anfälle in Form von Angstzuständen. Neurol. Centralblatt 1899, Nr. 24.

7. B e z z o l a, Alkohol und Vererbung. Chur 1900. (Populärer Vortrag.)

8. B i n s w a n g e r, Artikel Epilepsie in Eulenburg's Realencyklopädie, 3. Aufl., Bd. VII.

9. B i n s w a n g e r, Die Epilepsie. Wien 1899. (Monographie.)

10. L e Blois, Considération sur les rapports de l'épilepsie avec la Manie. Thèse de Paris 1862. (Nicht zugänglich.)

11. B o m d o r f, Alcoholophilia periodica. Hygiea, XX, 1860. (Nicht zugänglich.)

12. B o n h ö f f e r, Klinische und anatomische Beiträge zur Kenntnis der Alkoholdelirien. Monatsschr. f. Psych. u. Neurol. 1897, März.

13. B r a m w e l l, J. M., Dipsomania and its treatment by suggestion. Ut. J. of Inebr. 1900, XXII, 280—295. (Kurze Abhandlung.)

14. B r a t z, Veröffentlichungen über Epilepsie und Epileptikerfürsorge. Sammelbericht. Monatsschrift f. Psych. u. Neur., IX, 1901.

15. B r e g m a n n, E., Ueber den „Automatisme ambulatoire". Neurolog. Centralblatt 1899, S. 776 ff.

16. B r i e r r e de P o i s m o n t, Quelques considérations sur la folie de l'ivresse. Annales méd. psych. 1844. (Schilderung der Dipsomanie.)

17. B r i e r r e de P o i s m o n t, Du suicide et de la folie suicide. Paris 1856. (Monographie.)

18. v. B r ü h l - C r a m e r, Ueber die Trunksucht und eine rationelle Heilmethode derselben. Berlin 1819. (Wertvolle Monographie.)

19. B u c e l l i, Parossismi alcoholici et epileptici. Il policlinico 1898, p. 345. (Schilderung der Bedeutung des Alkoholismus für die Entstehung der Epilepsie. Besprechung des dipsomanischen Anfalls.)

20. Carpenter, On the use and abuse of alcoholic Liquors. London 1855. (Erwähnung der Dipsomanie.)

21. Christian, J., Epilepsie, folie épileptique. Bruxelles 1890. (Monographie.)

22. Christian, J., Cas rare de dipsomanie. Inhalation d'éther. Annales de psych. et d'hypnologie 1892, Nr. 10. (Kasuistische Mitteilung.)

23. Christison, On some of the Medico-legal Relations of Intemperance. Edinburgh 1861.

24. Clarus, Beiträge zur Erkenntnis und Beurteilung zweifelhafter Seelenzustände, 1828. (Schilderung eines Dipsomanen.)

25. Clouston, Clinical lectures on mental Diseases, II, ed. 1887. (Enthält Bemerkungen über das gleichzeitige Vorkommen von Dipsomanie und Epilepsie.)

26. Cohn, De dipsomaniae periodicae singulari casu. Berol. 1838. (Kasuistische Mitteilung.)

27. Colla, Neuere klinische Erfahrungen über die Alkoholfrage. Internat. Monatsschrift zur Bekämpfung der Trinksitten. 1900. (Referat.)

28. Cook, The relations of inebriety to insanity. Am. journ. of Insanity 1862, April.

29. Cramer, Gerichtliche Psychiatrie. Jena 1897.

30. Crothers, Sexual crimes by inebriates. Med. and Surg. Reporter 1895, Nr. 25. (Casuistische Mitteilung.)

31. Crothers, Acute impulsive inebriety. The med. Record 1884, 13. Sept.

32. Crothers, Headache in inebriety. Philad. Reporter 1889, 23. March, p. 357.

33. Crothers, Some new clinical studies of inebriety. Brit. med. Journ. 1897, 15. September.

34. Crothers, The medical record 1883, 27. Oct. (Schilderung eines Dipsomanen mit verbrecherischen Trieben.)

35. Cullerre, Les frontières de la folie. Paris 1888.

36. Cuming, On delirium tremens. Dublin quarterly journal of medical science 1870, Nr. 98. (Beschreibung der Dipsomanie als einer Vorläuferin des Delirium tremens.)

37. Dagonet, De l'alcool au point de vue d'aliénation mentale. Annales médico-psychol. 1873.

38. Dagonet, Traité des maladies mentales, 1862 und 1874.

39. Dauby, Affaire Haequin. Homicide volontaire. Dipsomanie. Ordonnance de non lieu. Ann. médico-psychol. 1875, p. 53. (Gerichtsärztliches Gutachten.)

40. Deboudt, Excès alcooliques, manie périodique etc. Annales méd.-psych. 1873, T. II. (Schilderung akuter Alkoholpsychosen.)

41. Delasiauve, Traité de l'épilepsie. Paris 1854. Deutsch Weimar 1855. (Monographie.)

42. Delbrück, Gerichtliche Psychopathologie. Leipzig 1897. (Monographie.)

43. Denommé, Des impulsions morbides à la déambulation au point de vue médico-légal. Thèse de Lyon 1894. (Schilderung des epileptischen Wandertriebs.)

44. Dethlefsen, Den alkoholiske Eklampsi. In.-Diss. Kopenhagen 1885. (Nicht zugänglich.)

45. Deventer, Ueber Dipsomanie. Psychiatr. Bladen III, 3, p. 86. Ref. Allg. Zeitschr. f. Psych., Bd. XLIV. (Im Original nicht zugänglich; kasuistische Mitteilung.)

46. Dictionnaire des scienses médicales XXVI. Artikel von Percy und Laurent. (Beschreibung der konvulsivischen Trunkenheit.)

47. Dictionnaire de méd. et de chirurg. pratique (Jaccoud), XI, Paris 1860. Artikel Dipsomanie von Foville. (Wichtig.)

48. Dictionnaire encyclopaedique des sciences médicales:
  Artikel Dipsomanie von Ritti. 1884. (Wichtig.)
   „   Folie von Cotard.
   „   Delirium tremens von Ball und Chambard.
   „   Monomanie von Linas.

49. Donath, Der epileptische Wandertrieb. Archiv f. Psych., XXXII, S. 335 ff.

50. Dorien, Vierteljahrschr. f. gerichtl. Medizin. (Kasuistische Mitteilung.)

51. Doutrebente, Manie rémittente, double forme, épilepsie larvée. Ann. méd. psychol. 1886, II, p. 177. (Sehr bemerkenswerte Ausführungen über larvierte Epilepsie.)

52. Drouet, De l'épilepsie alcoolique. Ann. médico-psychol. 1875.

53. Ebel, De spirituosorum imprimis immodice haustorum effectu. In.-Diss. Berlin 1826. (Nicht zugänglich.)

54. Echeverria, On Epilepsy: anatomo-pathological and clinical notes. New York 1870.

55. Echeverria, Alcohol-epilepsy. Journal of mental science, Vol. XXVI, 1881.

56. Epstein, Ueber das menstruelle Irresein. Pester mediz.-chirurg. Presse 1897, p. 744 ff.

57. Erdmann, Beiträge zur Kenntnis des Innern von Russland. Riga 1823. (Schilderung der „Saufsucht" bei russischen Arbeitern.)

58. Esquirol, Traité des maladies mentales, Paris 1838, Bd. II, S. 72: Monomanie d'ivresse.

59. Falret, Leçons cliniques de médecine mentale, 1854. (Lehrbuch.)

60. Falret, De l'état mental des épileptiques, 1861. (Monographie.)

61. Féré, La famille nevropathique. Arch. de Neurol. 1884.

62. Féré, Les émotions.

63. Féré, Les épilepsies et les épileptiques. Paris 1890. (Monographie.)

64. Fischer, Zur Lehre vom epileptischen Irresein. Archiv f. Psych. XV.

65. Fletcher, Dipsomanie. British medical Journal 1864, S. 35. (Wichtig.)

66. de Fleury, Quelques phénomènes d'excitation et de depression mentale chez les épileptiques. Société de Neurol., 11. Januar 1900. Le Progrès méd., 10. März 1900.

67. Forbes-Winslow, Oinomania or the Mental Pathology of Intemperance. Journal of psychological medicine 1855, 2. Februar, VIII, p. 483. (Wiedergabe der Anschauungen von Salvatori.)

68. Foville, Du delirium tremens, de la dipsomanie et de l'alcoolisme. Archives générales de médecine 1867, Oct. (Wesentlich historische Ausführungen.)

69. Friedreich, Allgemeine Diagnostik der psychischen Krankheiten. Würzburg 1832, S. 331 ff. (Schilderung der Dipsomanie.)

70. Friedreich, Systematisches Handbuch der gerichtlichen Psychologie, Leipzig 1835, S. 726—793.

71. Fuchs, Ein Fall von periodischer Trunksucht. Zeitschr. f. Staatsarzneikunde 1837, XVII, 3. (Kasuistische Mitteilung.)

72. Fürstner, Zur epileptischen Geistesstörung. Archiv f. Psych. XIII.

73. Galangau, Considérations sur quelques cas de dipsomanie avec alcoolisme consécutif. Paris 1880. (Monographie mit 8 Fällen.)

74. Galle, Ueber die Beziehungen des Alkoholismus zur Epilepsie. Berlin 1881. (Monographie.)

75. Garnier, De la déscendance des alcooliques. Paris 1887. (Monographie.)

76. Gauster, Dipsomanie mit Verfall in moralisches Irresein bei erblicher Belastung. Maschka's Handbuch der gerichtl. Medizin IV, 450. (Kasuistische Mitteilung.)

77. Gnauck, Ueber die Entwicklung der Geisteskrankheiten aus Epilepsie. Archiv f. Psych. XII.

78. Gowers, Handbuch der Nervenkrankheiten 1892.

79. Gräter, Ein Fall von epileptischer Amnesie, durch hypnotische Hypermnesie beseitigt. Zeitschr. f. Hypnotismus, 1898, Bd. VIII, H. 3. (Kasuistische Mitteilung.)

80. Griesinger, Pathologie und Therapie der psychischen Krankheiten. Stuttgart 1845 und 1861.

81. Griesinger, Ueber einige epileptoide Zustände. Archiv f. Psychiatrie I. (Wichtig.)

82. Grohmann, Technisches und Psychologisches in der Beschäftigung von Nervenkranken. Stuttgart 1899. (Enthält u. A. auch einen Fall von Dipsomanie.)

83. Gross, Ueber das Verhalten einfacher psychischer Reaktionen in epileptischen Verstimmungen. Psychol. Arbeiten, herausgeg. von E. Kraepelin. Bd. III, H. 3, S. 385 ff.

84. Grotjahn, Der Alkoholismus nach Wesen, Wirkung und Verbreitung. Leipzig 1898. (Populäre Monographie.)

85. Güntner, Handbuch der gerichtlichen Psychologie, 1868.

86. Guillemain, Étude sur l'épilepsie alcoolique. Paris 1877. (Monographie.)

87. Guislain, Klinische Vorträge über Geisteskrankheiten. Uebersetzt von H. Lähr. 1854. (Enthält die Krankengeschichte zweier Dipsomanen.)

88. Haberhorn, Alkoholmissbrauch und Psychosen. Diss. 1869.

89. Hallopan, Dipsomanie. Philad. med. and surg. Reporter, T. XLIV, March. p. 341.

90. Hansen, De polydipsia. 1856. (Nicht zugänglich.)

91. Heinroth, System der psychisch-gerichtlichen Medizin. Leipzig 1825, p. 258.

92. Heise, Ueber Epilepsia alcoholica. In.-Diss. Berlin 1890.

93. Helming, Ueber epileptische Amnesien. Halle 1883.

94. Henke, Abhandlungen aus der gerichtlichen Medizin, 1830.

95. Henke, Zeitschr. f. Staatsarzneikunde, VIII, 8. Ergänzungsheft, S. 181—233. (Schilderung eines Falles von Dipsomanie.)

96. Higginbottom, Ipecacuanba as a Remedy for Drunkness. Lancet I, 1855, p. 392. (Bemerkungen über Arzneibehandlung der Dipsomanie.)

97. Hoffmann, Beobachtungen über Seelenstörungen und Epilepsie, 1859.

98. Hohnbaum, Ueber die Trunksüchtigen und ihre Behandlung. Nasse's Zeitschrift f. psych. Aerzte. 1820. (Wichtig.)

99. Hoppe, Das Bewusstsein und die Bewusstlosigkeit. Allg. Zeitschr. f. Psych., 1888, XLV, 4.

100. Horn, Abhandlung von der Trunkenheit. Stralsund 1747.

101. Huss, Alcoholismus chronicus. Deutsch 1852. (Wichtige Monographie.)

102. Hutcheson, Report of the Glasgow Lunatic Asylum, 1842. (Citiert bei Magnan.)

103. Icard, Contribution à l'état psychique de la femme pendant la période menstruelle. Thèse de Paris 1889. (Enthält einige Krankengeschichten.)

104. Ideler, Epileptisches Irresein. Allgem. Zeitschr. f. Psych., XLIII.

105. Kahlbaum, Ein internationaler Vorschlag zur rationellen Behandlung der Dipsomanie. Verhandlungen des X. internationalen medizinischen Kongresses 1890, IV, Abteilung 9, S. 108 ff.

106. Kirchhoff, Grundriss der Psychiatrie. Leipzig und Wien 1899.

107. Kirchhoff, Lehrbuch der Psychiatrie. 1892.

108. Kirn, Die periodischen Psychosen. Stuttgart 1878. (Monographie.)

109. Kirn, Trunksucht und Dipsomanie. Deutsche med. Wochenschrift 1884, Nr. 34, S. 545. (Wichtig.)

110. Koch, Das Vorkommen des Bewusstseins in Zuständen der Bewusstlosigkeit. Stuttgart 1877.

111. Koutznietzow, Ueber den alkoholischen Automatismus. Neurol. Bote, V, 41.

112. Kowalewsky, De l'épilepsie au point de vue clinique et médico-légal. Ann. médico-psychol. 1898.

113. Kraepelin, Psychiatrie, 6. Auflage, 1899.

114. von Krafft-Ebing, Lehrbuch der Psychiatrie, 6. Auflage, 1897.

115. von Krafft-Ebing, Lehrbuch der gerichtlichen Psychopathologie, 2. Aufl., 1881.

116. von Krafft-Ebing, Ueber idiopathisch wiederkehrendes Irresein in Form von Delirien. Arbeiten aus dem Gesammtgebiete der Psychiatrie und Neurologie, Heft III, S. 119.

117. Kratter, Ein Beitrag zur forensischen Beurteilung der Dipsomanie. Friedreich's Blätter, 1896, S. 161. (Kasuistische Mitteilung.)

118. Kraus, Kritisch etymol.-med. Lexikon, 2. Aufl. (Darin nennt Kühn die Dipsomanie: Methomania.)

119. Kühn, Ueber leichtere krankhafte Depressionszustände und deren gerichtsärztliche Bedeutung. Vierteljahrschrift f. gerichtl. Medizin, 1900, Heft 3.

120. Lagardelle, Dipsomanie, folie alcoolique et delirium tremens. Gazette méd. de Paris 1865, 3. s. t. XX. (Wichtig.)

121. Langwieser, Zur physiolog. Erklärung des Bewusstseins. Allg. Zeitschrift, 1885, XLI.

122. Lasègues, Dipsomanie et alcoolisme. Archives générales de médecine 1882, Sept. (Wichtig.)

123. Legrain, Du délire chez les dégénérés. Paris 1886.

124. Legrain, Hérédité et alcoolisme. Étude psychologique et clinique sur les dégénérés buveurs et les familles d'ivrognes. Paris 1889. (Wichtige Monographie.)

125. Legrand du Saulle, Traité de médecine légale et de jurisprudence médicale. Paris 1874.

126. Legrand du Saulle, Les épileptiques. Gaz. des Hôpitaux 1870.

127. Legrand du Saulle, Note médico-légale sur un cas de dipsomanie. Abus d'inhalations d'éther sulfurique. Ann. d'hygiène publique 1882, Mai. (Kasuistische Mitteilung.)

128. Leidesdorf, Ueber die sogenannten psychisch-epileptischen Aequivalente. Wiener med. Wochenschr. 1887, Nr. 5, 6, 7. (Wichtig.)

129. Lemoine, Epilepsie à forme gastrique. Société de biologie 1898, 15, I.

130. Lentz, De l'alcoolisme et ses diverses manifestations. Bruxelles 1884. (Monographie.)

131. Lenz, Ueber Trunksucht. Rust. Magazin 1829. (Enthält die Schilderung eines Falles.)

132. Leppmann, Die Sachverständigen-Thätigkeit bei Seelenstörungen. Berlin 1890. (Enthält einige Krankengeschichten von Dipsomanen.).

133. Leroy et Anthéaume, Un cas de dipsomanie morphinique. Revue de psychiatrie 1899, Nov. (Kasuistische Mitteilung.)

134. Léveillé, Sur la folie des ivrognes. Memoire de l'Académie de Médecine. Paris 1825. (Beschreibung der Dipsomanie nach v. Brühl-Cramer.)

135. Limann, Fall von Dipsomanie. Vierteljahrschr. f. gerichtl. Medizin, 1865, N. F., II, S. 168. (Autobiographie eines Dipsomanen.)

136. Loeck, Der Bewusstseinszustand im epileptischen Anfall. Inaug.-Diss. Kiel 1900.

137. Lüth, Die Spätepilepsie. Allg. Zeitschr. f. Psych., LVI, 1899.

138. Lykke, Om Dipsomanien. Hosp. Tidende 2. R. V, 1878, p. 753, 769 (Im Original nicht zugänglich, Ref. Virchow-Hirsch, Jahresbericht 1878.)

139. Macouset, De la dipsomanie. Congrès internat. de méd. Rome 1894, p. 95. Section de neurologie et de psychiatrie. (Wichtig.)

140. Magnan, De l'alcoolisme, 1874. (Monographie.)

141. Magnan, De la coexistence de plusieurs délires de nature différente chez le même aliéné. Archives de Neurologie, 1880, I.

142. Magnan-Briand, Leçons cliniques sur la Dipsomanie. Paris 1884. (Wichtige Monographie.)

143. Magnan, Leçons cliniques de 1885. Progrès méd. novembre.

144. Magnish, Oenomania. Amer. Journal of Insanity, Juli 1851. (Schilderung der Dipsomanie; Mitteilung eines Falles.)

145. Mahnert, Zur Kenntnis der Herzepilepsie im Allgemeinen und der senilen arteriosklerotischen Epilepsie. Wiener med. Wochenschr. 1897, Nr. 34 u. 35.

146. Mann, The relation and hereditary tendency between inebriety and epilepsy. The med. Rec. 1876. (Erörtert die Beziehungen zwischen Epilepsie und Alkoholismus.)

147. Marc, De la folie dans ses rapports avec les questions médico-légales, II. Paris 1840. (Schilderung der Dipsom. nach v. Brühl-Cramer.)

148. Marcé, Traité pratique des maladies mentales, 1862. (Lehrbuch.)

149. Marguliez, Ueber Pseudodipsomanie. Prager mediz. Wochenschr., 1899, p. 307. (Wichtige Abhandlung.)

150. Mendel, Die Manie, 1882. (Monographie.)

151. Möli, Behandlung der chronischen Vergiftung mit Weingeist. Handbuch der Therapie, herausgeg. von Pentzold u. Stintzing, 2. Aufl., Bd. II, p. 498. (Kurze Schilderung der Dipsomanie.)

152. Möli, Eine Bemerkung zur Säuferepilepsie. Neurol. Centralblatt 1885, p. 505.

153. Möli, Allg. Zeitschr. f. Psych., 1900, LVII, 2 u. 3.

154. Moreau, L'alcoolisme chez les enfants. Ann. médico-psychol., 1895. (Kennt die Dipsomanie als eine Form des hereditären Alkoholismus schon bei Kindern.)

155. Morel, Traité des dégénérescences physiques, intellectuelles et morales de l'espèce humaine. Paris 1857. (Monographie.)

156. Morel, Traité des maladies mentales, 1860. (Lehrbuch.)

157. Motet, Considérations générales sur l'alcoolisme. Paris 1859.

158. von Muralt, Zur Frage der epileptischen Amnesie. Zeitschr. für Hypnotismus X, 2. (Beseitigung epileptischer Amnesie durch Hypnose.)

159. Neumann, Ueber die Beziehungen zwischen Alkoholismus und Epilepsie. Inaug.-Diss. Strassburg 1897. (Wertvolle Monographie mit grossem Litteraturverzeichnis.)

160. Nicolai, Von der Natur und dem physischen Ursprung der Besoffenheit. (Monographie.)

161. Nooft, Points of similarity between epileptic and alcoholic insanity. The Journal of ment. sciences, 1898, p. 492.

162. Nothnagel, Durst und Polydipsie. Berlin 1881.

163. Oberdick, Beitrag zur Kenntnis des Alkoholismus und seiner rationellen Behandlung. Archiv f. Psychiatrie, XXIX, p. 579.

164. Ottolenghi, Epilessia psychica. Rivista sperim. di fren., Fasc. V, 1891, XVI. (Wichtig.)

165. Parant, W. V., Des impulsions irrésistible des épileptiques. Congrès de aliénistes et des neurol. de Bordeaux 1895.

166. Parzewsky, Medic. Obosrenijie, 1886, Nr. 15. Ref. Neurolog. Centralblatt 1886. (Empfiehlt Strychnin gegen Dipsomanie.)

167. Peeters, L'alcool, physiologie pathologique, médecine légale. Bruxelles 1885. (Monographie.)

168. Pick, Vom Bewusstsein in sogenannten Zuständen von Bewusstlosigkeit. Archiv f. Psych., XV.

169. Pierquin, Gazette de santé, 1822, 2. Aug. (Schildert einen Fall von Dipsomanie.)

170. Pilcz, Die periodischen Geistesstörungen. Jena 1901. (Monographie mit ausführlichen Litteraturangaben.)

171. Popow, Wratsch 1886, Nr. 10. Ref. Neurolog. Centralblatt 1886. (Schilderung zweier Fälle. Empfehlung des Strychnins.)

172. Powers, Beiträge zur Kenntnis der menstruellen Psychosen, Inaug.-Diss., Zürich 1883. (Schilderung der periodischen menstruellen Dipsomanie nach v. Krafft-Ebing.)

173. Praetorius, Ueber Dipsomanie, Inaug.-Diss., Berlin 1882. (Wichtig.)

174. Prichard, A treatise of insanity and other disorders affecting the mind. London 1835.

175. Raab, Ueber Epilepsie bei Alkoholmissbrauch. Wiener med. Blätter, 1882, Nr. 8—10.

176. Racle, De l'alcoolisme. Thèse d'aggrég. Paris 1860. (Monographie.)

177. Reisig, Ueber den Zusammenhang zwischen Alkoholismus und Epilepsie. Inaug.-Diss. Berlin 1898.

178. Rösch, Der Missbrauch geistiger Getränke. Tübingen 1839. (Monographie. Schilderung der Dipsomanie nach v. Brühl-Cramer.)

179. Rose, Deutsche Chirurgie, Lief. IV, p. 41. (Schilderung eines Falles von Dipsomanie.)

180. Rothamel, Ueber Dipsomanie. Inaug.-Diss. Berlin 1884. (Wichtig.)

181. Rybalkin, Zur Behandlung der Dipsomanie und Narcomanie. Wratsch 1891, Nr. 2. Ref. Neurol. Centralblatt 1891. (Kasuistische Mitteilung. Empfehlung der Suggestionstherapie.)

182. Salvatori, Commentatio pathologica et therapeutica de ebrietate continua, remittente et intermittente. Comment. societ. phys. med., Mosq. 1821, P. II. (Wichtig.)

183. Samt, Epileptische Irreseinsformen. Archiv f. Psych. u. Nervenkr., V u. VI.

184. Sehmidt's Jahrbücher 1837, Tom. XV, Nr. IX.

185. Sehröder, Intermittierende Monomanien. Jahrbuch der praktischen Heilkunde, 1857.

186. Sehüle, Handbueh der Geisteskrankheiten, 2. Aufl., 1880.

187. Schultze, Beitrag zur Lehre von den pathologischen Bewusstseinsstörungen; Münch. med. Wochenschr. 1898. No. 41. (Wichtig.)

188. Schupfer, Die senile u. cardiovasale Epilepsie. Monatsschr. f. Psych u. Neurol., 1900, Heft IV und V.

189. Sémelaigne, Diagnostie et traitement de la dipsomanie. Journ. de méd. mentale I, 1861. (Im Original nicht zugänglich.)

190. Siemerling, Casuist. Beiträge zur forensischen Psychiatrie. Arch. f. Psych., XXV.

191. Siemerling, Ueber die transitorischen Bewusstseinsstörungen der Epileptiker in forensischer Beziehung. Berl. klin. Wochenschr. 1895, No. 42.

192. Skae, On dipsomania. Edinb. med. Journal 1858. Journal of psychological medicine and mental pathology 1858. (Wichtig.)

193. Smith, Ueber eine nach Aetiologie, klinischem Verlauf u. Prognose genau abgrenzbare, sich als alkohologene cardiale Epilepsie charakterisierende Gruppe epileptoider Zustände. Münch. medizin. Wochenschr. 1898, No. 43, p. 1392. (Wichtig.)

194. Smith, Ueber Temperenzanstalten und Volksheilstätten für Nervenkranke. Würzburg 1899. (Populäre Monographie.)

195. Smith, Ueber den heutigen Stand unserer klinischen Kenntnis des Alkoholismus. Der Alkoholismus, Vierteljahrschr., 1900.

196. Sommer, Postepileptisches Irresein. Archiv f. Psych., XI.

197. Souques, Automatisme ambulatoire chez un dipsomane. Arch. de Neurologie, 1892, No. 70. (Kasuistische Mitteilung.)

198. Spengler, Behandlung der Dipsomanie. Allg. Zeitschr. f. Psych., 1848. (Hat nur historisches Interesse.)

199. Spielmann, Diagnostik der Geisteskrankheiten. Wien 1855.

200. Steegmann, Zur Lehre von der gerichtsärztlichen Beurteilung der Trunkenheit und Trunkfälligkeit. Henke's Zeitschr. f. Staatsarzneikunde, 1836, IV.

201. Stern, Epilepsia alcoholica. Med. News, 1897, p. 355.

202. Stöber, Du delirium tremens. Strassburg 1824. (Auffassung der Dipsomanie als einer Varietät des Delirium tremens.)

203. Strassmann, Kasuistisehe Beiträge zur Lehre von den epileptischen Zuständen. Vierteljahrschr. f. geriehtl. Medizin, X, p. 80.

204. Taguet, Hérédité et alcoolisme. Ann. médico-psychol., 1877.

205. Tamburini, Contributo allo studio medico-legale della dipsomania et dell' alcoolismo. Rivista sperim. di freniatr. X, fasc. III, p. 150. (Gerichtsärztliches Gutachten über einen Fall.)

206. Tamburini, Contributo allo studio medico-legale della dipsomania e dell' alcoolismo. Rivista sperim. di freniatr., 1885, XI, fasc. II, III. (Erörtert die Differentialdiagnose zwischen Dipsomanie und chronischem Alkoholismus.)

207. Thomsen, De dipsomania. Kiel 1839. (Kasuistische Mitteilung.)

208. Thomsen, Beobachtungen über die Trunksucht und ihre Erblichkeit. Archiv f. Psychiatrie, XVII, 2, p. 527 ff. (Wichtig.)

209. Tolwinsky, Ueber die Behandlung der Dipsomanie mit Strychnin. Wratsch 1886, No. 38. Ref. Neurol. Centralblatt, 1886, p. 567.

210. Trélat, La folie lucide 1861. (Wertvolle Monographie.)

211. Trotter, De ebritate ejusque elfectibus in corpus humanum. Inaug.-Diss. Edinburg 1780. 2. Aufl., 1804. (Nicht zugänglich.)

212. Trotter, An essay medical, philosophical, chemical on drunkness and its effects on the human body, 4. edition, London 1810. Uebersetzt und mit Anmerkungen versehen von Hoffbauer, 1821.

213. Tuczek, Aerztliches zur Trunksuchtsfrage. Hildesheim. (Auffassung der Dipsomanie als period. Melancholie.)

214. Tuke und Bucknill, Manual of psychological medecine. London 1874.

215. Vallon, Traumatisme cranien suivi de troubles cérébraux. Ann. d'hygiène, 1896, XXXV, p. 353. (Kasuistische Mitteilung.)

216. Vétault: Des conditions de la responsabilité au point de vue pénal chez les alcooliques. Thèse, 1887.

217. Voisin, L'épilepsie. Paris 1897. (Monographie.)

218. Wartmann, Epilepsie u. Alkoholismus in ihren wechselseitigen Beziehungen. Arch. f. Psych. XXIX, p. 933.

219. Wernicke, Grundriss der Psychiatrie III.

220. Westphal, Dipsomanie, Autopsie: Multiple Geschwülste der Dura mater cerebralis, Erweichungsherd u. Hämorrhagien im Pons. Lues? Char.-Ann. I, p. 471.

221. Wildermuth, Ueber epileptisches Irresein. Württ. Correspondenzblatt, 19. April 1890.

222. With, Ueber Dipsomanie. In.-Diss. Berlin 1869. (Wertvolle Monographie.)

223. Wollenberg, Drei Fälle von periodisch auftretenden Geistesstörungen. Char.-Ann. XVI, p. 427. (Schilderung eines Falles von Menstrualpsychose.)

224. Ziehen, Psychiatrie. Berlin 1894. (Lehrbuch.)

Druckfehler-Berichtigung.

Auf Seite 118 Zeile 4 von unten ist statt Songues „Sòuques" zu lesen.